临床诊疗指南

神经病学分册

中华医学会　编著

人民卫生出版社

图书在版编目(CIP)数据

临床诊疗指南·神经病学分册/中华医学会编著.
—北京:人民卫生出版社,2006.12
ISBN 978-7-117-08128-3

Ⅰ.临… Ⅱ.中… Ⅲ.①临床医学-指南②神经系统疾病-诊疗-指南 Ⅳ.①R4-62②R741-62

中国版本图书馆CIP数据核字(2006)第129448号

策划编辑 杜 贤 姚 冰
周春桃 刘 盛
责任编辑 卢 媛
封面设计 郭 淼
版式设计 何美玲
责任校对 宋培茹

临 床 诊 疗 指 南
神经病学分册

编　　著:中华医学会
出版发行:人民卫生出版社(中继线 010-59780011)
地　　址:北京市朝阳区潘家园南里19号
邮　　编:100021
E - mail:pmph @ pmph.com
购书热线:010-59787592 010-59787584 010-65264830
印　　刷:北京虎彩文化传播有限公司
经　　销:新华书店
开　　本:787×1092 1/16 **印张**:15.75
字　　数:282千字
版　　次:2006年12月第1版 2025年1月第1版第16次印刷
标准书号:ISBN 978-7-117-08128-3
定　　价:28.00元

内 容 提 要

《临床诊疗指南·神经病学分册》系卫生部委托中华医学会，由中华神经病学分会组织我国神经学界有相当威望、临床经验丰富和造诣深厚的神经病学专家共同编写而成。

本书共分十三章，分别介绍神经系统常见疾病的临床表现、诊断和治疗常规。内容力求简单扼要、重点突出，有较高的实用性和可操作性，能符合不同地区、层次和条件的医务人员和医疗单位的需要。

本书尽量采用国际和国内最新的疾病分类、临床病种、临床诊断标准和治疗新进展，如多系统萎缩、慢性炎性脱髓鞘性多发性神经病、散发性克-雅病、多发性硬化、线粒体脑肌病、神经囊虫病、遗传性共济失调和急性脊髓炎等，部分内容是首次见于我国神经科参考书。

本书是神经病学临床工作者必备的参考书，也是医疗行政管理人员评定技术质量的重要参考依据。

序

在卫生部的领导和财政部的支持下，由中华医学会、中华口腔医学会、中华护理学会组织50多个专科分会的近千名医学专家编写的《临床诊疗指南》问世了。作为一名卫生管理工作者和医务工作者，我感到由衷的高兴，并热烈祝贺我国《临床诊疗指南》的出版。

随着医学科学技术的飞速发展和人民群众对医疗卫生工作要求的不断提高，无论是卫生管理部门还是广大临床医务人员，都希望能有一部全国权威性的学术著作，指导和规范临床医务工作者的诊断，治疗和护理行为，使各级医疗机构的医务人员在日常医疗、护理工作中有章可循。《临床诊疗指南》第一版的出版，是我国临床医学发展史上的重要里程碑。

中华医学会人才荟萃，汇集了我国卫生界的医学专家和学术权威。多年来，中华医学会在开展学术交流、引导和推动学术发展、培养医学人才方面发挥了积极而重要的作用。由中华医学会牵头组织的数千名来自全国各地的专家中有老一辈的医学专家，有担当医疗、教学、科研重任的医学骨干，也有近年来崭露头角的后起之秀。他们集中了我国医学界老、中、青医务人员的智慧，汇集了广大临床医学工作者的宝贵经验。专家们的广泛参与和认真讨论，保证了《临床诊疗指南》的代表性和可操作性。《临床诊疗指南》的编写，可谓是一项浩大的工程。借此机会，我代表卫生部对中华医学会、中华口腔医学会、中华护理学会以及各位专家为编写《临床诊疗指南》付出的心血和努力表示衷心的感谢！

《临床诊疗指南》的出版必将极大地推进我国医疗工作科学化、规范化、法制化的进程。卫生部要求我国广大医务工作者在临床实践中认真学习、领会、应用《指南》，为人民群众提供更高质量的临床医疗服务。

《临床诊疗指南》作为洋洋数千万字的医学巨著，第一版的问世难免存在不足之处。希望广大医务人员和医疗卫生管理工作者在医疗服务的实践过程中，及时向中华医学会、中华口腔医学会和中华护理学会反映《指南》中存在的不足。随着医学科学技术的发展，我们将对《指南》不断修订再版，使其日臻完善。

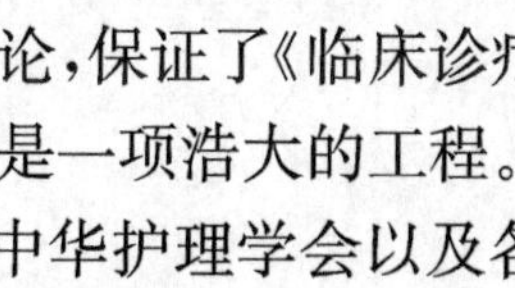

2004年9月

序

在国家卫生部的重视和领导下，中华医学会组织编写的《临床诊疗指南》出版了。这是继《临床技术操作规范》出版后，我国医疗卫生管理界的又一项开创性的出版工程。这部旨在指导全国广大医务工作者临床诊疗行为的巨著的成功出版，是全国军地医疗卫生界数千名专家教授精诚合作的成果。我谨代表全军广大卫生人员，向为本书编写和出版工作付出辛勤劳动的军地医学专家、中华医学会和人民卫生出版社，致以崇高的敬意和衷心的感谢！

出版与《临床技术操作规范》相配套的《临床诊疗指南》，是加强军队医院科学化管理、保证正常医疗秩序、提高医疗工作质量的前提。随着我国社会主义市场经济的迅猛发展，信息技术、生物技术和基他高新技术在各领域的广泛应用，临床诊疗新理论、新技术、新方法不断涌现，医学学科之间、医学学科与人文社会学科之间也广泛相互渗透、影响，形成了一大批引人注目的医学新学科。同时，人口的老龄化、疾病谱的变化、全民卫生保健意识的不断增强，对广大医务工作者的临床诊疗技术和执业能力提出了更高的要求。学习新理论，掌握新技术，不断提高诊治水平，是军地广大医务人员所面临的共同任务，更是提高我国医疗事业整体水平的紧迫需要。

中华医学会组织编写的这部《临床诊疗指南》，全面、系统地介绍了医学科学的最新进展，既有科学可靠的临床诊断标准，又有优化先进的临床治疗方案，充分体现了科学性、先进性、权威性的有机统一，这部巨著的出版，对于加强军队医院科学化管理，保证正常医疗秩序，提高医疗工作质量，确保医疗安全，都具有重要的指导意义。我希望，军队各级医疗机构以及全体医疗工作者，在严格执行《临床技术操作规范》的同时，重视抓好《临床诊疗指南》的学习和使用。以一流的业务技术，一流的医疗质量，一流的服务水平，为广大患者提供更优质的服务，为繁荣我国军地卫生事业，不断做出更大的贡献。

总后卫生部部长

2004 年 10 月

前　言

《临床诊疗指南》是由国家财政部支持、卫生部领导、中华医学会组织编写的指导全国临床医务人员诊断治疗行为的第一部医学学术巨著。

现代临床医疗工作随着信息技术、生物技术和其他高新技术的发展和应用，临床新技术不断涌现，各相关学科的专业分化和交叉更加明显，对疾病的预防、诊断、治疗和转归、康复的认识更加深入，推动着临床医疗事业日新月异的向前发展。尤其是近年发展起来的循证医学采用信息技术，经过大样本的分析研究，在取得充分可靠证据的基础上，提出科学可靠的诊疗方案，实现优化的临床诊断治疗。人类疾病纷繁复杂，病人的病情千变万化，探求疾病预防、诊断、治疗、转归、康复的规律，是对广大医务人员的挑战，更是面临着新的发展机遇。

随着我国社会主义市场经济和社会事业的协调发展，人民生活水平的不断提高，对医疗服务的质量和水平提出了愈来愈高的要求。医务人员必须具备全面的医学理论知识、熟练的医疗技术操作能力、丰富的临床实践经验和良好的医德；要不断更新知识和技术，提高临床诊断治疗水平才能胜任临床医疗工作；要在医疗过程中对每一个病人进行连续、严密的观察，及时准确地做出分析、判断和处理，提供规范化服务。

为了满足广大医务人员学习提高业务水平的需要，对医务人员临床诊断、治疗工作进行具体的指导，使诊疗行为有章可循、有据可依，以有利于提高医务人员的综合素质，提高医疗服务的质量，有利于加强医疗工作的管理，有利于提高人民群众的健康水平，制定符合我国国情的临床诊断治疗指南，成为我国医疗事业发展过程中的一件大事。正是基于这样的考虑，在国家财政部的支持下，卫生部委托中华医学会组织专家编写了《临床诊疗指南》。

自 2001 年开始，《临床诊疗指南》在卫生部的领导下，中华医学会牵头组织了中华口腔医学会和临床专业密切相关的 56 个专科分会，由数千名专家教授历经 4 年编写而成。《临床诊疗指南》内容丰富翔实，具有科学性、权威性、先进性、指导性的鲜明特点，供全国各级医疗机构及其医疗专业人员在临床医疗工作中参照使用。大家在实践中如发现有什么问题或意见和建议，希望能及时反馈给中华医学会，以便再版时进行修订。

《临床诊疗指南》按学科以分册的形式将陆续出版发行。

中华医学会

2004 年 9 月

临床诊疗指南

领导小组名单

组　长　王陇德

副组长　蒋作君　佘　靖　黄洁夫　马晓伟　陈啸宏　李建华
　　　　张雁灵　钟南山

成　员（以姓氏笔画为序）

　　　　王　羽　王正国　王忠诚　王海燕　王澍寰　巴德年
　　　　史轶蘩　白书忠　朱晓东　庄　辉　刘　俊　刘彤华
　　　　汤钊猷　祁国明　买买提明·牙生　李兰娟　吴明江
　　　　吴孟超　吴咸中　沈倍奋　张震康　张耀华　陆道培
　　　　陈可冀　陈洪铎　金连弘　郝希山　胡亚美　顾玉东
　　　　高润霖　郭应禄　黄人健　韩济生　韩晓明　戴建平
　　　　魏于全

领导小组办公室

主　任　张宗久　韩晓明（兼）

副主任　赵明钢　姜永茂

临床诊疗指南

编辑委员会名单

临床诊疗指南·神经病学分册

编写说明

中华神经病学分会于2002年接受卫生部的委托编写《临床诊疗指南·神经病学分册》。接受此任务后，学会召开常委会推举主任委员陈清棠教授、朱克教授和王纪佐教授任主编组成编委会，选出指南的内容和目录，确定编写者各自承担的具体章节。

编委会成员由全国神经学界有相当威望、临床经验丰富和造诣深厚的专家、教授组成。在书稿的修改、删增、填补和审定过程中，还直接咨询或间接参考和选用了其他神经科知名专家、学者的论著，如郭玉璞、林庆、黄如训、王德生、沈鼎烈和唐北沙教授等。学会常委会对指南编写原则和具体内容的建议也都被采纳。因此，本书内容都是集体的观点，故在每个章节后不再署名。

在编写本书的过程中，陈清棠教授和朱克教授不幸先后逝世，又值SARS肆虐，使本书的编写工作受到影响和拖延。2003年底，学会常委会决定由王纪佐教授负责主编工作，继续完成神经病学诊疗指南和操作规范。

编写本指南在我国还是首次，无蓝本可循。作为全国性临床诊疗指南，其内容应能代表目前神经科临床最新和最高的水平，更必须具有实用性和可操作性；还要符合我国的国情和条件，更要考虑到我国不同地区、层次和条件的医务人员和医疗单位的具体情况，实难面面俱到，但编者是尽最大努力和可能完成本指南的编写的。为满足上述要求，编者参考了WHO、世界神经病学联盟、欧美等国神经病学会或神经病相关专科学会制定的标准和指南，以及国内的有关标准和指南、得到公认和广泛应用的新标准和内容，如多系统萎缩的分型和诊断标准、CIDP的定义和临床诊断标准、多发性硬化的诊断标准、血管性认知功能障碍等。此外，为满足基层神经科的需要，还征求基层医务人员的意见，在感染性疾病中增添了我国发病率较高的结核性脑膜炎、急性病毒性脑膜炎等。

本书在不很顺利的情况下完成，又限于主编和编者的经验、水平和能力，书中内容会有很多不足之处和缺点，甚或错误；由于多人分头起草编写，内容深浅不一、篇幅分配不平衡和重复等，虽经主编在定稿时尽最大努力调整，但仍难以避免，谨请神经科同道和广大读者批评指正。神经病学基础和临床的发展日新月异，疾病的诊断和治疗不断更新，因此，本书的某些内容亦会陈旧过时，请读者不要将本指南看作一成不变和永远遵守的定律，而应与时俱进。不足之处希望能于再版时得到更新和改进。

在此，向所有帮助和支持本书编写和出版的单位及个人致以衷心的感谢。

中华医学会神经病学分会

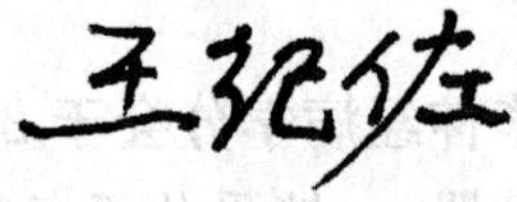

2006年12月

临床诊疗指南·神经病学分册

编著者名单

主　编　王纪佐　教授　　天津医科大学第二医院
　　　　　朱　克　教授　　解放军总医院
　　　　　陈清棠　教授　　北京大学第一医院

主　审　王新德　教授　　北京医院
　　　　　吕传真　教授　　复旦大学附属华山医院

编　委（以姓氏笔画为序）

王纪佐　教授　　天津医科大学第二医院
王维治　教授　　哈尔滨医科大学附属第二医院
王新德　教授　　北京医院
方思羽　教授　　华中科技大学同济医学院附属同济医院
匡培根　教授　　解放军总医院
吕传真　教授　　复旦大学附属华山医院
许贤豪　教授　　北京医院
李春岩　教授　　河北医科大学第二附属医院
李舜伟　教授　　中国医学科学院北京协和医院
吴　逊　教授　　北京大学第一医院
吴丽娟　教授　　北京大学第一医院
陈生弟　教授　　上海交通大学医学院附属瑞金医院
林世和　教授　　吉林大学附属第一医院
罗祖明　教授　　四川大学华西医院
崔丽英　教授　　中国医学科学院北京协和医院
康德瑄　教授　　北京大学第三医院
梁秀龄　教授　　中山大学附属第一医院
魏岗之　教授　　首都医科大学附属北京宣武医院

主编助理

蔡晓杰 副主任技师 北京医院

王薇薇 教授 北京大学第一医院

蒲传强 教授 解放军总医院

李 新 教授 天津医科大学第二医院

目 录

第一章　脑血管疾病

第一节　脑　出　血

【概述】

脑出血是指原发于脑实质内的出血，故称为自发性脑出血；高血压性小动脉硬化和破裂是本病最常见的原因，其次为脑淀粉样血管病。动静脉畸形、动脉瘤、血液病、凝血功能异常、脑动脉炎、药物滥用，以及肿瘤和脑梗死为继发性脑出血的原因。自发性脑出血的出血部位以壳核最多见，其次为丘脑、尾状核、半球白质、脑叶、脑桥、小脑和脑室等。

【临床表现】

（一）一般症状

1. 急性起病并出现局限性神经功能缺损，一般可于数小时内达高峰。个别患者因继续出血和血肿扩大，临床症状进行性加重，持续时间 6～12 小时。

2. 除小量脑出血外，大部分患者均有不同程度的意识障碍。意识障碍的程度是判断病情轻重和预后的重要指标。

3. 头痛和呕吐是脑出血最常见的症状，它可单独或合并出现。脑叶和小脑出血头痛最重，少量出血可以无头痛。头痛和呕吐同时出现是颅内压增高的指征之一。

4. 血压增高是脑出血常见的原因与伴发病。血压增高和心跳及脉搏缓慢同时存在，往往是颅压高的重要指征。

5. 脑出血者可出现癫痫发作，癫痫发作多为局灶性和继发性全身发作。以脑叶出血和深部出血最多见。

（二）局灶症状和体征

局灶症状与血肿的部位相关，但定位诊断的准确性不如神经影像结果。

1. 壳核出血　为高血压性脑出血最常见的类型。多为外侧豆纹动脉破裂所致。血肿可局限于壳核本身，也可扩延累及内囊、放射冠、半卵圆中心、颞叶或破入脑室。血肿向内压迫内囊出现典型的临床表现，为对侧轻偏瘫或偏瘫、感觉障碍和偏盲。急性期伴有两眼向血肿侧凝视，位于优势半球可出现失语；非优势半球可出现失用和失认、视野忽略和结构性失用。

2. 丘脑出血　丘脑出血若出血体积较大，按血肿扩展的方向不同而出现不同的临床综合征：向外扩张侵及内囊，向内破入脑室，向下侵及下丘脑和中脑背侧，以及向上扩张侵及顶叶白质，因而出现各自相应的症状和体征。但临床常见的临床表现以多寡为序有：轻偏瘫或偏瘫、半身感觉缺失、上凝视麻痹、瞳孔异常（瞳孔缩小和对光反射消失）、失语、疾病感缺失、眼球向病灶侧凝视（与壳核出血同）、偏盲和缄默。若血肿直径小于 2cm，局限于丘脑本身时，因血肿在丘脑内的定位而出现不同的临床表现：①前外侧型：轻度的前额叶症状、轻度的感觉和运动障碍。②后外侧型：严重的运动和感觉障碍，以及瞳孔缩小和上凝视麻痹等，预后较差。③正中型：急性期出现意识障碍，急性期过后伴随以前额叶征，如主动性降低和注意力及记忆力障碍。④背侧型：表现为顶枕叶征，优势半球可出现失语，非优势半球可出现图形记忆障碍。

3. 尾状核出血　尾状核区出血多见于尾状核头部，极易破入脑室，所以最多见的临床表现为急性发病的头痛、呕吐、颈僵直等脑膜刺激征，并伴有一定程度的意识障碍、短暂性近记忆力障碍，临床上难与蛛网膜下腔出血鉴别。另外，还可出现短暂性对侧凝视麻痹、对侧轻偏瘫和短暂性偏身感觉缺失。偶可见同侧 Horner 综合征，这些症状于出血向下和外向扩延时多见。偶可见出血从尾状核头部扩延至丘脑前部，临床表现为突出的短暂性近记忆力障碍。

4. 脑叶出血（lobar hemorrhage）是指皮质下白质出血。和其他类型脑出血不同的是除慢性高血压是其主要病因外，常见的病因还有脑淀粉样血管病和动静脉畸形等疾患。脑叶出血的临床表现常和血栓栓塞性脑梗死难以区分。脑叶出血的神经功能缺损因出血部位不同而表现各异：

（1）额叶出血：额叶出血可出现前额痛，以血肿侧为重，对侧偏瘫，双眼向血肿侧凝视，二便失禁，意识障碍及癫痫。

（2）顶叶出血：可造成对侧偏身感觉缺失和对侧视野忽略，也可出现对侧同向偏盲或象限盲，轻微的偏瘫和疾病感缺失。

（3）颞叶出血：可造成对侧 1/4 象限的视野缺失。可出现血肿侧耳前或耳周为主的头痛，偶可出现激越性谵妄。优势半球可导致 Wernicke 失语。血肿波及左颞-顶区可造成传导性失语或完全性失语，非优势半球出血可有意识模糊和认知障碍。

（4）枕叶出血：血肿同侧眼眶部疼痛和对侧同向偏盲，可有短暂性黑矇和视物变形，有时有感觉缺失、书写障碍等。

5. 脑桥出血　是脑干出血最高发的部位，是基底动脉的旁正中支破裂所致。脑桥出血的临床症状和体征，因血肿的大小、定位、破入脑室与否和有无脑积水而变异很大。脑桥少量出血症状较轻，临床上较易与腔隙性梗死混淆。原发性脑桥出血可分为三种临床类型：

(1) 重症出血型（60%）：出血量大，组织结构破坏严重，症状很快达高峰。表现为深度昏迷，呼吸异常，高热，四肢瘫痪，去大脑强直，瞳孔可缩小至针尖样，但对光反射良好，可有凝视麻痹、双侧锥体束征。因出血量大常波及邻近结构，特别是中脑和脑室系统，而出现相应的症状和体征，预后不良，多死亡。

(2) 半侧脑桥综合征（20%）：出血累及单侧脑桥基底部和顶盖部，临床表现为轻偏瘫，无意识障碍，眼球向病灶对侧凝视，单侧角膜反射消失，构音障碍，周围面神经麻痹，对侧肢体和同侧面部感觉减退。患者可存活，神经功能缺损亦可有所恢复。

(3) 背外侧顶盖综合征（20%）：临床表现为凝视麻痹或同侧展神经麻痹（或二者皆有），眼球偏斜，单侧角膜反射消失，单侧面神经麻痹，对侧肢体和同侧面部感觉减退，构音障碍。也可无运动障碍，意识状态保持完整，偶有步态或肢体共济失调。多存活，神经功能缺损可获得相当程度的恢复。

(4) 脑桥出血也可造成急性闭锁综合征，但多累及腹侧的结构。

6. 小脑出血　发病可呈急性、亚急性或慢性，临床表现因定位、血肿大小、血肿扩延、脑干受累、出血破入第四脑室与否，以及有无脑积水等多种因素而变化很大。小脑出血最多发生在齿状核。急性小脑出血的临床表现为突然枕或额叶头痛，头昏、眩晕、恶心、反复呕吐，不能站立和行走。患者多有躯干或肢体共济失调，同侧凝视麻痹，小瞳孔但对光反射好。水平眼球震颤、面肌无力常见。并不是所有小脑出血患者都表现有明显的症状和体征，当血肿直径小于 3cm 时，患者可只表现呕吐，有或无头痛，步态不稳或肢体共济失调有或不明显。大量出血时，血肿压迫第四脑室和大脑导水管造成急性梗阻性脑积水和颅内压急性升高，可导致脑疝和死亡，应紧急处理。

7. 脑室出血　原发性脑室出血在临床上可表现为突然头痛、呕吐，迅速进入昏迷，或昏迷逐渐加深，双侧瞳孔缩小，双侧病理反射阳性，可出现去大脑强直等。头颅 CT 可见各脑室系统充满血液。

【诊断要点】

(一) 诊断

50 岁以上的高血压患者，急性发病和病情进展迅速，除伴随头痛、意识障碍外，还有局灶症状和体征者。

(二) 影像学检查

头颅 CT 可见出血改变。早期 CT 检查即可显示密度增高，可确定出血的大小、部位，出血周围水肿呈低密度改变，以排除非出血性疾患。病情需要和有条件时可作 MRI 检查。小脑出血者应定期作 CT 检查，至少 1 周复查 1 次；病情变化时随时复查，除注意观察血肿本身的变化外，应特别注意观察有无脑室对称性扩大等脑积水征象，以指导治疗。

（三）辅助检查

1. CT 检查能诊断。在没有条件时可进行腰椎穿刺协助诊断，但脑脊液正常者不能否定脑出血的诊断。颅内压增高、脑干受压者禁忌腰椎穿刺。

2. 非高血压性脑出血，应注意血液学、免疫学及颅内血管的检查，以明确病因。

【治疗方案及原则】

（一）一般治疗

卧床休息 2～4 周，维持生命体征稳定，维持水、电解质平衡，保持大小便通畅，预防和及时治疗压疮（褥疮）、泌尿道和呼吸道感染等。

（二）控制血压

脑出血急性期的血压多增高。对血压高的处理应个体化，应参照患者原来有无高血压、有无颅内压高、年龄、发病时间、原发疾病与合并疾病具体确定。若颅内压高时，应先降颅内压，再根据血压情况决定是否进行降血压治疗。处理时，过高血压有可能使破裂的小动脉继续出血或再出血和血肿扩大；而过低的血压又会使脑灌注压降低和加重脑损害，应权衡利弊审慎处理。一般对原血压正常又无严重颅内压增高的患者，将血压控制在出血前原有水平或略高；原有高血压者将血压控制在 150～160mmHg/90～100mmHg 为宜。血压≥200/110mmHg 时，在降颅内压的同时可慎重平稳地降血压治疗，使血压维持在高于发病前水平或 180/105mmHg 左右；收缩压在 170～200mmHg 或舒张压 100～110mmHg，暂时可不用降压药，先脱水降颅内压，并密切观察血压情况，必要时再用降压药。血压增高是因颅内压增高引起时，应以积极降低颅内压治疗为主。收缩压＜165mmHg 或舒张压＜95mmHg 时，不宜降血压治疗。脑出血患者偶可见血压低下，应积极寻找原因，并适当给予增压处理。

（三）控制脑水肿，降低颅内压

较大的脑内血肿周围会出现脑水肿，多于出血后 3～4 天到达高峰，严重时造成颅内压过高和脑疝，可危及生命。治疗颅内压增高常用的药物有：可选 20%甘露醇 125～250ml，静脉滴注，每 6～8 小时 1 次，注意尿量、血钾及心、肾功能。也可应用甘油果糖 250～500ml 静脉滴注，每 8～12 小时 1 次，也可适量应用速尿。有条件时可选用白蛋白。应用这些药物时，应注意排尿量和控制出入水量。

（四）控制体温

头颅局部降温是脑出血的重要治疗措施，但体温不宜低于34℃，并发肺炎等常造成体温增高，应积极抗感染治疗。

（五）癫痫发作的预防和处理

如出现癫痫发作，应给予苯妥英钠或卡马西平等一线抗癫痫药处理。

（六）手术治疗

1. 适应证　大脑半球血肿30ml以上、小脑血肿10ml以上者，在患者家属的要求和同意下，可作神经外科手术治疗。原发性脑室出血可考虑脑室引流治疗。

2. 禁忌证　症状较轻、病情稳定者，出血标准或GCS≤4分者。

（七）早期康复治疗

早期将患肢置于功能位，急性期过后及早进行肢体功能、言语障碍及心理的康复治疗。

第二节　蛛网膜下腔出血

【概述】

蛛网膜下腔出血（subarachnoid hemorrhage，SAH）是指颅内血管破裂后，血液流入蛛网膜下腔而致。颅脑损伤引起的称为外伤性蛛网膜下腔出血。因脑实质出血血液穿破脑组织而进入蛛网膜下腔者，称为继发性蛛网膜下腔出血。本节只介绍原发性蛛网膜下腔出血，简称SAH。蛛网膜下腔出血的病因依次为颅内动脉瘤、颅内血管畸形和高血压性动脉硬化。少见的病因有肿瘤、血液病、脑动脉炎、结缔组织病、抗凝治疗并发症等。

【临床表现】

部分患者发病前有一定的诱发因素，如体力劳动、咳嗽、排便、奔跑、饮酒、情绪激动、性生活等。

（一）急性起病者

多为急骤起病，主诉剧烈头痛，位于前额、后枕或整个头痛，并可延及颈、肩、背、腰等部位，头痛发生率为70%～100%。老年人头痛较轻，偶可主诉头昏或眩晕。半数以上患者伴恶心及呕吐，多为喷射性呕吐。约33%～81%的患者有意识障碍，多为起病后立即发生，程度可从轻度意识模糊至昏迷。持续时间可自数分钟至数天。老年人意识障碍较重。可有淡漠、畏光、少动、言语减少等，有的患者出现谵妄、幻觉、妄想躁动等。

部分患者有癫痫发作，可发生在出血时或出血后，表现为全身性或部分性发作。个别患者可以癫痫发作为首发症状。

体格检查时可见颈项强直，Kernig 征和 Brudzinski 征阳性。少数患者在发病早期 Kernig 征可以阴性。

眼底检查可见一侧或双侧玻璃体下出血，在发病数小时内发现，约于 2 周内逐渐吸收和消失。玻璃体下出血的发现有诊断价值。可见到一侧或双侧视乳头水肿。

此外，在体格检查中，可以见到不同程度的局限性神经系统体征。如颅神经麻痹：以一侧动眼神经最多见，可有面神经麻痹、视和听神经麻痹、三叉神经和展神经麻痹。偏瘫和偏身感觉障碍：可出现短暂或持久的肢体单瘫、偏瘫、四肢瘫、偏身感觉障碍等局限性症状和体征。

亦可见到自主神经和内脏功能紊乱，如体温升高、血压升高、心电图 ST 段降低、巨大 θ 波改变以及应激性溃疡、呼吸功能紊乱或急性肺水肿等。

（二）迟发性神经功能缺损

迟发性神经功能缺损（delayed neurological deficits）或称作后期并发症，包括再出血、脑血管痉挛、急性非交通性脑积水和正常颅压脑积水等。再出血以 5～11 天为高峰，81%发生在 1 个月内。临床表现为在病情稳定好转的情况下，突然发生剧烈头痛、恶心呕吐，意识障碍加重，原有局灶症状和体征亦可重新出现。血管痉挛通常在出血后 3～5 天发生，持续 1～2 周，表现为病情稳定后又出现神经系统定位体征和意识障碍。脑血管痉挛严重时可导致脑梗死，主要表现为蛛网膜下腔出血症状好转后又出现恶化或进行性加重；意识状态好转后又加重至嗜睡或昏迷；出现偏瘫、偏身感觉障碍、失语等神经系统局灶体征；出现头痛、呕吐等颅内压升高症状；腰椎穿刺无再出血的表现。蛛网膜下腔出血后 1 周左右可见脑室开始扩大，发生急性或亚急性脑室扩大和脑积水。晚期可出现正常颅压脑积水，表现为精神障碍、步态异常和尿失禁。

【诊断要点】

（一）诊断

突然发生的剧烈头痛和呕吐、脑膜刺激征阳性、癫痫发作、颅神经损害特别是动眼神经麻痹，或轻偏瘫等局限性体征，若眼底检查发现玻璃体下出血即可诊断 SAH。

（二）辅助检查

1. 脑脊液检查　均匀血性脑脊液是蛛网膜下腔出血的特征性表现，起病 1 天后红细胞开始破坏，脑脊液逐步变黄，持续 2～3 周，故脑脊液黄变提示蛛网膜下腔陈旧出血可能。脑脊液压力增高，白细胞计数轻度增高。

2. 影像学检查

（1）CT检查：可以显示蛛网膜下腔、脑池、脑沟内高密度影的蛛网膜下腔出血，以及继发颅内血肿、脑室出血、脑积水、脑水肿、脑梗死等，颅底、鞍上池、侧裂等处可见高密度影，在发病开始后5天内阳性率较高。MRI诊断蛛网膜下腔出血的实用价值没有CT高，但磁共振血管造影MRA可发现动脉瘤等。CT和MRI也可排除非动脉瘤SAH的病因，如肿瘤或血管畸形等。

（2）脑血管造影：数字减影动脉造影（DSA）和磁共振血管造影（MRA）已广为应用，是确定蛛网膜下腔出血病因的重要手段，可确定出血的病因、部位、性质，如动脉瘤、动静脉畸形及血管痉挛等。MRA可在任何时候进行，DSA选择出血3天内或3周后进行为宜。

（三）鉴别诊断

包括脑膜炎、偏头痛急性发作、高血压脑病、脑实质内出血、脑室出血、颅内肿瘤等。

【治疗方案及原则】

治疗原则为尽早明确病因，对因治疗，防止继发性血管痉挛，降低颅内压，减轻脑水肿，防止再出血和并发症等。

（一）一般治疗

绝对卧床休息，避免情绪激动和用力，维持生命体征稳定，维持水、电解质平衡，保持大小便通畅。应尽早请神经外科会诊，完成病因检查和积极早期介入或手术治疗。没有条件的地区和医院应当立即告知病情的危险性，并绝对卧床3～4周。

（二）控制血压

血压过高是再出血的危险因素之一，过低可致脑缺血，故应使血压控制在正常偏低（参考脑出血章节）。

（三）控制颅内压

可予20%甘露醇125～250ml，静脉滴注，每6～8小时1次，注意尿量、血钾及心、肾功能。也可应用甘油果糖250～500ml缓慢静脉滴注，每8～12小时1次，注意血糖和血钠。也可适量应用速尿（参考脑出血章节）。

（四）抗纤溶药物

为防止血块溶解引起的再出血，应用较大剂量的抗纤溶药物，常用包括：6-氨基己酸、氨甲苯酸（止血芳酸）、氨甲环酸（止血环酸）等。但抗纤溶药物易引起深静脉血栓形成、肺动脉栓塞和脑积水，以及诱发和加重脑血管痉挛等。近年来，对该类药物的应用尚有争议。

（五）预防和治疗脑血管痉挛

可应用钙通道拮抗剂如尼莫地平缓慢静滴治疗14天。手术处理动脉瘤后，在保证无再出血的情况下，可在严密观察下进行短期扩容、增高血压和增加心排出量的治疗。

（六）对症处理

止痛，控制烦躁不安，改善睡眠和防止便秘等。

（七）外科处理

动脉瘤应外科处理，包括外科手术或介入治疗，应在发病72小时或在2～3周后进行。脑内血肿应手术清除。急性非交通性脑积水严重时，可行脑室穿刺引流术，正常颅压脑积水可行脑室腹腔分流术。

第三节　短暂性脑缺血发作

【概述】

短暂性脑缺血发作（transient ischemic attack，TIA）为局部性缺血造成的短暂性脑或视网膜神经功能缺陷，临床表现为缺血部位的相应症状和体征，每次发作持续时间为数分钟至1小时；可反复发作；无任何急性梗死的证据发现。TIA不是良性疾病，它预示患者处于发生脑梗死、心肌梗死和其他血管意外的高度危险中，应予积极处理，以减少发生脑梗死的几率。

【临床表现】

TIA的临床表现随受累的血管不同而表现不同。

（一）短暂性单眼盲

短暂性单眼盲（transient monocular blindness or amaurosis fugax）又称发作性黑矇，短暂的单眼失明是颈内动脉分支眼动脉缺血的特征性症状。

（二）颈动脉系统TIA

以偏侧肢体或单肢的发作性轻瘫最常见，通常以上肢和面部较重；主侧半球的颈动脉系统缺血可表现为失语、偏瘫、偏身感觉障碍和偏盲。

（三）椎-基底动脉系统TIA

常见症状有眩晕和共济失调、复视、构音障碍、吞咽困难、交叉性或双侧肢体瘫痪，或感觉障碍、皮质性盲和视野缺损。另外，还可以出现猝倒症。

【诊断要点】

（一）临床诊断

TIA患者就医时多发作已过，因此，诊断只能依靠病史。在对TIA患者作出临床诊断之后，应同时对患者进行神经影像学检查，以除外可导致短暂性神经功能缺损的非血液循环障碍性疾病。

（二）病因诊断

1. 血液成分 包括血常规、血沉、凝血象、血生化等。有条件时可作抗磷脂抗体以及凝血前状态（prothrombotic state）检查，如蛋白C、蛋白S、抗凝血酶Ⅲ、凝血酶时间、血红蛋白电泳、血清电泳和同型（半）胱氨酸[homocyst（e）ine]的测定。

2. 心脏 心电图、超声心动图检查，有必要时可作24小时心电监测，以了解心脏节律的变化，有条件时也可考虑作经食管超声心动图检查。

3. 供应脑的大动脉和脑动脉检查 颈部多普勒超声、经颅多普勒超声（TCD）。有条件和必要时可作磁共振血管造影（MRA）等，以及数字减影动脉血管造影（DSA）检查。

4. 血流动力学变化 主要是寻找可以导致脑血流量下降的因素，如低血压、脱水、心脏功能差、大动脉狭窄或阻塞导致其供血区的血流量下降等。

（三）鉴别诊断

TIA应与可以导致短暂性神经功能障碍发作的疾病相鉴别，如伴先兆的偏头痛、部分性癫痫、颅内结构性损伤（如肿瘤、血管畸形、慢性硬膜下血肿、巨动脉瘤等）、多发性硬化、迷路病变、代谢性疾病（如低血糖发作、高钙血症、低钠血症等）、心理障碍等；发作性黑矇应与青光眼等眼科疾病相鉴别。

【治疗方案及原则】

（一）治疗目的及原则

TIA患者处于发生脑梗死、心肌梗死和其他血管意外的高度危险中，应予积极处理，以减少发生脑梗死的几率。于TIA后发生脑梗死的几率很高，发作后第1个月为4%～8%，第1年为12%～13%，5年内为24%～29%。频发性TIA（crescendo TIA）的定义为24小时内发作2次或2次以上者，应予急诊处理。

（二）TIA的治疗

1. 一旦发生TIA之后，应及时就医，并进行系统的病因学检查，以制定TIA的治疗策略。

2. 抗凝治疗 对频发性TIA和正处于发作状态的TIA可考虑抗凝治疗。在排除禁忌证之后（如消化性溃疡病史、出血倾向、血压高于180/100mmHg、严重糖尿病和其他严重的系统疾病、临床不能除外脑出血者），按具体情况可选用以下几种方法：①肝素加华法林，肝素12 500U加入5%葡萄糖生理盐水或10%葡萄糖溶液1 000ml中，缓慢静脉滴注，维持24～48小时，同时检查静脉凝血时间（试管法），根据静脉凝血时间调整滴速，使静脉凝血时间维持在20～30分钟，或检测部分凝血活酶时间（APTT），维持在1.5倍之内。在用肝素的第1天即选用一种口服抗凝药物，如华法林4～6mg，同时检查凝血酶原时间及活动度，凝血酶原活动度控制在20%～30%之间，国际标准化比值（international normalized ratio，INR）控制在2.0～3.0左右，达到以上情况后，即停用肝素。②单独口服华法林，首日剂量4～6mg，每天检查凝血酶原时间和活动度，维持凝血酶原活动度在20%～30%之间，待稳定后每周检查1次凝血酶原活动度。③单独用低分子肝素，每次0.4ml，每天2次，皮下注射，10～14日为一疗程。患者纤维蛋白原增高时，可考虑降低纤维蛋白原治疗。

3. 抗血小板聚集剂　肠溶阿司匹林50～150mg/d、双嘧达莫（又名潘生丁）成人预防剂量每日需达200mg，有条件者选择氯吡格雷（clopidogrel）75mg，每日1次，亦可用盐酸噻氯匹定（ticlopidine），剂量为250mg/d。使用盐酸噻氯匹定时，应定期检测血常规。

4. TIA病因、危险因素和合并症的处理　按具体发现分别给予相应的处理。

5. 外科手术治疗　当发现颈动脉粥样硬化狭窄在70%以上时，在患者和家属同意下可考虑行颈动脉内膜剥除术。患者高龄、体质较差者可考虑血管内介入治疗。应当在设备较好和该项手术熟练和有经验的医院进行。

第四节　脑　梗　死

【概述】

脑梗死是指脑部供血中断，又无充分侧支循环代偿供血时导致的脑组织缺血、缺氧性坏死和脑软化，而产生相应的神经系统症状群。不包括全脑性缺血和缺氧性坏死，如窒息和心跳、呼吸暂停引起的全脑病损。

【临床表现】

脑梗死的临床表现和受累的血管部位、范围、次数、原发病因和侧支循环，以及患者的年龄和伴发疾病等诸多因素有关。下面介绍典型的神经系统表现。

（一）临床分类（TOAST分类）

1. 大动脉动脉粥样硬化（large-artery atherosclerosis）；
2. 心源性脑栓塞（cardioembolism）；
3. 小血管闭塞（small-vessel occlusion）（包括无症状脑梗死）；
4. 其他病因确定的脑梗死（stroke of other determined etiology）；
5. 病因不能确定的脑梗死（stroke of undetermined etiology）。

（二）临床表现

动脉粥样硬化性血栓性脑梗死、脑栓塞、腔隙性脑梗死是缺血性脑卒中最常见的类型。其中动脉粥样硬化性血栓性脑梗死约占缺血性脑卒中的60%～80%，起病相对较慢，常在数分钟、数小时甚至1～2天达到高峰，不少患者在睡眠中发病，约15%的患者以往经历过TIA。脑梗死的主要临床表现可区分为前循环和后循环，或称颈动脉系统和椎-基底动脉系统症状。

1. 颈动脉系统脑梗死　主要表现为病变对侧肢体瘫痪或感觉障碍；主半球病变常伴不同程度的失语，非主半球病变可出现失用或认知障碍等高级皮质功能障碍。其他少见的临床表现包括意识障碍、共济失调、不随意运动及偏盲等。

2. 椎-基底动脉系统脑梗死　累及枕叶可出现皮质盲、偏盲；累及颞叶内侧海马结构，可出现近记忆力下降；累及脑干或小脑可出现眩晕、复视、吞咽困难、霍纳综合征、双侧运动不能、交叉性感觉及运动障碍、共济失调等。累及脑干上行网状激活系统易出现意识障碍。

3. 腔隙性梗死（lacunar infarcts）　是指脑或脑干深部血管直径100～400mm的穿通动脉阻塞所引起的缺血性小梗死，大小介于直径为0.2～1.5mm之间，主要累及前脉络膜动脉、大脑中动脉、大脑后动脉或基底动脉的深穿支。

腔隙性梗死主要见于高血压患者。受累部位以多寡为序有壳核、脑桥基底、丘脑、内囊后肢和尾状核；另外也可累及内囊前肢、皮质下白质、小脑白质和胼胝体。腔隙性梗死的预后良好。但多次发生腔隙性梗死而产生的多发性腔隙性梗死或称腔隙状态，可导致假性延髓麻痹和血管性认知功能障碍。腔隙性梗死的表现至少有20种临床综合征，但以下列4型最为常见：

（1）纯运动偏瘫（pure motor hemiparesis）：多由于内囊、放射冠或脑桥基底部腔隙性梗死所致。临床表现为一侧轻偏瘫或偏瘫，主要累及面部和上肢，下肢受累很轻，可伴有轻度构音障碍，但不伴失语、失用或失认，没有感觉、视野或高级皮质神经功能障碍。

（2）纯感觉卒中（pure sensory stroke）：亦称作纯偏身感觉卒中，多是由于丘脑腹后外侧核腔隙性梗死所致。临床表现为偏身麻木、感觉异常，累及面部、上肢、躯干和下肢。主观感觉障碍比客观发现的感觉障碍要重。放射冠或顶叶皮质的缺血梗死，脑桥内侧丘系腔隙性梗死也可表现为纯感觉卒中。中脑背外侧小出血若只局限于背侧脊髓丘脑束也可表现为纯感觉卒中。

（3）轻偏瘫共济失调（ataxic hemiparesis）：又称同侧共济失调和足轻瘫（homolateral ataxia and crural paresis）。由于内囊后支或脑桥基底部腔隙性梗死所致。临床表现为病变对侧下肢为主的轻瘫，并伴有瘫痪同侧上、下肢共济失调，足跖反射伸性，但无构音障碍，面肌受累罕见。该综合征也可见于丘脑内囊、红核病损，也见于大脑前动脉表浅支阻塞造成的旁中央区病损。

轻偏瘫和共济失调同时发生在一侧肢体的解剖学基础尚不完全肯定。同侧上肢共济失调认为是由于累及皮质-脑桥-小脑束使小脑功能低下所致，而以足受累为主的轻偏瘫是由于放射冠上部病损所致，因为曾发现由于左侧大脑前动脉供应区旁中央区皮质下梗死造成的右轻偏瘫，和共济失调患者的左外侧额叶皮质和右侧小脑半球的血流皆降低，被认为是交叉大脑-小颅神经功能联系不能（diaschisis）所致。

（4）构音障碍-手笨拙综合征（dysarthria-clumsy hand syndrome）：多由脑桥上 1/3 和下 2/3 之间基底深部的腔隙性梗死所致。临床特征是核上性面肌无力、伸舌偏斜、构音障碍、吞咽困难、手精细运动控制障碍和足跖反射伸性。内囊部位腔隙性梗死也可造成这种综合征。另外，壳核和内囊膝部腔隙性梗死和小的出血，除可造成构音障碍-手笨拙综合征外尚伴有小字征（micrographia）。

以上所述 4 型临床综合征实际上只是解剖学意义的综合征，缺血性腔隙性梗死和皮质下或脑干局限小出血也可造成这些综合征。

【诊断要点】

（一）临床诊断

1. 动脉粥样硬化性血栓性脑梗死

（1）常于安静状态下发病。

（2）大多数发病时无明显头痛和呕吐。

（3）发病较缓慢，多逐渐进展或呈阶段性进行，多与动脉粥样硬化有关，也可见于动脉炎、血液病等。

（4）意识清楚或轻度障碍。

（5）有颈内动脉系统和（或）椎-基底动脉系统症状和体征。

（6）头部 CT 或 MRI 检查：可发现与症状和体征相一致的责任病灶。影像学表现须符合缺血性改变。

（7）腰椎穿刺检查脑脊液正常。

2. 脑栓塞

（1）急性发病，在数秒、数分钟内到达高峰。

（2）多数无前驱症状。

（3）意识清楚或有短暂性意识障碍。大块栓塞时可伴有病侧头痛、恶心和呕吐。偶有局部癫痫样表现。

(4) 有颈动脉系统或椎-基底动脉系统症状和体征。

(5) 腰椎穿刺脑脊液检查正常或血性，若有红细胞可考虑出血性脑梗死。

(6) 栓子的来源可分为心源性或非心源性。

(7) 头部CT或MRI检查可发现梗死灶。

3. 腔隙性梗死

(1) 发病多由于高血压动脉硬化所引起，呈急性或亚急性起病。

(2) 多无意识障碍。

(3) 可进行MRI检查以明确诊断。

(4) 临床神经症状较轻。

(5) 腰椎穿刺脑脊液（CSF）正常。

（二）病因诊断

1. 病因检查

(1) 血液成分：包括血常规、血沉、凝血象、血生化等。根据患者的临床情况可适当地增加相应的检查项目，如抗心磷脂抗体、蛋白C、蛋白S、抗凝血酶Ⅲ、凝血酶时间、血红蛋白电泳、血清电泳和同型（半）胱氨酸[homocyst（e）ine]测定。

(2) 心脏：首先可作心电图、超声心动图检查，必要时可作24小时心电监测心脏节律的变化，必要和有条件时可作经食管超声心动图检查，以了解反常栓子的来源。

(3) 脑动脉和脑血流检查：可作颈部多普勒超声、经颅多普勒超声（TCD）、磁共振血管造影（MRA或MRV）等。必要时可行数字减影脑血管造影（DSA）。

(4) 血流动力学检查：寻找可以导致脑血流量下降的因素，如低血压、脱水、心脏功能差、大动脉狭窄或梗阻。

2. 全身情况检查　心脏、血生化、血气、各种免疫指标、胸片及腹部B超等。脑栓塞患者更应对心脏功能进行检查。

（三）鉴别诊断

脑梗死需与脑出血鉴别，特别是小量脑出血易与脑梗死混淆。但由于头部CT的普遍应用，使缺血性脑卒中与出血性脑卒中的鉴别诊断已不再困难。如患者有意识障碍，则应与其他引起昏迷的疾病相鉴别（如代谢性脑病、中毒等）。

【治疗方案及原则】

（一）治疗原则

急性脑梗死的治疗与“时间窗”密切相关。急性脑梗死可分为三个阶段，即超早期（指发病1～6小时以内）、急性期（1～2周）和恢复期（>2周～6个月）。要特别重视超早期和急性期的处理，要注意全身综合治疗与个体化相结合，针对不同病情、不同病因采取有针对性的治疗措施。

1. 尽早恢复脑缺血区的血液供应。

2. 防治缺血性脑水肿。

3. 加强监护和护理，预防和治疗并发症。

4. 早期给予系统化及个体化康复治疗。

（二）具体治疗方案

1. 急性期的一般治疗

（1）保持呼吸道通畅，减轻脑缺氧，监测血气，预防和治疗压疮、呼吸道感染及尿路感染，预防肺栓塞、下肢深静脉血栓形成等。

（2）调整血压：脑梗死急性期要慎用降压药。如平均动脉压（收缩压加舒张压乘2除以3）>130mmHg或收缩压<220mmHg，参考患者原先血压和治疗情况，可慎用降压药物，并应密切观察，注意避免血压过低或血容量不足。

（3）血糖：急性期血糖过高或低血糖对脑组织皆有害，可参考原先血糖情况给予相应的处理，一般维持血糖在6.7mmol/L（120mg/dl）水平为宜。

（4）颅内高压和脑水肿：脑水肿一般在发病后3～5天达到高峰。脑水肿的处理原则：减轻颅内压，维持足够的脑血液灌注，避免缺血恶化，预防脑疝。脑梗死急性期应限制液体入量，5%葡萄糖液可能加重脑水肿，故应慎用。对可能增加颅内压的某些因素（如缺氧、高二氧化碳血症及高热等）应予以纠正。降低颅内压常用的方法有甘露醇、甘油果糖、速尿（具体使用参考脑出血章节）。皮质激素治疗脑梗死后脑水肿及颅内压增高尚有争议。大脑半球或小脑大面积梗死压迫脑干时，应及时进行去骨瓣减压，可挽救生命。

（5）体温控制：无论任何原因引起的体温增高，都应积极处理，维持体温在正常范围。亚低体温治疗的效果和不良效应有争论，不宜常规应用。

（6）大脑主干动脉梗死造成的脑梗死常有痫性发作。有癫痫发作者可用抗癫痫药：苯妥英钠和卡马西平。

（7）加强护理：加强全身和皮肤护理，防治压疮；床头保持30°～45°以防止吸入性肺炎；保证充足的热量及均衡的营养，保持正常的水、电解质及酸碱平衡。

（8）伴发疾病和合并症的处理：可伴发急性或慢性心脏病、糖尿病、慢阻肺、睡眠呼吸暂停综合征、肥胖、肾病以及某些使脑血流量下降的疾患，如对低血压、休克、心衰等均应积极进行相应的处理。

2. 溶栓治疗 包括静脉溶栓及动脉内溶栓，药物有尿激酶和tPA。治疗的“时间窗”应严格控制在3小时之内，并应按要求严格选择适应证（参考有关原始文献）。该治疗法有引发脑出血和其他副作用。有条件的医院，在严格选择适应证和筛选患者标准的情况下，可以试用和观察。不推荐常规临床应用。

3. 抗凝治疗

（1）适应证：短暂性脑缺血发作反复发生者；进展性卒中；椎-基底动脉血栓形成；反复发作的脑栓塞（心房颤动引起者）及静脉系统血栓形成。

（2）禁忌证：有消化性溃疡病史；有出血倾向；血压高于180/100mmHg；有严重肝、肾疾患者；临床不能除外脑出血者。

（3）方法：

1）一般急性脑梗死，原则上不推荐使用抗凝治疗。

2）溶栓治疗患者，溶栓24小时后可开始使用抗凝治疗。

3）心源性脑梗死（人工瓣膜、心房颤动、心壁血栓形成者）使用抗凝治疗，首选华法林制剂4～6mg/d，逐步调整INR，使之控制在2.0～3.0之间。不能使用华法林时，可用抗血小板药物氯吡格雷75mg/d。

4）低分子肝素和肝素治疗脑梗死的临床疗效尚无肯定结论，一般不首先推荐。但拟为动脉狭窄或静脉血栓时推荐使用。

4. 抗血小板凝聚　抗血小板凝聚药治疗急性脑梗死的价值不能肯定，但作为二级预防药物减少复发的价值可以肯定。常用的一线药物有肠溶阿司匹林100mg/d，二线药有氯吡格雷75mg/d和西洛他唑（培达）100～200mg/d。盐酸噻氯匹定有血小板减少的不良事件，所以不予推荐。发病24小时后推荐阿司匹林100～150mg/d。

5. 降纤酶治疗　国内应用降纤酶治疗急性脑梗死较广泛，肯定有降低纤维蛋白原的效果，但应用的时间窗、剂量及纤维蛋白原降低是否与临床改善相一致，近期和远期疗效、不良反应等尚有待进一步研究。

6. 外科治疗　大脑半球动脉主干造成的脑梗死，出现严重的脑水肿危及生命，或小脑大面积梗死压迫脑干时，手术减压可以降低病死率，但远期疗效待定。

7. 血管危险因素的处理　发现血管危险因素应给予相应的处理，如供应脑的大血管和脑动脉病变、血液成分异常、心脏疾病及血流动力学异常的原因；常见的血管危险因素主要有高血压、心脏病、高血脂、糖尿病、吸烟、肥胖等。病因和危险因素多为数种并存，应同时处理。

8. 尽早进行神经功能障碍的康复治疗。

第五节 脑静脉和静脉窦血栓形成

【概述】

脑静脉和静脉窦血栓形成（thrombosis of the cerebral veins and sinuses, TCVS）和脑动脉卒中不同，多见于年轻人，临床表现和疾病过程变化很大，其发病机制、诊断手段和治疗也与动脉血栓形成不同。

【临床表现】

（一）临床症状

1. 头痛　头痛是静脉窦血栓形成最常见的症状，但头痛又是最无特征性的症状。成人的发生率在90%以上。头痛一般是逐渐加重，数天内到达顶峰；也可突然发病，历时几秒钟，貌似蛛网膜下腔出血。

2. 脑病变和神经系统体征　见于1/2的患者。特征的体征是轻偏瘫和失语，几天内出现对侧半球症状和体征，这是因上矢状窦血栓形成造成的两侧皮质病变所致。

3. 癫痫发作　见于约40%的患者，明显高于动脉卒中患者。50%的癫痫发作形式为局限性发作，也出现全身性发作到危及生命的癫痫持续状态。

4. 丘脑病变症状　深部静脉系统血栓形成，如直窦和其分支血栓形成，将造成中央定位的、多为双侧的丘脑病变，从而出现精神行为障碍，诸如谵妄、遗忘和缄默，这些症状可以是直窦血栓形成的唯一表现。

5. 神志障碍和脑疝　大的单侧梗死或出血压迫间脑和脑干，若处理不及时，患者可出现昏迷或死于脑疝。昏迷的其他原因还有丘脑病变和全身性癫痫发作。

6. 感染症状　感染性海绵窦血栓形成的临床特征为头痛、发热、眶周水肿、眼球突出、球结膜血管充血和水肿，以及由于累及动眼神经、展神经和滑车神经麻痹导致的眼球运动障碍。

7. 颅内压增高　单纯的颅内压增高只有头痛，无其他神经系统症状，但可出现复视。双侧展神经受累，无定位价值。视乳头水肿严重时可出现短暂性视力障碍。

（二）病理机制

为了解TCVS的症状和体征，必须了解和区别两个不同的但同时发生的机制：

1. 大脑静脉血栓形成　造成静脉梗阻而导致的脑局部损害。

2. 主要静脉窦血栓形成　造成颅内压增高。

（三）TCVS的发生率

最常见的为横窦（86%）和上矢状窦（62%），但多数患者的血栓形成发生在一个以上静脉窦。

（四）原因和危险因素

1. 遗传性血栓形成前（prothrombotic）状态

（1）抗凝血酶缺乏。

（2）蛋白C和蛋白S缺乏。

（3）V因子Leiden突变。

（4）凝血酶原突变（于20210位G替换A）。

（5）遗传性同型半胱氨酸血症（homocysteinemia）：是由于甲基四氢叶酸降解酶（methylenetrahydro-folate reductase）基因突变所致。

2. 获得性血栓形成前状态

（1）肾病综合征。

（2）抗磷脂抗体。

（3）同型半胱氨酸血症。

（4）妊娠。

（5）产褥期。

3. 感染

（1）中耳炎，乳突炎，鼻窦炎。

（2）脑膜炎。

（3）系统感染性疾病。

4. 炎性疾病

（1）系统性红斑狼疮。

（2）Wegener肉芽肿。

（3）结节病（sarcoidosis）。

（4）炎性肠病（inflammatory bowel disease）。

（5）Behcet病。

5. 血液疾病

（1）红细胞增多症：原发性和继发性。

（2）血小板增多症。

（3）血液恶性病（blood dyscrasias）：如白血病、凝血病（coagulopathies）。

（4）贫血：包括阵发性夜间血红蛋白尿症（paroxysmal nocturnal hemoglobinuria）。

6. 药物

（1）避孕药。

（2）门冬酰胺酶（asparaginase）。

7. 机械性原因

（1）头颅外伤。

（2）颅内静脉窦和颈静脉插管。

（3）神经外科手术。

（4）颅内肿瘤局部侵犯，如脑膜瘤。

（5）腰椎穿刺。

8. 其他

（1）脱水，特别是儿童。

（2）癌瘤和副肿瘤综合征。

（3）继发于AVM和AVF的高血流血管病变。

【诊断要点】

（一）诊断

高度变异，对以下情况应提高警惕：

1. 青年人和中年人，最近发生的原因不清的头痛。

2. 青年人和中年人，在无任何血管危险因素的情况下出现卒中样症状。

3. 颅内压增高的患者。

4. CT发现出血性梗死，特别是梗死是多发的，而不局限于动脉血管分布领域。

（二）影像学检查

1. 最敏感的检查技术是MRI和核磁静脉图（magnetic resonance venography，MRV）。

2. MRI表现 于T_1WI和T_2WI，血栓形成的静脉窦表现为高信号，信号的特征因血栓的年龄而有不同，在血栓形成后头5天和1个月之后，T_1WI表现为等信号。

3. MRI表现有静脉窦的异常信号，同时于MRV发现有相应的血流缺失可确诊为血栓形成，在这方面需放射科和临床医生合作，结合临床和积累经验以避免诊断和技术上的失误。

4. 若MRI不能立即检查，应行CT检查，CT检查可排除急性脑疾病，如动脉瘤破裂所致的蛛网膜下腔出血、脑出血、脑梗死、肿瘤等；也能显示静脉造成的梗死和出血，但CT可完全正常。

5. 高分辨度CT 可显示静脉窦内的血栓形成影像，甚或可显示皮质静脉内的血栓形成（绳索征，cord sign）。

6. CT静脉图（CT venography，CTV） 能显示脑静脉系统的影像。

7. 脑血管造影 若MRI和CTV仍不能肯定诊断，应行脑血管造影。脑血管造影能详细显示脑静脉的情况，因此在某些罕见的病例，如孤立的皮质静脉血栓形成，无静脉窦血栓形成时也能诊断。动脉造影也可显示扩展和弯曲的静脉影像（螺丝锥），是静脉窦血栓形成下游的影像学表现。但解释动脉造影结果很困难，因为解剖变异很大，如横窦常有单侧发育不良或缺如。

【治疗方案及原则】

（一）一般处理

1. 大静脉窦血栓形成和急性颅内压增高是危险的，患者可于几小时内死于脑疝。意识障碍和脑出血是预后不良的指征。

2. 急性期处理是对症治疗和稳定患者的状况，特别是预防脑疝的发生。

3. 积极查找病原和危险因素，予以相应的处理，特别是有无感染疾病，应同时予以积极处理。

（二）抗凝治疗

抗凝治疗的目的是阻止血栓形成的继续发展，以及预防肺栓塞。但抗凝治疗有可能使静脉梗死，变为出血性梗死，约40%的静脉窦栓塞患者在抗凝治疗前有出血性梗死。使用时应斟酌利弊，在严密观察的情况下使用。肝素比低分子肝素的出血危险性更大。

（三）溶栓治疗

血管内溶栓治疗（endovascular thrombolysis）是企图将溶栓酶（常用的为尿激酶）直接注入到静脉窦以溶解血栓，有时和机械性血栓抽吸合并进行。但疗效尚有待证实。目前此类疗法只能限于在有条件和有经验的医疗中心进行，且应限于病情严重和预后不良的患者。

（四）皮质激素

急性期使用皮质激素能否改善预后不能肯定。

（五）积极处理颅内压增高

1. 急性颅内压增高 要求给予甘露醇、甘油果糖和乙酰唑胺等利尿剂以降低颅内压，手术清除出血性梗死，或降压性偏侧颅骨切除术（decompressive hemicraniectomy）。

2. 慢性颅内压增高 对只表现为慢性颅内压增高的患者，首先应除外颅内占位病变，并需确定静脉窦栓塞为其原因；另外无大的梗死或出血时，可进行反复腰椎穿刺治疗。其目的是降低颅内压，缓解头痛，减轻视乳头水肿，保护视力。

口服乙酰唑胺（acetazolamide）500～1 000mg/d，一般患者对该药耐受良好，可连续服用数周至数月。若反复腰椎穿刺和口服乙酰唑胺在2周内不能控制颅内压增高，则应外科行脑脊液引流术，常为腰腹膜短路术。若视力和视野恶化，则应考虑视神经鞘开窗术（fenestration of the optic-nerve sheet），这两种手术皆伴有合并症，各自的长期疗效也有待证实。

第二章　中枢神经系统感染

第一节　急性细菌性脑膜炎

【概述】

急性细菌性脑膜炎引起脑膜、脊髓膜和脑脊液化脓性炎性改变，又称急性化脓性脑膜炎，多种细菌如流感嗜血杆菌（haemophilus influenzae）、肺炎链球菌（streptococcus pneumoniae）、脑膜炎双球菌或脑膜炎奈瑟菌（nisseria meningitidis）为最常见的引起急性脑膜炎者。

【临床表现】

（一）一般症状和体征

呈急性或暴发性发病，病前常有上呼吸道感染、肺炎和中耳炎等其他系统感染。患者的症状、体征可因具体情况表现不同，成人多见发热、剧烈头痛、恶心、呕吐和畏光、颈强直、Kernig 征和 Brudzinski 征等，严重时出现不同程度的意识障碍，如嗜睡、精神混乱或昏迷。患者出现脑膜炎症状前，如患有其他系统较严重的感染性疾病，并已使用抗生素，但所用抗生素剂量不足或不敏感，患者可能只以亚急性起病的意识水平下降作为脑膜炎的唯一症状。

婴幼儿和老年人患细菌性脑膜炎时脑膜刺激征可表现不明显或完全缺如，婴幼儿临床只表现发热、易激惹、昏睡和喂养不良等非特异性感染症状，老年人可因其他系统疾病掩盖脑膜炎的临床表现，须高度警惕，需腰椎穿刺方可确诊。

脑膜炎双球菌脑膜炎可出现暴发型脑膜脑炎，是因脑部微血管先痉挛后扩张，大量血液聚积和炎性细胞渗出，导致严重脑水肿和颅内压增高。暴发型脑膜炎的病情进展极为迅速，患者于发病数小时内死亡。华-佛综合征（Waterhouse-Friderichsen syndrome）发生于10％～20％的患者，表现为融合成片的皮肤淤斑、休克及肾上腺皮质出血，多合并弥散性血管内凝血（DIC），皮肤淤斑首先见于手掌和脚掌，可能是免疫复合体沉积的结果。

（二）非脑膜炎体征

如可发现紫癜和淤斑，被认为是脑膜炎双球菌感染疾病的典型体征，发现心脏杂音应考虑心内膜炎的可能，应进一步检查，特别是血培养发现肺炎球菌和金黄色葡萄球菌时更应注意：蜂窝织炎，鼻窦炎，肺炎，中耳炎和化脓性关节炎；面部感染。

（三）神经系统合并症

细菌性脑膜炎病程中可出现局限性神经系统症状和体征。

1. 神经麻痹　炎性渗出物在颅底积聚和药物毒性反应可造成多数颅神经麻痹，特别是前庭耳蜗损害，以展神经和面神经多见。

2. 脑皮质血管炎性改变和闭塞　表现为轻偏瘫、失语和偏盲。可于病程早期或晚期脑膜炎性病变过程结束时发生。

3. 癫痫发作　局限和全身性发作皆可见。包括局限性脑损伤、发热、低血糖、电解质紊乱（如低血钠）、脑水肿和药物的神经毒性（如青霉素和亚胺培南），均可能为其原因。癫痫发作在疾病后期脑膜炎经处理已控制的情况下出现，则意味着患者存有继发性合并症。

4. 急性脑水肿　细菌性脑膜炎可出现脑水肿和颅内压增高，严重时可导致脑疝。颅内压增高必须积极处理，如给予高渗脱水剂，抬高头部，过度换气和必要时脑室外引流。

5. 其他　脑血栓形成和颅内静脉窦血栓形成，硬膜下积脓和硬膜下积液，脑脓肿形成甚或破裂。长期的后遗症除神经系统功能异常外，10%～20%的患者还可出现精神和行为障碍，以及认知功能障碍。少数儿童患者还可遗留有发育障碍。

【诊断要点】

（一）诊断

根据患者呈急性或暴发性发病，表现为高热、寒战、头痛、呕吐、皮肤淤点或淤斑等全身性感染中毒症状，颈强直及 Kernig 征等，可伴动眼神经、展神经和面神经麻痹，严重病例出现嗜睡、昏迷等不同程度的意识障碍，脑脊液培养发现致病菌方能确诊。

（二）辅助检查

1. 外周血象　白细胞增高和核左移，红细胞沉降率增高。

2. 血培养　应作为常规检查，常见病原菌感染阳性率可达 75%，若在使用抗生素 2 小时内腰椎穿刺，脑脊液培养不受影响。

3. 腰椎穿刺和脑脊液检查　是细菌性脑膜炎诊断的金指标，可判断严重程度、预后及观察疗效，腰椎穿刺对细菌性脑膜炎几乎无禁忌证，相对禁忌证包括严重颅内压增高、意识障碍等；典型 CSF 为脓性或浑浊外观，细胞数 (1 000～10 000)×10^6/L，早期中性粒细胞占 85%～95%，后期以淋巴细胞及浆细胞为主；蛋白增高，可达 1～5g/L；糖含量降低，氯化物亦常降低，致病菌培养阳性，革兰染色阳性率达 60%～90%，有些病例早期脑脊液离心沉淀物可发现大量细菌，特别是流感杆菌和肺炎球菌。

4. 头颅 CT 或 MRI 等影像学检查 早期可与其他疾病鉴别，后期可发现脑积水（多为交通性）、静脉窦血栓形成、硬膜下积液或积脓、脑脓肿等。

【治疗方案及原则】

（一）一般处理

包括降温、控制癫痫发作、维持水及电解质平衡等，低钠可加重脑水肿，处理颅内压增高和抗休克治疗，出现 DIC 应及时给予肝素化治疗。应立即采取血化验和培养，保留输液通路，头颅 CT 检查排除颅内占位病变，立即行诊断性腰椎穿刺。当 CSF 结果支持化脓性脑膜炎的诊断时，应立即转入感染科或内科，并立即开始适当的抗生素治疗，等待血培养化验结果才开始治疗是不恰当的。

（二）抗生素选择

表 2-1 中的治疗方案可供临床医师选择，具体方案应由感染科医师决定。

表 2-1 细菌性脑膜炎治疗的抗生素选择

人群	常见致病菌	首选方案	备选方案
新生儿<1 个月	B 或 D 组链球菌、肠杆菌科、李斯特菌	氨苄西林＋庆大霉素	氨苄西林＋头孢噻肟或头孢曲松
婴儿 1～3 个月	肺炎链球菌、脑膜炎球菌、流感杆菌、新生儿致病菌	氨苄西林＋头孢噻肟或头孢曲松±地塞米松	氯霉素＋庆大霉素
婴儿>3 个月，儿童<7 岁	肺炎链球菌、脑膜炎球菌、流感杆菌	头孢噻肟或头孢曲松±地塞米松±万古霉素	氯霉素＋万古霉素或头孢吡肟替代头孢噻肟
儿童 7～17 岁和成人	肺炎链球菌、脑膜炎球菌、李斯特菌、肠杆菌科	头孢噻肟或头孢曲松＋氨苄西林±万古霉素	青霉素过敏者用氯霉素＋TMP/SMZ
儿童 7～17 岁和成人	（对肺炎链球菌抗药发生率高组）	万古霉素＋三代头孢＋利福平	氯霉素（非杀菌）
HIV 感染	同成人＋梅毒、李斯特菌、隐球菌、结核杆菌	病原不清时，同成人＋抗隐球菌治疗	
外伤或神经外科手术	金黄色葡萄球菌、革兰阴性菌、肺炎链球菌	万古霉素＋头孢他啶（假单胞菌属加用静脉±鞘内庆大霉素），甲硝唑（厌氧菌）	万古霉素＋美罗培南

注：氨苄西林（ampicillin）；庆大霉素（gentamicin）；头孢噻肟（cefotaxime）；头孢曲松（ceftriaxone）；头孢吡肟（cefepime）；头孢他啶（ceftazidime）；甲硝唑（flagyl）；美罗培南（meropenem）；甲氧苄啶/磺胺甲噁唑（trimethoprim/sulfamethoxazole＝TMP/SMZ）；万古霉素（vancomycin）；氯霉素（chloramphenicol）；利福平（rifampin）

（三）脑室内用药

脑室内使用抗生素的利弊尚未肯定，一般情况下不推荐使用，某些特殊情况如脑室外引流、脑脊液短路术或脑积水时，药代动力学及药物分布改变可考虑脑室内给药。表 2-2 供参考。

表 2-2 脑室内应用抗生素的剂量

抗生素	指征	每日剂量
万古霉素	苯甲异噁唑青霉素抗药	5～20mg（或 5～10mg/48h）
庆大霉素	革兰阴性菌严重感染	2～8mg（典型剂量 8mg/d）
氨基丁卡霉素	庆大霉素抗药	5～50mg（典型剂量 12mg/d）

注：苯唑青霉素（oxacillin）；阿米卡星（amikacin）

（四）皮质类固醇的应用

为预防神经系统后遗症如耳聋等，可在应用抗生素前或同时应用类固醇激素治疗。小儿流感杆菌脑膜炎治疗前可给予地塞米松（dexamethasone），0.15mg/kg，1 次/6h，共 4 日，或 0.4mg/kg，1 次/12h，共 2 日。

第二节 急性病毒性脑膜炎

【概述】

病毒性脑膜炎（viral meningitis）是无菌性脑膜炎（aseptic meningitis）最常见的病原，约 70%的无菌性脑膜炎病例为病毒感染所致。病毒性脑膜炎是全身病毒感染经血行播散至中枢神经系统的结果，多数病例发生于儿童和年轻人，夏秋季较多。50%～80%的病例由肠道病毒如柯萨奇病毒、ECHO 病毒和非麻痹性脊髓灰质炎病毒引起，腮腺炎病毒、单纯疱疹病毒 2 型、淋巴细胞性脉络丛脑膜炎病毒和腺病毒是较少见的病因。

【临床表现】

（一）病毒性脑膜炎的临床表现

急性起病，一般为数小时，出现发热（38～40℃）、畏光和眼球运动疼痛、肌痛、食欲减退、腹泻和全身无力等病毒感染的全身中毒症状，以及剧烈头痛、呕吐和轻度颈强直等脑膜刺激征，本病 Kernig 征和 Brudzinski 征在病毒性脑膜炎时常可缺如。可有一定程度的嗜睡和易激惹，但易被唤醒，唤醒后言语仍保持连贯。若出现更严重的神志障碍或神经系统局限性体征或癫痫发作，则意味着脑实质受侵犯，应诊断为脑膜脑炎。病毒性脑膜炎一般症状轻微，病后几天后开始恢复，多数 2 周内痊愈。少数患者的不适和肌痛可持续数周。

（二）病毒所致的非脑膜炎临床表现

某些病毒可有特定症状和体征，如皮疹多见于肠道病毒，多呈非瘙痒性红斑和丘疹，局限于头颈部，儿童多见；咽黏膜灰色水疱疱疹咽炎见于A组柯萨奇病毒，胸膜痛、臂丛神经炎、心内膜炎、心肌炎和睾丸炎是B组柯萨奇病毒感染的特征，颈背和肌肉疼痛应疑及脊髓灰质炎，下运动神经元性肌无力可发生于ECHO和柯萨奇病毒感染，但不严重且为暂时性，非特异性皮疹常见于埃可病毒9型，腮腺炎、睾丸炎和胰腺炎是腮腺病毒感染的特征，但应注意B组柯萨奇病毒、传染性单核细胞增多症病毒和淋巴细胞性脉络丛脑膜炎病毒感染也可引起睾丸炎。

【诊断要点】

（一）诊断

根据急性起病的全身性感染中毒症状、脑膜刺激征、CSF淋巴细胞轻中度增高、血白细胞数不增高等，并排除其他病因的脑膜炎，确诊需CSF病原学检查。本病为良性自限性病程，一般情况下无须进行病原学诊断。

（二）脑脊液检查

压力正常或轻度增高，外观无色清亮，细胞数增多达（10～500）$\times 10^6$/L，也可高达1 000$\times 10^6$/L，早期以多形核细胞为主，8～48小时后以淋巴细胞为主，蛋白可轻度增高，糖正常。急性肠道病毒感染可通过咽拭子、粪便等分离病毒，但临床实用价值不大，腮腺炎病毒较易分离，单纯疱疹病毒1型、脊髓灰质炎病毒分离困难。PCR检查CSF病毒DNA具有高敏感性及特异性。

【治疗方案及原则】

1. 本病是自限性疾病，主要是对症治疗、支持疗法和防治合并症。对症治疗如卧床休息、降低体温和营养支持，严重头痛可用镇痛药，癫痫发作可首选卡马西平或苯妥英钠。可能发生的严重合并症是抗利尿激素分泌不良综合征（syndrome of inappropriate antidiuretic hormone secretion，SIADH），表现为水潴留及稀释性低血钠，应限制液体入量，每日入量限制在800～1 000ml，外加发热损失的液体。

2. 抗病毒治疗可缩短病程和减轻症状，无环鸟苷（acyclovir）可治疗单纯疱疹脑膜炎，大剂量免疫球蛋白静脉滴注可暂时缓解慢性肠道病毒脑膜炎的病情。疑为肠道病毒感染应关注粪便处理。

第三节 日本乙型脑炎

【概述】

日本乙型脑炎（Japanese B encephalitis）简称“乙脑”，是我国和亚洲常见的急性病毒性脑炎。全球每年约5万人患病，其中1.5万人死亡，约半数存活患者遗留神经精神后遗症。本病的病原体为乙脑病毒，传媒为蚊虫，目前从10种库蚊、4种按蚊和3种曼蚊属分离出乙脑病毒，猪和水禽是重要的自然宿主。

【临床表现】

乙脑病毒感染后仅部分人群出现临床症状。潜伏期介于1～6天，可长达14天。乙脑的典型临床表现为突然发病，呈急性、亚急性或渐进性发病。

前驱期表现为高热，可伴有寒战、头痛、一般不适感、恶心和呕吐。因这些症状无特征性，故此时难以临床诊断，持续3～15天出现脑炎症状。

脑炎期主要表现为高热、昏迷和抽搐发作等脑炎症状，可有颈强直、肌肉僵直、假面具面容、不自主运动、头眼反射异常、急性偏瘫伴肌张力增高、去大脑强直或去皮质强直等体征。呼吸不规则、去脑或去皮质强直、瞳孔异常和头眼反射消失是预后不良的征兆，可为炎症侵及脑干和颅压高引起脑疝所致，脑疝造成脑干损伤呈嘴尾端（中脑至延髓）进行性恶化，可合并胃出血和肺水肿，早期积极处理可能挽回生命。

神经系统合并症有：

1. 癫痫发作　多作为首发症状出现。部分患儿于发作后神志迅速恢复，极易被误诊为典型或复杂性热惊厥。全身性强直-阵挛发作较局限性发作多见。

2. 行为和精神障碍　大龄儿童和成年人的首发症状可只表现为行为障碍，易误诊为精神病。

3. 脑膜炎型　一部分患者只表现为无菌性脑膜炎症状。

4. 锥体外系症状　帕金森综合征见于70%～80%的成人和20%～40%的儿童。角弓反张和肌僵直性痉挛见于15%的患者，提示预后不良。其他锥体外系症状包括点头、捻丸样震颤、眼斜视痉挛、舞蹈手足指痉征、面部做鬼脸状和唇作咂嘴运动。而锥体束征如面神经瘫只见于10%的儿童，且轻微和间隙性出现。帕金森综合征等锥体外系症状多于恢复期后数周逐渐消失，而部分患者于恢复期后会长期持续性存在帕金森综合征。

5. 急性弛缓性瘫痪型　部分乙脑患者的临床表现和脊髓前角灰质炎相同。于短暂的发热疾病后出现急性弛缓性瘫痪，瘫痪累及单一肢体或四肢，肌无力上肢比下肢重，多不对称。呼吸肌也可受累，偶可以首发症状出现。仅1/3的患者于瘫痪发生后出现意识障碍等脑炎症状，但多数患者神志始终保持正常，除弛缓性瘫痪外无其他脑炎症状，这使得与真性脊髓前角灰白质炎、西尼罗河病毒脊髓前角灰质炎等多种肠道病毒造成的急性弛缓性瘫痪，以及吉兰-巴雷（Guillain-Barré）综合征鉴别困难。急性期过后，患肢肌无力和明显的肌萎缩持续存在。神经传导检查发现为运动神经电位波幅降低；肌电图表现为慢性部分脱神经改变，提示为前角细胞病损。脊髓 MRI 于 T_2WI 可见高信号。

【诊断要点】

（一）诊断

根据患者生活在流行病区或季节，有蚊虫叮咬史，急性发病，表现为高热、昏迷和抽搐发作等脑炎症状，应高度怀疑乙脑的诊断。

（二）辅助检查

外周血象中性粒细胞增高，抗利尿激素分泌异常（SIADH）可导致低血钠。腰椎穿刺压力增高，CSF 细胞数增高（10×10^6～100×10^6/L），以淋巴细胞为主，疾病早期多形核细胞居多；蛋白增高（0.5～2g/L），糖正常。CT 检查约 50%的患者可见丘脑、基底节、中脑、脑桥核、延髓等不增强的低密度。MRI 可见丘脑、基底节、脑干、大脑皮质和小脑 T_2WI 高信号病变，丘脑病变显示 T_1WI 和 T_2WI 混合异常信号，提示病灶出血，上述病变部位有助于与单纯疱疹脑炎（额颞叶为主）鉴别。脑电图可见多种异常表现，包括 θ 和 δ 波、暴发性脑电活动抑制和癫痫样异常活动，偶可见 α 昏迷。

（三）病原诊断

可从脑脊液和血中分离病毒或检出病毒特异性抗原或抗体，下列一项检查阳性可诊断乙脑：①血清中抗体 4 倍以上增高；②从 CSF、血、组织或其他体液中分离出病毒抗原或基因组序列；③用 IgM 抗体捕捉酶联免疫吸附试验（IgM antibody-capture enzyme-linked immunosorbent assay，Mac-ELISA）测定脑脊液或血清 IgM 抗体，因 IgM 抗体不能通过血脑屏障，如 CSF-IgM 抗体阳性是中枢神经系统感染的可靠证据。

（四）鉴别诊断

其他病毒性脑炎，包括虫媒病毒和肠道病毒脑炎、感染后及疫苗接种后脑脊髓炎，以及细菌性、真菌性和结核性脑膜脑炎。

【治疗方案及原则】

（一）病原治疗

无特殊的抗病毒治疗。目前治疗只限于支持和对症治疗。皮质类固醇激素只是经验治疗，双盲安慰剂对照临床研究未发现任何效果。α-干扰素治疗乙脑无效。

（二）重症监护

重症患者应进行重症监护，特别注意神经系统并发症的预防和处理，昏迷、癫痫发作、颅内压增高、血压、水电解质失衡、肺炎、尿路感染和应激性溃疡并发消化道出血等，以期降低病死率和致残率。

（三）预防

与其他蚊虫传播的病毒感染相同，主要控制传染媒介蚊虫和人群疫苗接种。采取灭蚊、防蚊、驱蚊和避免蚊咬等综合措施。疫苗接种目前国外多使用灭活鼠脑疫苗，我国为乳仓鼠肾组织细胞疫苗。

预后：住院患者急性期病死率20%～40%，多死于第1周，死因为高热、颅内压增高、脑疝和癫痫持续发作，以及肺炎、尿路感染和应激性溃疡并发消化道出血等。存活者仅1/3能较好恢复，1/3严重运动障碍，20%严重认知功能障碍和失语，20%癫痫发作。

第四节 单纯疱疹病毒性脑炎

【概述】

单纯疱疹病毒性脑炎（HSE）是单纯疱疹病毒（HSV-1）引起的脑实质急性感染性病变，常侵犯大脑颞叶、额叶及边缘系统，导致脑组织出血性坏死，又称急性坏死性脑炎或出血性脑炎。HSE是全球范围最多见的致死性散发性脑炎，发病率为0.4～1/10万，占所有病毒性脑炎的20%～68%，HSV-2可引起新生儿脑炎。

【临床表现】

1. 本病为寄生病毒感染，多由其他疾病或感染诱发，前驱期为一至数日，少数可为1～2周。通常急性或亚急性起病，早期常见发热（可达40℃）、头痛、恶心、呕吐、肌痛、咽痛、全身不适等上呼吸道感染症状，常出现意识模糊、嗜睡及谵妄，严重者发生昏迷。

2. 患者常见精神症状，如呆滞、迟钝、言语及动作减少，或精神错乱、激动不安、定向障碍、幻觉、错觉、妄想、记忆障碍、怪异行为和人格改变（如孤僻或易激惹）等。

3. 局灶性神经系统症状和体征，如偏瘫、失语、偏身感觉障碍、偏盲、眼肌麻痹、眼睑下垂、瞳孔不等、不自主运动和共济失调等，可早期出现去皮质强直或去大脑强直，可发生全身性或部分性癫痫发作，可有颅内压增高，严重脑水肿可继发脑疝。可因脑疝或继发肺炎、电解质紊乱等合并症死亡，病程2～4周，少数病例可较迁延。

【诊断要点】

（一）诊断

急性或亚急性起病，发热、头痛、伴或不伴有脑膜刺激征，有意识障碍和局限性神经系统功能障碍等急性病毒性脑炎综合征；若再出现幻觉、记忆障碍、行为和人格改变等颞叶和额叶眶部受累症状的临床表现，应高度怀疑单纯疱疹病毒性脑炎。

（二）实验室检查

1. 脑脊液

（1）脑脊液常规：压力增高，CSF 淋巴细胞增多，可达（10～500）$\times 10^6$/L（通常$<200\times 10^6$/L），呈淋巴样细胞反应，少数病例早期以中性粒细胞为主。镜下常见少量红细胞，偶见数以千计的红细胞（10^6/L）或黄变症，提示有出血性病变。蛋白多增高，通常<（100mg/dl），糖及氯化物正常。

（2）脑脊液免疫学检查：①ELISA 法检测 HSV 抗原；②检测 HSV 特异性 IgM、IgG 抗体，病程中有 2 次或 2 次以上抗体滴度呈 4 倍以上增加有确诊意义，神经症状出现后 30 天内该抗体可持续存在。

（3）病原学检查：聚合酶链反应（PCR）检测脑脊液 HSV 抗原具有诊断价值。

2. 脑电图检查　发病 1 周内可出现异常，异常率约为 80%。常见的脑电图表现为弥散性慢波和颞区癫痫样异常电活动。另外可见周期性单侧癫痫样释放。

3. 神经影像学检查

（1）CT 检查：发病 1 周内多正常，其后约 90%以上的患者可见局灶性低密度灶，多见于颞叶皮质区，可有占位效应及线性增强。

（2）MRI 检查：48 小时后即可显示 T_1 加权像轻度低信号，T_2 加权像高信号，出血时 T_1WI 及 T_2WI 均可见高低混合信号，并有脑水肿及占位效应。病变多累及颞叶内侧和额叶眶部，脑岛也可累及，但基底节不受累。

4. 脑组织活检　可见特征性出血性坏死病变。电镜下可见坏死区及邻近的神经元及少突胶质细胞核内多数 Cowdry A 型嗜酸性包涵体及细胞内病毒颗粒。

【治疗方案及原则】

本病的治疗原则是在早期诊断的基础上，采取抗病毒药物病因治疗，并对加重病情和威胁患者生命的高热、癫痫发作和脑水肿等进行对症处理和支持治疗。

（一）抗病毒治疗

1. 无环鸟苷（aciclovir）常用剂量为 15～30mg/(kg·d)，成人剂量通常为 500mg，1 次/8h，静脉滴注，1～2 小时内滴完，连用 14～21 日，病情严重者可延长用药时间。副作用常见穿刺部位红斑、胃肠道功能紊乱、头痛、皮疹、震颤、血尿、血清转氨酶暂时升高等，出现肾功能损害者需减量。

2. 更昔洛韦（ganciclovir） 用量 5～10mg/(kg·d)，1 次/12h，静脉滴注，疗程 14～21 日。主要副作用是肾功能损害和骨髓抑制（中性粒细胞、血小板减少），为剂量相关性，停药后可恢复。

3. 西多福韦（cidofovir） 5mg/kg，静脉注射，每周 1 次，共 2 周，以后每隔 1 周注射 3～5mg/kg，根据病情再用数次。阿糖腺苷（Ara-A）因抗疱疹病毒作用较弱，目前已不用。

（二）对症及支持疗法

高热患者可物理降温。癫痫发作可给安定 10～20mg，缓慢静脉注射，躁动不安、精神错乱可用镇静剂或安定剂。脑水肿及颅内压增高可用脱水剂降颅内压处理，也可短期应用大剂量皮质类固醇激素静脉滴注。重症及昏迷患者应加强护理，注意口腔卫生，保持呼吸道通畅，防治压疮、肺炎及泌尿系统感染等并发症，注意维持营养及水、电解质平衡。

第五节 带状疱疹及神经系统合并症

【概述】

带状疱疹是临床常见的病毒感染，年发病率为 3/1000～5/1000，水痘-带状疱疹病毒（varicella-zoster virus，VZV）可引起水痘和带状疱疹两种常见疾病。水痘（chickenpox）是儿童期多见的原发性感染，带状疱疹（herpes zoster）是幼儿患水痘后在感觉神经节细胞内潜伏的病毒再度活化所致。VZV 的神经系统合并症（如急性小脑共济失调、脑膜炎、脑炎和脊髓炎等）是 VZV 感染后的带状疱疹血管病。

【临床表现】

（一）带状疱疹

主要累及脊髓神经节，20%的患者为颅神经受累，三叉神经多见，脊神经根受累顺序依次为胸、腰、颈和骶节段，均为单侧。

1. 脊神经节带状疱疹 出现疱疹前 2～4 日常有全身不适、发热及厌食，受累节段皮肤痒感、麻木或烧灼感等，数日后出现节段性排列成簇的带状水疱样皮疹，疱疹沿神经根呈簇状分布，好发于胸段皮节，胸$_{5\sim10}$最常见，约占全部病例的 2/3 以上；颅颈区较常见，且疼痛严重，皮疹开始为红斑，12～24 小时变成水疱，呈散在或融合分布，72 小时水疱内液体化脓，1 周内脓液变干，10～12 日干燥结痂，皮疹期可伴无痛性淋巴结增大。2～3 周痂脱落留有疤痕、色素沉着或色素减退，可伴感觉缺失，数月始能恢复正常。

2. 眼带状疱疹 三叉神经第一支受累常见，可引起眼带状疱疹，导致全眼球炎、角膜疤痕和视力障碍，可出现暂时性或永久性动眼神经支配眼肌麻痹。

3. 膝状神经节带状疱疹　出现面神经麻痹，50%的患者伴舌前 2/3 味觉丧失，伴外耳道和鼓膜带状疱疹，称为 Hunt 综合征。有时疱疹累及颈$_2$、颈$_3$皮节，累及 Cortis 器和前庭神经节可出现眩晕、呕吐、耳鸣和耳聋。

（二）合并症

1. 运动麻痹　肢体和躯干带状疱疹常伴节段性肌无力，肌无力的范围与皮肤感觉障碍一致，85%的病例肌无力可恢复。部分患者脑膜受累，可伴发热、头痛和颈强直等，颈段和腰段受累时出现上肢和下肢肌萎缩，骶段受累可出现尿潴留或尿失禁，但很罕见。

2. 带状疱疹性脊髓炎　VZV 感染可引起不同程度的脊髓炎，多发生于病后数周至数月，脊髓受累节段通常与皮疹节段一致，常见双下肢无力、腱反射不对称、感觉障碍和尿便障碍。严重病例可出现 Brown-Séquard 综合征或脊髓横贯性病损。

3. 带状疱疹性脑炎（herpes zoster encephalitis，HZE）　多见于老年人和免疫功能缺陷患者，HZE 可发生于皮肤疱疹以前、同时或疱疹痊愈后，表现为典型的脑膜脑炎症状和体征，如发热、头痛、脑膜刺激征、谵妄和精神混乱，以及偏瘫、共济失调和癫痫发作等。脑脊液淋巴细胞和蛋白增高，CSF 可检出 VZV 膜抗原特异性抗体。病死率可达 30%，存活者多遗留神经系统后遗症。

4. 带状疱疹性脑血管炎　是带状疱疹的严重并发症，包括两种类型：①眼带状疱疹伴迟发性对侧偏瘫（herpes zoster ophthalmicus with delayed contralateral hemiparesis）：眼带状疱疹消退或痊愈后数周到 6 个月，在皮疹对侧突发偏瘫、失语等症状，是皮疹同侧颈内动脉主干及主要分支炎症和闭塞导致半球缺血性损害所致，病理为肉芽肿性血管炎；②动脉炎：其他脑血管可能发生过敏性动脉炎，受累血管多为感染神经节支配的局部血管，动脉炎可能与病毒直接侵犯有关。

5. 带状疱疹感染性多发性神经炎　表现为以运动障碍为主的 Guillain-Barré 综合征（GBS），或 GBS 的变异型 Fisher 综合征等。此外，可见节段性神经根脊髓炎（segmental radiculomyelitis）、颅神经病和多灶性脱髓鞘综合征（multifocal demyelinating syndrome）等。

6. 带状疱疹后神经痛　老年体衰患者多见，肋间神经和三叉神经眼支多见，表现为持续锐痛或闪电样疼痛，皮肤对触觉敏感，神经痛可持续数月或数年，各种治疗效果不佳。

【诊断要点】

（一）诊断

根据患者的特征性水疱皮疹沿神经根呈簇状分布，累及胸段皮节、三叉神经第一支和膝状神经节，影响肢体运动功能，出现脊髓炎、脑炎、脑血管炎和多发性神经炎等症状、体征，偶有患者发生肋间神经痛或面神经麻痹而无带状疱疹，出现持续锐痛或闪电样疼痛。CSF淋巴细胞数增高，PCR检出特异性VZV-DNA。

（二）实验室检查

单一皮节受累脑脊液可正常，颅神经节或中枢神经受累CSF淋巴细胞数增高，细胞计数从十余个至数百，蛋白正常或轻度增高，糖及氯化物正常。病原学检查可行疱疹刮片疱疹液，镜检可见多形核巨细胞及核内包涵体，用PCR法可检出特异性VZV-DNA。

【治疗方案及原则】

治疗原则是阻止感染向全身播散，预防带状疱疹的神经系统合并症，如脊髓炎、脑炎、脑血管炎、多发性神经炎和疱疹后神经痛等。可用抗疱疹病毒药物阻断病毒复制，用皮质类固醇缓解局部炎性反应。治疗应视患者具体情况而定，免疫功能正常的年轻人患带状疱疹一般较轻，恢复迅速，不遗留任何后遗症，所以无须任何特殊治疗。免疫功能障碍患者易发生严重播散性感染，应给予全身抗病毒治疗。

（一）抗病毒药物治疗

常用无环鸟苷500mg，1次/8h，静脉滴注，疗程14～21日；更昔洛韦（ganciclovir）5～10mg/(kg·d)，静脉滴注，1次/12h，14～21日；也可试用万乃洛韦（valaciclovir）或伐昔洛韦（famciclovir）。可阻止病毒播散，减少并发症，促进疱疹愈合和预防疼痛。

（二）动脉炎

可能有过敏反应参与，可合用皮质类固醇如地塞米松10～20mg/d，静脉滴注。免疫机制正常的老年人易患疱疹后神经痛，在应用抗病毒药的同时可给予短疗程皮质类固醇，可能促进水疱愈合及缩短疼痛时间。带状疱疹感染性多发性神经炎患者可试用水痘-带状疱疹病毒特异性免疫球蛋白（VZIG），或用大剂量免疫球蛋白400mg/(kg·d)静脉滴注，每个疗程3～5日。

（三）疱疹后神经痛

治疗困难，常规镇痛药无效。可在疼痛的皮肤处反复涂抹辣椒素油，使皮肤痛觉丧失以解除疼痛。周围神经不完全损害引起痛觉过敏，可用卡马西平0.2g口服，3次/日，合用阿米替林50～100mg/d；也可试用苯妥英钠、加巴喷丁（gabapentin）。眼部带状疱疹可用0.5%无环鸟苷油剂涂眼，4～5次/日。受累神经根切断术对缓解疼痛无效。

第六节 结核性脑膜炎

【概述】

结核性脑膜炎（tuberculous meningitis，TBM）绝大多数由人结核分枝杆菌（mycobactrium tuberculosis var hominis）感染所致，少数是由牛型结核分枝杆菌（mycobactrium bovis）所致，艾滋病患者易合并鸟胞内分枝杆菌（mycobactrium avium intracellulare）感染。

本病是以脑膜受累为主的结核性脑膜脑炎，继发的脑血管炎可导致缺血、梗死。结核结节可发展为大的结核瘤，出现占位效应。炎性渗出物阻塞基底池可导致脑积水和颅神经瘫痪。

【临床表现】

（一）典型结核性脑膜炎

多数患者呈亚急性起病，少数可急性发病。自然病程分为三期：

1. 前驱期　成人表现为发热、头痛、呕吐、厌食、体重减轻和人格改变，儿童常见无欲、易激惹、夜眠不安、头痛、呕吐和间断低热，通常持续1～2周，5岁以下儿童首发症状可为癫痫发作。

2. 脑膜炎期　出现头痛、呕吐、颈强、Kernig征、Brudzinski征等脑膜刺激征，伴轻重不等的发热，婴幼儿可表现不明显。可伴颅神经麻痹，展神经最多见，动眼神经和面神经亦可受累，视神经受累少见，但可引起视神经萎缩和失明。可有癫痫发作，成年人多为部分性发作，儿童常见全身性发作，部分患儿可以癫痫发作为首发症状。随病程进展颅内压增高日趋严重，脑脊液循环和吸收障碍可见脑积水。脑血管炎可导致脑梗死，多累及大脑中动脉和前动脉主干及分支，偏瘫、失语多见。炎性病变波及脊髓膜可引起神经根脊髓炎、蛛网膜粘连和椎管梗阻，出现慢性进行性截瘫。

3. 晚期　脑功能障碍日趋严重，出现昏睡、木僵、昏迷和持续发热，可发展为深昏迷、去大脑强直或去皮质强直，深昏迷脑膜刺激征可消失。瞳孔扩大并固定，脉搏增快，呼吸不规律，呈Cheyne-Stokes型呼吸。脑干功能障碍常因小脑幕疝引起。老年人TBM症状不典型，如头痛、呕吐较轻，颅内压增高症状不明显，约半数患者CSF改变不典型。在动脉硬化基础上发生结核性动脉内膜炎引起脑梗死较多。

（二）浆液性结核性脑膜炎（serous tuberculous meningitis）

也称为结核性脑病。脑白质水肿是主要病变。只见于儿童，临床表现为颅内压增高症状，如头痛、呕吐和视乳头水肿，以及弥散性脑功能受累，如抽搐、头痛、昏睡、精神浑浊、木僵或昏迷，无明显脑膜刺激征。CSF淋巴细胞轻度增高，蛋白增高，糖不低，有时CSF完全正常。呈自限性病程，历经1个月左右，多能自然恢复。

【诊断要点】

（一）诊断

根据患者亚急性起病，出现头痛、呕吐、颈强直和Kernig征等脑膜刺激征，颅内压增高，CSF淋巴细胞数和蛋白增高，糖及氯化物明显降低等可临床拟诊。CSF抗酸涂片、结核分枝杆菌培养阳性时，可以确诊。PCR检查极易污染，尚不作诊断依据。

（二）实验室检查

约半数患者皮肤结核菌素试验阳性。肺部X线平片可见活动性或陈旧性结核灶。

1. 脑脊液检查　压力增高可达400mmH_2O或以上，外观无色透明或微黄，静置后可有薄膜形成，典型改变为淋巴细胞数增高（$50\times10^6\sim500\times10^6/L$），早期多形核细胞增多，蛋白增高，严重者可达1.0～2.0g/L。脊髓蛛网膜下腔阻塞时可更高。糖及氯化物明显降低，需与细菌性脑膜炎相鉴别。脑脊液抗酸涂片仅少数病例阳性，CSF结核分枝杆菌培养可确诊，但需大量脑脊液和数周时间。ELISA法可快速检出脑脊液中分枝杆菌可溶性抗原或抗体。PCR可检测结核分枝杆菌DNA。

2. 神经影像学检查　头颅CT和MRI早期无特殊，后期患者可见脑室扩大，呈阻塞性脑积水样改变，颅底粘连，脑膜增厚。

（三）鉴别诊断

须注意新型隐球菌脑膜炎、化脓性脑膜炎和癌肿性脑膜炎的鉴别诊断。头痛逐渐加重，伴癫痫发作和急性局灶性脑损伤体征如偏瘫、视野缺损等，检查可见视乳头水肿、展神经麻痹，CT增强显示大脑半球单发病灶，CSF检查通常正常等表现时，也应考虑结核病的可能。

【治疗方案及原则】

本病的治疗原则是早期给药、合理选药、联合用药和系统治疗，只要患者临床症状、体征及实验室检查高度提示本病，即使CSF抗酸涂片阴性亦应立即开始抗结核治疗，详细的抗结核治疗方案应请传染科医师或内科医师处方。常用方法为：

（一）抗结核治疗

异烟肼（isoniazidum，INH）、利福平（rifampicinum，RFP）、吡嗪酰胺（pyrazinamidum，PZA）或乙胺丁醇（ethambutolum，EMB）、链霉素（streptomycin，SM）等主要的一线抗结核药物，可组成有效的联合用药方案（表 2-3），儿童因乙胺丁醇的视神经毒性作用、孕妇因链霉素的听神经毒性作用应尽量不用。

表 2-3 主要的一线抗结核药物

药物	成人日常用量	儿童日用量	用药途径	用药时间
异烟肼	300mg，qd	10～20mg/kg	静滴及口服	1～2 年
利福平	450～600mg，qd	10～20mg/kg	口服	6～12 个月
吡嗪酰胺	500mg，tid	20～30mg/kg	口服	2～3 个月
乙胺丁醇	750mg，qd	15～20mg/kg	口服	2～3 个月
链霉素	750mg，qd	20～30mg/kg	肌注	3～6 个月

WHO 建议应至少选择 3 种药联合治疗，常用异烟肼、利福平和吡嗪酰胺，轻症患者治疗 3 个月后停用吡嗪酰胺，继续用异烟肼和利福平 7 个月。耐药菌株可加用第 4 种药如链霉素或乙胺丁醇，利福平不耐药菌株的用药总疗程 9 个月已足够，利福平耐药菌株需连续治疗 18～24 个月。由于中国人为异烟肼快速代谢型，成年患者日剂量可加至 900～1 200mg。联合（3 或 4 种）用药方案可参考表 2-4，剂量和疗程应视具体情况而定。药物副作用包括肝功能障碍（异烟肼、利福平和吡嗪酰胺）、多发性神经病（异烟肼）、视神经炎（乙胺丁醇）、癫痫发作（异烟肼）和耳毒性（链霉素）等。应注意保肝治疗，异烟肼可合用吡哆醇（维生素 B_6）50mg/d。

表 2-4 中枢神经系统结核病治疗方案（美国胸科学会和疾病控制预防中心）

治疗方案	用 法
方案 1	
INH，RFP，PZA，EMB/SM，	每日用药，疗程 8 周，然后改为
INH，RFP	每日给药或每周 2～3 次，疗程 16 周或更长
方案 2	
INH，RFP，PZA，EMB/SM，	每日给药，疗程 2 周，然后改为
INH，RFP，PZA，EMB/SM，	每周 2 次，疗程 6 周或更长，然后改为
INH，RFP	每周 2 次，疗程 16 周或更长
方案 3	
INH，RFP，PZA，EMB/SM	3 次/周，疗程 6 个月，儿童结核性脑膜炎患者必须治疗 12 个月

(二) 皮质类固醇

用于脑水肿引起颅内压增高、伴局灶性神经体征和脊髓蛛网膜下腔阻塞的重症患者。常选用泼尼松，成人 60mg/d 或儿童 1～3mg/(kg·d) 口服，3～4 周后逐渐减量，2～3 周后停药。须特别注意，若不能排除真菌性脑膜炎时激素应与抗真菌药物合用。重症患者在全身用药同时可鞘内注射地塞米松 5～10mg、α-糜蛋白酶 4 000U、透明质酸酶 1 500U，每隔 2～3 天 1 次，注药宜缓慢；症状消失后每周 2 次，体征消失后 1～2 周 1 次，直至 CSF 正常，CSF 压力增高患者慎用。

(三) 对症治疗

颅内压增高可用渗透性利尿剂如 20％甘露醇、甘油果糖或甘油盐水等，同时须注意及时补充水、电解质和保护肾脏。脑积水、结核瘤占位效应和脑血管炎等，应给予相应的药物或外科治疗（参考急性脑膜炎和脑炎节）。

本病应早期诊断和迅速采用抗结核化学治疗，死亡率可降至 10％～20％。影响预后最重要的体征是意识水平，治疗时昏迷患者死亡率达 50％～70％，其他影响预后的因素包括年龄（儿童和老年人死亡率高）、并发粟粒性结核、伴消耗性疾病、营养不良、颅内压增高、CSF 糖低下和蛋白＞3g/L、治疗开始时间、CT 和 MRI 显示脑积水和妊娠等。

第七节 新型隐球菌性脑膜炎

【概述】

新型隐球菌性脑膜炎是由新型隐球菌（cryptococcus neoformans）感染所致，是中枢神经系统最常见的真菌感染。本病发病率虽很低，但病情重，病死率高，且临床表现与结核性脑膜炎颇为相似，常易误诊。

隐球菌是条件致病菌，接触鸽子排泄物是发生新型隐球菌病的主要原因，但只有当宿主免疫力低下时才会致病，该病常见于全身性免疫缺陷性疾病、慢性衰竭性疾病，如获得性免疫缺陷综合征（AIDS）、淋巴肉瘤、网状细胞肉瘤、白血病、霍奇金病、多发性骨髓瘤、结节病、结核病、糖尿病、肾病及红斑狼疮等。

【临床表现】

本病通常起病隐袭，多呈亚急性或慢性起病，急性起病仅占 10％，进展缓慢。30～60 岁多见，男性较多，鸽子饲养者的患病率较一般人群高数倍，免疫功能低下或缺陷患者多见，5％～10％的 AIDS 患者可发生隐球菌性脑膜炎。几乎所有的患者均有肺部感染，但由于症状短暂、轻微，临床易被忽略。

本病典型表现为间歇性头痛、呕吐及不规则低热，常见脑膜刺激征如颈强直及 Kernig 征，可见意识障碍、痫性发作及精神障碍等。发热仅见于半数病例，头痛可为持续性或进行性加重，大多数患者可出现颅内压增高、视乳头水肿和小脑受累症状、体征。由于脑底部蛛网膜下腔渗出明显，蛛网膜粘连常引起多数颅神经受损，如听神经、面神经及动眼神经等，可因脑室系统梗阻出现脑积水。少数患者以精神症状如烦躁不安、人格改变、记忆减退及意识模糊为主，偶可因大脑、小脑或脑干的较大肉芽肿引起偏瘫、失语和共济失调等局灶性神经体征，少见症状如视力模糊、眼球后疼痛、复视和畏光等。约15%的患者无脑膜炎症状、体征。

新型隐球菌感染也可引起遍及全脑的隐球菌结节，可大至肉眼见到，小至显微镜下方可查见，炎性反应较轻。隐球菌结节聚积于视神经可引起视神经萎缩，较大的隐球菌结节可出现颅内占位病变症状，隐球菌结节偶见于脑室内、脊髓、脊髓硬膜外或硬膜下等。

本病通常呈进行性加重，平均病程为 6 个月，偶见几年内病情反复缓解和加重者。本病预后不良，无合并症的新型隐球菌性脑膜炎病死率为 40%，未经抗真菌治疗的患者病死率高达 87%，但极个别患者也可自愈。

【诊断要点】

（一）诊断

根据患者隐袭起病，慢性病程，具有真菌感染的条件，如鸽子饲养者、免疫缺陷患者等。以间歇性头痛、呕吐及不规则低热等起病，出现脑膜刺激征、颅内压增高、精神障碍、意识障碍、痫性发作、颅神经损害和局灶性神经体征等；CSF 压力增高，淋巴细胞数增高，蛋白增高和糖含量降低等，脑脊液墨汁染色检出隐球菌可确诊。

（二）辅助检查

1. 脑脊液检查　脑脊液压力增高（$>200mmH_2O$），淋巴细胞增高（$10\times10^6\sim500\times10^6/L$），蛋白增高和糖含量降低。

2. 脑脊液隐球菌检查　脑脊液中检出隐球菌是确诊的关键，脑脊液经离心沉淀后沉渣涂片作印度墨汁染色，隐球菌检出率可达 30%～50%。Sabouraud琼脂培养基培养或动物接种发现隐球菌也具有确诊价值。

3. 影像学检查　头颅 CT 或 MRI 检查可发现脑膜炎和脑膜脑炎的各种原发和继发的影像学表现，较特征的是见到扩张的 Virchow-Robin 腔、凝胶状假性囊肿和脉络丛肉芽肿；以及非特异性表现如弥漫性脑水肿、弥漫性脑膜强化、脑实质低密度灶、交通性或梗阻性脑积水、脑实质或室管膜钙化等多种。偶可见到脑实质内低密度病灶，有增强现象，是隐球菌性肉芽肿的表现。

25%～50%的隐球菌性脑膜炎患者头颅CT可无任何变化。

【治疗方案及原则】

（一）抗真菌治疗

1. 单独两性霉素B（amphotericin B，AmB）治疗 两性霉素B目前仍是治疗中枢神经系统隐球菌感染最有效的药物。两性霉素无口服制剂，只能静脉给药。也可经小脑延髓池、侧脑室或椎管内给药、或经Ommaya储液鼓作侧脑室或鞘内注射。

单独应用时多从小剂量开始，突然给予大剂量或有效剂量可使病情恶化，成人开始用药，一般每天静脉给0.3～0.75mg/kg，逐渐增加至每日1.0～1.5mg/kg，按患者寒战、发热和恶心的反应大小决定增长的量和速度。当支持剂量达到时，因其半衰期较长该药可改为隔日1次。其间应按临床反应和有无毒副作用，特别是肾的毒性反应来调节剂量。血清肌酐升高至221μmol/L（2.5mg/dl）时应减量或停药，直至肝功能改善。治疗一疗程的用药总剂量远比每次用药的单剂量大小重要，前者是治疗成败的决定因素。治疗中枢神经系统感染，成人用药总剂量至少2～3g。两性霉素的毒副作用较多。该药不良反应多且严重，最常见的是肾脏毒性、低血钾和血栓形成性静脉炎，此外还可引起高热、寒战、头痛、呕吐、血压下降、氮质血症等，偶可出现心律失常、惊厥、血尿素氮水平增高、白细胞或血小板减少等。阿司匹林、抗组胺药物，输血和暂减低给药剂量，是控制副作用的有效手段。

2. 合并用药 两性霉素B［0.3mg/(kg·d）开始，逐渐增量，总剂量2～3g］与口服5-氟胞嘧啶［100mg/(kg·d)］合并使用是较理想的治疗方案。比单纯使用一种药物的治疗有效率和改善率皆高，复发病例亦较少，减少不良反应。疗效观察要依赖CSF的改变，合并治疗2～4周，当CSF转变为正常后，可改为氟康唑（fluconazole）治疗，剂量为400～800mg/d［10mg/(kg·d)，口服或静滴］,疗程为1～3个月。若同时服用苯妥英钠，应检测肝功。

（二）手术治疗

脑和脊髓肉芽肿压迫脑室系统导致梗阻性脑积水和颅内压增高，药物治疗常难奏效，可行骨片减压术，脑积水者可行侧脑室穿刺引流术或侧脑室分流减压术。

（三）对症及全身支持疗法

颅内压增高者可用脱水剂如20%甘露醇、甘油果糖和速尿等降颅压治疗，预防脑疝，保护视神经。因病程长，病情重，机体慢性消耗很大，须注意患者的全身营养，防治肺部感染及泌尿系统感染等，应注意水、电解质平衡，进行全面护理。

第八节　神经囊虫病

【概述】

神经囊虫病（neurocysticercosis）是中枢神经系统常见的寄生虫感染性疾病，是猪带绦虫幼虫（囊尾蚴）寄生于神经系统形成包囊所致。

人感染神经囊虫病多是通过食入被含虫卵的粪便污染的食物，如蔬菜等；或是绦虫感染者取道肛门-口的自我感染途径；或是绦虫感染者的绦虫孕节片从肠逆流入胃，虫卵散出。无论通过任何途径，虫卵进入肠道后孵化出六钩蚴，幼虫经血循环分布于全身组织发育成囊尾蚴，脑和肌肉的血流最丰富，故感染率最高，而神经囊虫病的症状严重，致残率和病死率皆极高。需要强调的是食用幼虫或囊尾蚴感染的猪肉仅可造成肠道绦虫成虫的寄生（人为终末宿主），并不直接造成囊虫病（肠道外组织囊尾蚴的寄生），所以无肠道绦虫寄生，以及未食用过猪肉，如素食者仍然可患脑囊虫病。

【临床表现】

1. 神经囊虫病的临床表现复杂多变，本病任何年龄均可发病，男性及青壮年多见，国内报道 14 岁以上、50 岁以下约占 80%。临床常见头痛，癫痫发作约占 60%～70%，常为首发症状或唯一症状，发作频率及形式与囊虫数量、定位有关，可出现癫痫持续状态。可出现颅内压增高（47.4%）和脑积水，可表现为急性颅压增高、慢性颅压增高和发作性颅压增高综合征等。可见精神行为障碍、智能减退和神经系统局限性体征，脑实质型多见。

2. 临床分为四型，临床上前三型多见，称为脑囊虫病，实际上混合型在临床很常见。

（1）脑实质型：脑实质内囊虫寄生以小病灶、数量多、分布广泛为其特征，但也有直径较大的病灶，称巨囊型。临床上多表现为头痛、癫痫发作和颅内压增高型，也可见精神行为障碍和智能减退。局限性神经功能缺损多见，也是区别其他类型的特征。

（2）脑室内型：多数为单发，也可多发。此型囊虫寄生于脑室内。其中第四脑室囊虫最多，占脑室内囊虫的 60%～80%。因囊虫体内和其外脑脊液的渗透压差大，故囊虫体积可增大至乒乓球大小。囊虫在脑脊液中漂游，当阻塞室间孔和导水管时可造成梗阻性脑积水，发作性急性颅内压增高是脑室内囊虫的特点，可因脑疝突然死亡；无脑实质受累的神经系统局灶体征是另一脑室囊肿的临床特征。囊虫诱发的颗粒性室管膜炎或脑室炎，也可造成梗阻性脑积水。

第四脑室囊虫除易产生持续性颅内压增高外，还可产生Brun综合征，该综合征是指于头突然运动诱发的发作性意识丧失、严重头痛、眼球震颤、共济失调、强迫头位、头前倾、颈强直、剧烈眩晕和呕吐，或伴有循环和呼吸障碍。Brun综合征产生的机制是由于漂浮的囊虫在头位改变时突然阻塞第四脑室出口所致。粘附于脑池各处，引起蛛网膜炎、增厚和粘连，故产生阻塞性脑积水和视交叉池的视神经麻痹、小脑脑桥角Ⅴ～Ⅷ脑神经麻痹、延髓和上颈部后组颅神经麻痹。

(3) 脑池和蛛网膜下腔型：囊虫寄生于蛛网膜下腔常造成邻近的血管、颅神经和软脑膜的炎性反应，从而产生血管炎、颅神经麻痹、脑膜炎和脑积水。脑膜炎特别是蛛网膜炎是宿主对囊虫抗原的连续性免疫反应。慢性蛛网膜炎是造成脑积水最常见的原因，脑膜纤维化是慢性蛛网膜炎的终期结果，也可造成脑积水。脑基底池囊虫生长集聚成葡萄状，葡萄状脑囊虫病是神经囊虫病中最险恶的一种。

(4) 脊髓型：罕见，多出现颈胸髓损害表现。

【诊断要点】

(一) 诊断

患者居住或曾在流行病区生活，或有食用不洁猪肉史。出现癫痫、脑膜炎或颅内压增高表现，皮下软组织囊包或粪便中发现虫卵者，应考虑该病的诊断。

(二) 实验室检查

1. 脑脊液检查　脑脊液分析多数正常；可有蛋白轻度升高，白细胞增高，以淋巴细胞为主，糖含量正常或轻度下降。若脑脊液糖含量明显减低多预示预后不良，常和脑积水并存。

2. 血清学检查　血和脑脊液中各种免疫学检验有助于诊断脑囊虫病。目前用于诊断囊虫的检验有数种：补体结合试验、乳胶凝集试验、间接血凝试验、酶联免疫吸附试验、单克隆抗体试验测定囊虫循环抗原等。血清学诊断的局限性很大，常有假阳性。免疫学检验在其他疾病也存在假阳性现象。

3. 神经影像学检查　脑囊虫分为活动期和不活动期，各自有不同的CT和MRI表现，对诊断很有价值。

(1) 脑实质型囊虫：

1) 囊泡期：CT表现为多发散在或单发的圆形低密度病灶，不强化，头节为小点状高密度（2～7mm)。囊虫直径为0.5～2cm，偶可见大的圆形低密度影，直径可达5～10cm。囊虫病灶的CT值为4～10Hu。MRI T_1WI成像囊虫表现为低信号，头节表现为和周围脑组织相同的等信号，不增强；T_2WI囊虫表现为高信号。

2）胶质样期：CT 囊虫呈低密度，周围脑组织呈轮状或环状增强。MRI T_1WI 呈低信号，T_2WI 囊虫表现为高信号，但要比脑脊液低。

3）肉芽结节期：CT 表现为弥散的低密度，其中含有一个可被增强的等密度的结节。该结节就是皱缩和变性的囊泡。MRI 的 T_1WI 结节表现为低信号到等信号，T_2WI 为等信号到高信号，能被增强。

4）钙化肉芽肿期：钙化的肉芽肿在 CT 上表现为点状高密度，多发或单发，直径介于 0.2～0.7cm，周围无水肿表现。MRI 对钙化不能很好地显示，可表现为信号缺失。

（2）蛛网膜下腔或脑池的脑囊虫：在 CT 上的典型表现是低密度，但因囊液的 CT 密度值和脑脊液相同，所以除非囊壁被造影剂增强，或是囊肿造成邻近脑组织异位外，很难在 CT 上见到囊虫。MRI 对发现脑池和蛛网膜下腔的囊虫要比 CT 敏感，T_1WI 对发现囊壁和高信号的囊液有其优越性，而 T_2WI 对发现蛛网膜炎和其周围的组织反应效果更好。

4. 脑电图　癫痫发作患者的脑电图可显示局灶性癫痫样波形如棘波和棘慢波，无特异性。

（三）诊断标准（表 2-5、6）

表 2-5　神经囊虫的诊断标准

标准的类别	标　准
绝对	1. 脑和脊髓活检经病理组织学证实为囊虫
	2. CT 或 MRI 确认囊性病变中有头节
	3. 眼底镜检查发现视网膜下的囊虫
主要	1. 病变的影像学表现高度提示为神经囊虫病（CT 或 MRI 表现为多发性无头节的囊性病变，增强病变或典型的脑实质内钙化病变）
	2. 血清 ELISA 发现抗囊虫抗体阳性（用纯化猪囊虫抗原作酶联免疫电转移吸收试验，enzyme-linked immunoelectrotransfer blot assay）
	3. 抗寄生虫药物治疗后颅内囊性病变消失（吡喹酮和阿苯达唑）
	4. 小的单个增强病变自发性消失（患者只表现为癫痫，神经系统检查正常，能排除其他病因，影像学表现为孤立的环状增强病灶，直径小于 20mm）
次要	1. 病变的影像学表现符合神经囊虫病（CT 或 MRI 表现为脑积水或软脑膜异常增强，以及脊髓造影发现造影柱中的充盈缺损）
	2. 临床表现提示为神经囊虫病（癫痫发作、颅内压增高、局限性神经功能缺损和痴呆）
	3. 脑脊液酶联免疫吸附试验（ELISA）发现抗囊虫抗体或囊虫抗原阳性
	4. 发现中枢神经系统以外的囊虫

续表

标准的类别	标准
流行病学	1. 家居生活有接触猪肉绦虫的证据
	2. 患者来自或居住在囊虫流行区
	3. 经常去过囊虫流行区

表 2-6 神经囊虫病诊断的可靠程度（certainty）

诊断的确定程度	标准
肯定诊断	1. 存有 1 个绝对标准
	2. 存有 2 个主要标准，加 1 个次要标准和 1 个流行病学标准
可能诊断	1. 存有 1 个主要标准，加 2 个次要标准
	2. 存有 1 个主要标准，加 1 个次要标准和 1 个流行病学标准
	3. 存有 3 个次要标准，加 1 个流行病学标准

注：影像学发现 2 种高度怀疑神经囊虫的病变（如脑积水和多发性囊性病变），可作为 2 个主要标准计算；分别 2 次抗体测定皆阳性时，诊断标准升一级

【治疗方案及原则】

（一）治疗原则

1. 神经囊虫病的处理和治疗必须按照囊虫寄生的解剖部位、囊虫的大小和数目、神经损伤的程度、囊虫的生活期，以及宿主的免疫反应强度等因素进行个体化治疗。

2. 具有颅内压增高的脑囊虫病患者，优先要处理的应是颅内压增高，然后再考虑其他处理，抗寄生虫药物治疗在有颅内压增高的情况下决不能作为首选治疗。

3. 脑实质内囊虫长期存活和生长是不常见的情况，若脑实质内囊虫仍继续存活和生长多是危及生命的，特别是囊虫多发时应积极处理，包括应用抗寄生虫药和手术切除。

4. 抗癫痫药的应用旨在控制癫痫发作，抗癫痫药的选用和使用原则和其他病因造成的继发性癫痫相同。癫痫发作频繁和发生癫痫持续状态的脑囊虫患者，一般不宜使用抗寄生虫药物治疗。当影像学检查证实囊虫消散时，抗癫痫药可减量或停用。

5. 在抗寄生虫药物中，经证实对神经囊虫有效的药物有吡喹酮和阿苯达唑。抗寄生虫药只对尚处于生活状态的囊虫有效，对已死亡的囊虫和变性的囊虫如钙化斑等无效。神经组织中的囊虫生活期一般为 2～5 年。抗寄生虫药的作用只是促进和加速脑囊虫的死亡过程。自发或抗寄生虫药诱发的脑囊虫急速死亡，因虫体蜕变和裂解产生的物质会引起宿主组织剧烈的炎性反应，导致患

者的症状急剧恶化，出现频繁的癫痫发作、颅内压增高。因此，应用抗寄生虫药物应住院并在严密观察下进行，应掌握好适应证（如脑实质内多发性囊虫和眼囊虫不宜积极应用抗寄生虫药），同时应用皮质激素、减轻脑水肿和降低颅内压的措施，以及抗癫痫药物有可能减轻抗寄生虫药的急性不良反应。

（二）常用的抗寄生虫药物

在抗寄生虫药物中，经证实对神经囊虫有效的药物有吡喹酮（praziquantel）和阿苯达唑（albendazole，丙硫咪唑）。治疗神经囊虫病使用的剂量和疗程尚无统一规范的指南，甚或对使用吡喹酮和阿苯达唑的治疗效果和利弊尚有争议。

1. 剂量和疗程　吡喹酮早期研究使用低剂量 5～10mg/(kg·d)，以后使用剂量高达 50～75mg/(kg·d) 亦耐受良好，此后多采用的剂量和疗程为 50mg/(kg·d)，分 3 次服用，疗程 15 天（2 周）。最近也有使用 1 周或 1 日疗程获得同样疗效的报道。阿苯达唑的常规剂量为 15mg/(kg·d)，疗程早期长达 1 个月，现多采用 15 天（2 周）疗程。阿苯达唑使用高剂量的经验不足。疗程结束后，间隔 3～6 个月视情况可再给予另一疗程。

吡喹酮 1 日疗程的实施方法是 25mg/kg 连服 3 次，间隔 2 小时，随后连续 3 天，每日肌内注射地塞米松（dexamethasone）8mg。1 周疗法是 15mg/(kg·d)，同时应用泼尼松（prednisone）1mg/(kg·d)。

2. 吡喹酮和阿苯达唑　治疗 2～5 天后常出现神经系统症状恶化，是因囊虫死亡引起局部炎症所致，应同时使用类固醇激素治疗。

（三）手术治疗

脑室内单个病灶可手术摘除，脑积水行脑脊液分流术缓解症状。

第九节　神经梅毒

【概述】

因梅毒苍白密螺旋体（treponema pallidum）侵及脑膜、脑或脊髓所致的神经病变，称为神经梅毒。

【临床表现】

由于梅毒螺旋体侵入脑和脊髓的部位、时间不同，表现为无症状性梅毒、脑膜血管梅毒和脑实质性梅毒三种类型。

（一）无症状性神经梅毒

指有感染史，梅毒血清反应和脑脊液检查均异常，但无临床症状者。这种类型的发病率约占全部梅毒病例的 30%。无症状性神经梅毒在感染后 2 年内脑脊液异常达高峰，然后有两个后果，一是发展成为有症状的神经梅毒，另一是感染逐渐好转，脑脊液恢复正常。

（二）脑膜血管梅毒

多半在原发感染后数月至数年发生。最常见的是在原发感染后1年内同时出现皮疹和脑膜症状。此期可有颅神经麻痹。脑膜感染可引起小血管炎、闭塞，局灶性神经体征。临床表现类似动脉硬化性脑卒中发作，突然起病，并逐步进展，出现偏瘫、交叉瘫或难以定位的多处损害。但发病前数周或数月常有头痛和人格改变。脑膜血管型梅毒，男性多于女性。脊膜血管型梅毒受累可出现横贯性脊髓炎表现。

（三）实质性梅毒

包括脑和脊髓实质梅毒。前者称为“麻痹性痴呆”，后者称为“脊髓痨”。罕有偏瘫、偏盲、视神经萎缩、动眼神经麻痹、腱反射消失、Babinski征阳性等局灶神经损害的证据。

脊髓痨患者表现为下肢电击样或刀割样闪痛、进展性共济失调、腱反射消失、深感觉障碍及二便失禁。

神经系统检查可见下肢膝和跟腱反射消失、音叉震动觉和关节位置觉受损以及瞳孔异常。此外，还可有肌肉无力、萎缩，肌张力低、视神经萎缩和视力丧失，颅神经麻痹以及Charcot关节营养性改变。

【诊断要点】

（一）病史和体检

1. 临床上有不洁性生活史。

2. 有神经系统脑膜或局灶性神经损害症状和体征，或有多处难以一个部位定位的病损。

（二）实验室检查

1. 脑脊液检查　脑脊液白细胞数在（2～3）$\times 10^8$/L（200～300/mm^3）之间，以淋巴细胞为主，蛋白增高，糖和氯化物正常。

2. 血清学检查

（1）非特异性（非苍白螺旋体）抗体试验：称为梅毒反应素（reagin）试验，反应素是心磷脂、卵磷脂和胆固醇的复合物。该复合物作为抗原是原始的补体结合试验、华康反应（Wassermann-Kolmer reaction）、性病研究试验（venereal disease research laboratory，VDRL）和快速血浆反应素试验（rapid plasma regain，RPR）的基础，但特异性差。

（2）特异性抗体试验：有密螺旋体抗体荧光吸收试验（fluorescent treponemal antibody absorption，FTA-ABS）和密螺旋体微血凝试验（microhemaglution assay for treponema pallidum，MHA-TP）。血浆 FTA-ABS 阳性对诊断梅毒的特异性极高，但其阳性不能诊断是否活动性梅毒。

另外，FTA-ABS 的敏感性极高，不能用于脑脊液检查，这是因为采取脑脊液时，不能避免的外伤导致极微量血污染脑脊液（1ml 脑脊液中有血 0.8μl），即可造成脑脊液假阳性反应。因此，计算 MHA 指数（major histocompatibity index）和 HMA-IgG 指数能校正此偏差。因 MHA 和 MHA-IgG 指数只代表中枢神经系统产生的抗钩端螺旋体抗体，对诊断神经梅毒有更高的特异性。

MHA 指数＝CSF 的 MHA 滴度×血清白蛋白（mg/dl）/CSF 白蛋白（mg/dl）×10^3。

MHA-IgG 指数＝［MHA-IgG 滴度（CSF）/总 IgG（CSF）］÷［MHA-IgG 滴度（血清）/总 IgG（血清）］。

总之，神经梅毒的实验室诊断依据：①血清 RPR 和血清 FTA-ABS 或 MHA-TP 阳性；②脑脊液 VDRL 试验阳性；③CSF 白细胞增高，伴有或不伴有蛋白增高；④MHA 指数≥100，MHA-IgG 指数≥3。

（三）影像学检查

头颅 CT 和 MRI 对脑膜梅毒可见脑膜增强效应，对脑膜血管梅毒可见皮质下或皮质梗死。

【治疗方案及原则】

脑膜血管梅毒应当积极治疗，常用药物为大剂量青霉素。水溶性青霉素 G，1200 万～2400 万 U/d，静脉给药，共用 2 周。或 240 万 U 水溶性青霉素肌内注射，每日 1 次，合并用丙磺舒（probenecid）口服，每日 2g，共 2 周。

青霉素过敏者可使用四环素或红霉素，皆为 500mg，口服，每日 4 次，连续服用 4 周，或强力霉素 100mg，每日 4 次，共 4 周。

青霉素治疗可出现皮疹或全身性过敏反应。大剂量青霉素治疗可出现 Jarisch-Herxheimer 反应。常发生在青霉素治疗后 1～2 小时。麻痹性痴呆和脊髓痨患者更常见。皮质类固醇激素的应用可预防该反应的发生。

治疗后应 3 个月查 1 次血清试验。在 6～12 个月后脑脊液检查仍异常，则需 2 年后再复查。如果 3 年后患者症状有改善，临床症状和体征无变化，脑脊液和血清试验正常，则神经系统检查和脑脊液检查可停止。

下列情况应再次治疗：①临床症状和体征恶化，而能排除其他原因所致者，特别是脑脊液白细胞增高持续不降低者；②在 6 个月后脑脊液白细胞计数仍不正常者；③血清或脑脊液 VDRL 试验不下降，或升高 4 倍，或首次治疗不满意的患者。

脑实质梅毒病者除作症状治疗外，亦应使用青霉素治疗。

第十节 艾滋病的神经系统表现

【概述】

获得性免疫缺陷综合征（acquired immunodeficiency syndrome，AIDS）简称为艾滋病（AIDS），其病原为逆转录病毒，称作人免疫缺陷病毒Ⅰ型（human immunodeficiency virus typeⅠ，HIV-1）。HIV-1通过其特异性侵犯并消耗CD4（T4辅助细胞，T4 helper）淋巴细胞破坏人的细胞免疫机制而致病。无临床症状称为HIV感染。当HIV感染造成疾病出现临床症状时称为AIDS。HIV感染直接造成的器官病损称为AIDS限定疾病（AIDS-defining illnesses）。由于免疫机制缺乏，继发造成的疾病有新生物和感染性疾病，与HIV感染有关的疾病称为AIDS相关疾病。

我国于1985年发现首例AIDS患者，至2002年卫生部报告经检查证实的已有HIV感染者30 736例，AIDS病患者1 594例。感染方式主要为异常性行为、静脉吸毒和母婴传染。AIDS患者66%为男性同性恋或双性恋，17%为异性恋加静脉吸毒者，4%的异性恋的性伴侣为AIDS患者，1%的患者曾输过血或用血制品来治疗血液病（如血友病）。

HIV感染患者至少60%有神经系统并发症，神经系统症状作为AIDS的首发症状约占10%～20%。HIV具有亲神经性和亲淋巴性特点。HIV表面的g P120和T4淋巴细胞表面的CD4受体相结合而使HIV进入T4淋巴细胞，这种激活的T4淋巴细胞能通过血脑屏障（BBB）。此外激活的巨噬细胞也能通过BBB，其表面上也有CD4受体，不过细胞不会被HIV感染杀死，所以就成为HIV在中枢神经系统（CNS）中的储存库。另一方面，HIV也可以直接侵犯CNS组织。现在已从AIDS患者的脑脊液、脑活检组织、脊髓和周围神经中分离出HIV。神经轴任何一个水平都会感染HIV。脑膜炎、亚急性脑病（进展性痴呆）、局灶性脑损害、视网膜病、颅神经和周围神经病、运动系统疾患、脊髓病和多发性肌炎。病理所见远较临床表现为多，可能是因为全身症状太突出而使CNS表现淡化之故。神经损害可以是HIV直接侵袭，或是继发性机会感染或肿物侵袭所致。

【临床表现】

（一）HIV相关神经系统疾病综合征

神经系统疾病可发生在HIV初次感染至血清转化到AIDS间的任何期间，甚或是AIDS的首发症状（痴呆和脊髓病）；神经系统任何部位皆可侵犯，包括多系统损害。神经系统疾病在感染早期可表现为暂时性，但在慢性感染期多表现为慢性进行性。

HIV 感染早期出现的神经系统疾病或综合征很多，其中以无菌性脑膜炎最多见。所有这些综合征的临床表现和非 HIV 感染所致的疾病无不同之处。典型的病程为自限性。脑脊液表现为淋巴细胞异常增多，可达 2×10^8/L（200/mm^3）和出现寡克隆带 IgG，有助于和感染后疾病鉴别。

HIV 感染本身直接造成的器官病损称为 AIDS 限定疾病（AIDS-defining illnesses），可出现下列表现：

1. 慢性或复发性脑脊液细胞增多　患者可出现脑膜炎的临床症状，但多数只有脑脊液细胞增高而无临床症状。脑脊液异常表现为淋巴细胞增高，可高达 2×10^8/L（200/mm^3）。慢性脑脊液淋巴细胞增高并不预示将会发生某种特殊的神经系统合并症。诊断时需排除继发性感染和肿瘤。

2. HIV-1 联合痴呆复合体或 AIDS 痴呆复合体（HADC 或 ADC）　慢性 HIV 感染造成的认知功能障碍可轻可重，轻度认知功能障碍只有靠神经心理试验检查方能发现，但患者的日常生活不受影响。另外，患者也常合并轻度运动障碍，一般表现为运动减慢。严重的 HIV 痴呆患者称为 HIV-1-伴随痴呆复合体（HIV-1-associated dementia complex，HADC），或称为 AIDS 痴呆复合体（AIDS dementia complex，ADC）。复合体（complex）是指行为、运动症状和体征的并存。其他名称还有亚急性脑炎、亚急性脑病或 HIV 脑炎等。AIDS 痴呆复合体隐袭起病。临床表现为进行性皮质下痴呆。早期症状包括无欲、社会交往退缩、性欲减退、思维缓慢、注意力不集中和遗忘。精神症状突出，常常成为 HIV 感染的第一临床表现。精神症状表现为精神病、抑郁或躁狂。运动症状包括运动缓慢、下肢无力和步态共济失调。另外还可有头痛、震颤、癫痫发作、帕金森综合征，以及额叶释放症状。疾病多进行性发展，疾病晚期患者发展为无动性缄默、不活动、卧床不起和尿失禁。

3. 卒中综合征　0.5%～8%的 HIV 患者发生脑血管疾病，尸检发现脑梗死的病例更多。卒中最易发生继发性感染或新生物。卒中综合征多为缺血性脑血管病，但 HIV-联合血小板减少或弓形虫病并发的卒中则为脑出血。

4. 癫痫发作　可发生于 HIV 感染的任何期间，发作形式可以是全身性或局限性。

5. 白质性脑病　可见于急性或慢性 HIV 感染。临床可表现为急性暴发型和致死性白质性脑炎；多灶性空泡性白质性脑病，表现为病情发展急速的痴呆；或难以与多发性硬化鉴别的复发-缓解型白质性脑病。这些综合征的病理机制不详。

6. 慢性进行性脊髓病（空泡性脊髓病）　其特征性临床表现为进行性痉挛

性截瘫、共济失调和尿失禁。

7. 周围和自主神经病 可发生在HIV感染但无其他症状的患者，特别是晚期患者。临床上表现形式多变，尚无固定特点。

8. 远端感觉运动周围神经病 是AIDS患者最常见的周围神经病，随疾病进展而发病率增高。临床症状包括疼痛、烧灼性感觉迟钝（burning dysethesia）、手套袜套型感觉减退、轻度肌肉萎缩和无力，以及踝反射消失等。

9. 疼痛综合征 疼痛有时可极严重。治疗困难。

10. 肌病 不常见。临床特征表现为近端肢体无力，轻度肌酸激酶增高和肌电图呈肌病表现。病理发现包括肌纤维变性，伴有或不伴有炎性细胞浸润。

（二）机会感染和新生物（opportunistic infections and neoplasma）

1. 机会感染的病原 造成机会感染以及新生物的病原种类繁多，包括病毒、细菌、寄生虫、真菌和新生物，而这些病原可累及中枢和周围神经系统的所有部位，从而出现多种临床表现和综合征，包括脑膜炎、弥散性脑病或脑炎、局限性脑综合征和癫痫、脑血管综合征、运动疾病、脊髓综合征、颅神经和周围神经疾病，以及肌炎等。

2. 机会感染的种类和肿瘤

（1）脑膜炎：可以是病毒性、真菌性、分枝杆菌性（MAI）或肿瘤性。隐球菌性脑膜炎很常见。HIV感染可引起无菌性脑膜炎，有时反复发生，有时伴发颅神经病。

（2）病毒性脑炎和其他病因的脑病：最常见的是巨细胞病毒脑炎，单纯疱疹脑炎和带状疱疹脑炎较少见。此外，鸟、胞内分枝杆菌（mycobacterium avium-intracellulare）复合体感染、弓形虫病和淋巴瘤也可造成弥散性脑病。在机会感染造成局灶性脑综合征的病因中，最常见的是弓形虫病、进行性多灶性白质脑病和脑脓肿。脑脓肿除常见的化脓菌外，还可见少见的菌属，如诺卡菌、李斯特菌等。

（3）神经梅毒：HIV和梅毒双重感染患者的临床过程不同于单纯梅毒感染者。如脑脊液VDRL试验偶可无反应，脑脊液由于先前HIV感染造成的异常，使得梅毒感染附加的脑脊液异常难以解释。

（4）结核性脑膜炎、非典型分枝杆菌脑感染和结核瘤：HIV感染患者有感染神经系统结核病的高度危险性。传统的抗结核药物一般有效。对非典型分枝杆菌可预防使用clarithromycin、biaxin或rifabutin、mycobutin，治疗采用多药合用。

（5）弓形虫病（toxoplamosis）：弓形虫病是AIDS患者颅内占位病变最常

见的原因。典型的临床表现是慢性进行性局限性神经系统体征和癫痫发作。一些患者的临床表现为亚急性脑病。

（6）进行性多灶性白质脑病（PML）：AIDS 患者 PML 的发病率在1.0%～5.3%。少胶质细胞的溶解酶病毒感染，造成脱髓鞘和进行性局灶性神经系统体征。PML 可作为 AIDS 的首发症状出现，此时的免疫缺损尚不甚严重。

（7）原发性 CNS 淋巴瘤：AIDS 患者的中枢神经系统受淋巴瘤累及有两种：一为全身的非 Hodgkin 淋巴瘤播散及软脑膜所致，一为原发性 CNS 淋巴瘤。其他肿瘤还有转移性 Kaposi 肉瘤，而原发性胶质瘤罕见。

（8）运动疾病：多是由于脑梗死和弓形虫病所致。运动障碍有肌阵挛、帕金森样震颤、强直、核上性眼肌麻痹、肌张力障碍、舞蹈病、半侧投掷症和节段性肌阵挛等，偶可见核上性眼肌麻痹、肌阵挛、帕金森综合征。

（9）脊髓感染：脊髓炎可以是 HSV、CMV、带状水痘（VZV）以及分枝杆菌、化脓菌和弓形虫病直接感染的结果。前角细胞损害可见于严重的 CMV 神经根病。淋巴瘤或浆细胞瘤可导致脊髓压迫症。

（10）颅神经病：常为反复发作的 HIV 脑膜炎的结果，其他感染如带状疱疹、CMV、隐球菌、分枝杆菌和软脑膜淋巴瘤也可参与其中。孤立的面神经麻痹有可能是急性 HIV 感染。

（11）感染性视网膜病和其他感染：感染性视网膜病多因弓形虫病、巨细胞病毒感染所致，白色念珠菌感染和球孢子菌感染也可造成视网膜病变。多发性神经根炎或马尾综合征见于巨细胞病毒感染。肌病和坏死性肌炎也有报道。

【诊断要点】

HIV 感染的神经系统疾病的诊断包括两方面：HIV 感染的诊断和神经系统病变的诊断。

（一）诊断

凡有低热、无力、不适、咽痛、关节痛、全身淋巴结肿大和腹泻等症状，如有不正常性交史、吸毒史或曾接受输血治疗者应疑为 HIV 感染。应耐心劝说和解释，打消顾虑和取得信任方能取得确切的感染史。HIV 感染的体征有：一般情况差、虚弱、消瘦、苍白、全身淋巴结肿大、肝脾可肿大或正常，有时伴胸水、腹水、心包积液等。

（二）实验室检查

1. 周围血象　常显示淋巴细胞减少。特别是 $CD4^+$ 阳性细胞数特异减少。血清 γ-球蛋白增高。

2. HIV 抗体　诊断 HIV 感染靠检查血清的 HIV 抗体，常用酶联免疫吸附试验（ELISA）作为筛选试验。

3. 脑脊液检查 可能正常，也可能属轻度异常，与 HIV 感染的严重性不相称。但培养阳性有助于真菌、分枝杆菌或淋巴瘤性脑膜炎的诊断。寡克隆区带常呈阳性结果。脑脊液中特异性 HIV 抗体曾被放射免疫法检出，然而病毒培养常为阴性，用免疫染色法有时可见阳性结果。

4. 脑电图 可发现弥漫性或局灶性异常，多为代谢性脑病的表现。肌电图检查对诊断周围神经病或肌病有帮助。

5. 头颅 CT 和 MRI 对诊断局灶性病变有帮助。如弓形虫病的深部脓肿和多发性脓肿作头颅 CT 可以确诊，还可看到占位效应。PML 在头颅上可见白质病变。头颅 CT 还可用于治疗效果的观察，如病灶范围缩小、占位效应消失等。MRI 较 CT 更为敏感，显示脓肿、白质病变等更清楚。

6. 脑活检 一般可在 CT 立体定向下操作，对脑组织的损害不重。神经活检对诊断 HIV 感染的周围神经病或肌病有用。

7. 脊髓病 如脑脊液蛋白高于 1000mg/L（100mg/dl）时，应作脊髓 MRI，以明确有无脊髓压迫症或其他病变的存在。

【治疗方案及原则】

HIV 感染患者可存活 10～20 年。但在存活期的任何时间都可发生全身和神经系统的继发性疾病，HIV 感染和多系统疾病共存，这就需要经常的多学科的观察、评价和协同治疗。

（一）神经系统疾病的治疗

神经系统 HIV 的诊断一旦确立，应立即转到传染病医院作专门的治疗：治疗 HIV 感染本身，治疗机会感染和肿瘤的继发疾病。

1. HIV 感染的抗逆转录病毒药物治疗 抗逆转录病毒药物强力联合治疗，使 AIDS 从死亡性疾病变为慢性疾病。常见的机会感染的发病率也因采取预防感染治疗而下降。抗逆转录病毒药物现已有三类 15 种被批准使用，正在开发和研制的药物还很多。目前临床上常用的有：

（1）核苷逆转录酶抑制剂（nucleoside reverse transcriptase inhibitor）：该类药物能结合 RNA 基因组的 DNA 转录，终止 DNA 的合成，从而阻断病毒复制。这类药包括齐多夫定（zidovudine）、去羟肌苷（didanosine）、扎西他滨（zalcitabine）、司坦夫定（stavudine）、拉米夫定（lamivudine）、阿巴卡韦（abacavir-ziagen）。

（2）非核苷逆转录酶抑制剂（nonnucleoside reverse transcriptase inhibitor）：包括奈韦拉平（nevirapine-vitamune）、地拉韦定（delavirdine mesylate）、依非韦伦（efavirenz-sustiva）。

（3）核苷酸逆转录酶抑制剂（nucleotide reverse transcriptase inhibitor）：

现只有类核苷逆转录酶抑制剂 adefovir dipivoxil。

（4）蛋白酶抑制剂（protease inhibitor）：包括 ritonavir-norvir、saquinavir mesylate-invirase、fortovase、硫酸茚地那韦（indinavir-crixivan）、nelfinavir-viracept、amprenavir。

齐多夫定（zidovudine，AZT）是常用的抗逆转录病毒药物，其有明显的阻断病毒复制作用。短程治疗表明 AZT 能抑制病毒复制，增强免疫功能，使继发性感染自发好转，从而使患者得以接受别的治疗。不良反应为骨髓抑制。但停药后 AIDS 症状又会复发。AZT 可进入血脑屏障，可能对 CNS 中的 HIV 有作用，对 HIV 脑病的初步报告令人鼓舞。

2. 继发性机会感染和恶性肿瘤的治疗　在治疗 HIV 感染的同时，加用针对不同机会感染和肿瘤的治疗手段，如磺胺嘧啶（sulfadiazine）和乙胺嘧啶（pyrimethamine）用于弓形虫病有效，但预防复发需长期治疗；阿昔洛韦（acyclovir）对单纯疱疹或带状疱疹有效。隐球菌感染可以用抗真菌药物治疗，但停药后易复发。梅毒应用青霉素治疗。放射治疗能短暂缓解原发性脑淋巴瘤和软脑膜淋巴瘤。

（二）预防

切断传染途径是预防 HIV 感染的根本。针对 AIDS 的传染途径有：①性接触；②血和体液的体外接种（包括输血）；③围生期，由母亲传给婴儿；④职业性接触。故应严禁嫖娼和不正常性生活。世界卫生组织提倡在性生活时用避孕套。严禁毒品生产、销售和流通是另一重要措施。鉴于血源性传播的可能性，对献血人员和血制品应严格检查 HIV 抗体，以保证血源的清洁。职业性接触感染的机会极小，但医务人员、化验人员和实验室研究人员也应按情况采取相应的保护措施；对收集标本和检查使用的器械应特殊标记和处理。

在医院内，AIDS 住院患者除有呼吸道感染如结核和严重的白细胞减少情况下，一般无须特殊隔离，护理和检查患者时亦无须戴防护口罩和手套。患者的排泄物和体液、废弃物以及手术标本要集中销毁，处置时应特别小心。采集血和尿等标本时，应戴手套。特别是感染的脑脊液和组织标本，采集和检查处理患者血、分泌物、排泄物和组织标本的人应戴防护手套。标本应特殊标明和处理。穿刺和注射针等尖锐器械接触患者后应特殊处理。医护和化验人员职业感染的几率很低。HIV 病毒极易灭活，常规高温消毒、70%酒精均可杀灭，不需要特殊的消毒措施。在手术室内，如有明显的空气传染的可能性，应戴护目镜或眼镜。

第十一节 散发性克-雅病

【概述】

克-雅病又称克罗伊茨费尔特-雅各布病（CJD），是人类最常见的Prion病，人类的CJD可分为散发性、遗传性和医源性三种。其中散发性CJD最多见，约占人类Prion病的85%。散发性CJD（sporadic creutzfeldt-jakob disease，sCJD）是世界范围的疾病，发病率皆为1/100万。CJD和羊瘙痒病无渊源关系。我国亦只有散发性病例的报道。故以下只介绍散发性CJD。

【临床表现】

1. 本病发生在25～78岁，平均58岁。男女均可罹患CJD。

2. 临床表现的分期 大致可分为以下3期：

（1）初期：主要表现为乏力、易疲劳、注意力不集中、失眠、焦虑和抑郁。时有头痛、头晕、判断障碍和行为异常等非特异性症状。

（2）中期：认知功能障碍变得突出，记忆障碍最早出现，且发展迅速，失语、失认、行为和人格改变等痴呆症状也随之出现。除痴呆外，常见的临床表现有锥体束征，包括四肢肌张力增高、腱反射亢进、Babinski征阳性等；以及锥体外系体征，包括震颤、肌僵直、运动减少等。另外，常见的还有视力障碍、小脑性共济失调、皮质盲、癫痫发作和下运动神经元损害如肌肉萎缩等。肌阵挛在传统上认为有诊断价值，但只见于2/3的患者。

（3）晚期：呈现尿失禁、无动性缄默或去皮质强直。多因褥疮或肺部感染等合并症死亡。CJD患者85%于发病后1年死亡。少数可于发病后3周以内或长至8年以上死亡。

3. 散发性CJD的临床变异型

（1）肌萎缩变异型（amyotrophic variant）：临床特征是出现下运动神经元瘫痪的表现。以肌萎缩和痴呆为突出的临床表现。

（2）Heidenhain变异型：特征的临床表现是皮质盲和视觉失认。国人亦有发现，多为老年患者（70岁）。

（3）Brownell和Oppenheimer变异型：临床表现为明显的共济失调，但痴呆不甚严重。

近年分子生物学研究发现散发性CJD至少有6种分子类型（表2-7）。而决定其临床和病理表现变异的主要因素是PrP基因（PRNP）129位点密码子的多态型（Met/Met，Val/Val，Met/Val）和PrP^{sc}理化特性的不同类型（Ⅰ型或Ⅱ型），二者的不同组合产生多种临床变异型。

表 2-7　sCJD 的分子分类

类型（phenotype）	PrP（Sc）类型	编码 129
典型性 classic	Ⅰ型	至少 1 个 methionine（蛋氨酸）
共济失调＋kuru 斑	Ⅱ型	缬氨酸纯合性（valine homozygosity）
共济失调＋kuru 斑	Ⅱ型	缬氨酸杂合性（valine heterozygosity）
丘脑型	Ⅱ型	蛋氨酸纯合性（methionine homozygosity）
痴呆＋皮层病理	Ⅱ型	蛋氨酸纯合性（methionine homozygosity）
进行性痴呆	Ⅰ型	缬氨酸纯合性（valine homozygosity）

注：70%为典型性，25%为共济失调型

【诊断要点】

（一）诊断

痴呆患者特别是中年发病和病情进展较快者应考虑到该病，进行实验室检查以肯定或排除 CJD。

（二）实验室检查

1. 脑脊液 14-3-4 蛋白检测　利用免疫学方法检测脑脊液中 14-3-3 脑蛋白，总敏感度为 96%，但该试验的特异性不高，任何急性大面积神经元病损的疾病该试验都会呈阳性，如常见的急性脑梗死和单纯疱疹脑炎等。

2. 脑电图　于疾病的不同时期，脑电图呈现不同的改变。本病初期表现为广泛存在不对称的非特异性慢波。后期可呈现特异性的周期性同步放电（periodic synchronous discharge，PSD）。表现为间歇性中至高波幅的尖慢波或棘慢波综合放电，间隔 0.6～2.0 秒。持续数秒至十数秒不等。PSD 的发现具有相当诊断价值。

3. CT、MRI 头部扫描　CT 和 MRI 于疾病后期可表现为脑萎缩，部分患者的 MRI T_2 加权像可表现为皮质和基底节高信号。

4. 依靠脑活检和鼻黏膜活检　常采用额叶皮质，可见灰质海绵状变性、神经细胞脱失、星形胶质细胞增生，免疫组化可发现 PrP^{sc}。最近发现散发性 CJD 患者嗅黏膜的神经上皮可查出 PrP^{sc}，这样鼻嗅黏膜活检可替代脑活检，用于患者生前获得确诊，将更易为患者和家属所接受。

（三）诊断标准

WHO 于 1996 年制订 CJD 的诊断标准，此后诊断手段增多，特别是 CSF14-3-3 分析，2001 年 Douglas 等对诊断标准又作了改良（如表 2-8）。

表 2-8 改良 sCJD 的诊断标准（Douglas，2001）

（一）确诊 CJD（definite CJD）
 1. 标准的神经病理证实和（或）
 2. 免疫细胞化学或 Western blot 证实存在异常 Prion 蛋白异构体
 3. 羊瘙痒病-联合小纤维（scrapie-associated fibrils）
（二）可能性 CJD（probable CJD）
 1. 进行性痴呆，至少符合下列 4 项临床表现中的 2 项：
  （1）肌阵挛
  （2）视觉或小脑体征
  （3）锥体束或锥体外系体征
  （4）无动性缄默（akinetic mutism）
 2. EEG 为周期性尖和慢波复合体（periodic sharp and slow wave complexes，PSWC）
 3. 脑脊液 14-3-3 试验阳性以及病程（至死亡）＜2 年
（三）可疑性 CJD（possible CJD）
 1. 进行性痴呆，临床表现要求如上
 2. EEG 无 PSWC
 3. 脑脊液未检测出 14-3-3 蛋白
 4. 病程＜2 年

（四）鉴别诊断

1. 与家族性 CJD 和医源性 CJD 的鉴别

（1）家族性 CJD（WHO 的 1998 年诊断标准）：

1）确诊或可能性 CJD，其第一代亲属中有确诊或可能 CJD 患者，和（或）

2）神经精神疾病，且有该家族性 CJD 病特有的基因突变。

（2）医源性 CJD（WHO 的 1998 年诊断标准）：

1）进行性小脑综合征，有使用人尸体来源的垂体激素的历史。

2）符合散发性 CJD 的诊断，且具有肯定的暴露感染的危险，例如曾有过神经外科手术使用硬膜移植的历史等。

2. 与其他神经变性病和系统疾病的鉴别

（1）神经变性疾病：Alzheimer 病，额颞叶痴呆，Lewy 小体痴呆，皮质基底节变性，进行性核上性麻痹，家族性肌阵挛痴呆和多系统变性。

（2）血管炎和中枢神经孤立性动脉炎。

（3）周围神经症状发病者或周围神经症状突出的变异型，应与各种病原的周围神经病鉴别。

（4）$VitB_{12}$缺乏，锂中毒和 Wilson 病。

【治疗方案及原则】

1. 目前无病因治疗方法，临床可采用的只有支持和症状性治疗。但实验室研究发现诸如抗疟疾药等某些药物有阻止疾病进展的功效，尚有待临床研究证实。

2. CJD 患者感染播散的预防

（1）一般情况下，CJD 患者无须特殊隔离。护理和检查患者时亦无须戴防护口罩和手套。

（2）采集血和尿等标本时应戴手套。特别是脑脊液因其感染度高，采集和检查处理时应戴双层防护手套。标本应特殊标明和处理。

（3）组织活检和尸检感染 CJD 的危险性，比血清学阳性的 B 型肝炎患者的感染危险性要小。操作时应戴安全手套和口罩。应穿一次性围裙或防护衣。

（4）手术包括腰椎穿刺、注射和活检的器械最好于使用后销毁。若需再次使用，必须另外特殊处理。比较实用和安全的方法是在 1N NaOH 或未稀释的浓次氯酸钠（40g/L）中浸泡 1 小时，然后再 134℃高压消毒 1 小时。不能用高压灭菌的物体，建议用 2N NaOH（80g/L）浸泡 60 分钟或用1N NaOH浸泡 2 小时。

（5）病理组织学检查用的组织块要薄，先在浓蚁酸中浸泡 1 小时，以后再在 4%甲醛中浸泡至少 48 小时。福尔马林固定的组织蜡块标本，在室温下保存数年仍有传染性，应加注意。

第三章　神经系统遗传及变性病

第一节　遗传性共济失调

【概述】

遗传性共济失调（hereditary ataxia，HA）是一组以小脑和其联系组织为主要病损部位的慢性进行性遗传病。临床上表现为自下肢开始的缓慢进展的共济失调。病理学上变性改变除主要累及小脑外，还累及脊髓后柱、锥体系、锥体外系、脑桥核、基底节或其他脑部位，并出现相应的症状和体征。而其他解剖部位的病损则不一定出现相应的症状和体征，病理改变和临床表现的不一致性是遗传性共济失调疾病的特点之一。另外，不同家族和同一家族的不同成员之间，其病理学改变和临床表现也不尽一致，是遗传性共济失调的另一特点。

【临床表现】

按照遗传方式，遗传性共济失调主要分为常染色体显性遗传和常染色体隐性遗传两个类型，前者又依临床表现分为脊髓小脑性共济失调（spinocerebrellar ataxia，SCA）及发作性共济失调两类疾病。

（一）常染色体显性遗传性共济失调

本组疾病的临床分类一向复杂且混乱，但因近十多年其亚型的基因位点逐渐被确定，以此为基础进行的分类现已成为国际上统一规范的命名和分类方法。对常染色体显性遗传性小脑共济失调（autosome dominant cerebellar ataxia，ADCA）按照各亚型基因位点被定位的先后排列，称为脊髓小脑性共济失调（spinocerebellar ataxia，SCA）1、2、3、4、5、…型。其中 SCA3 最常见，在我国占 SCA 的 48.23%。

本组疾病在发病机制的分子研究中发现有些共同特点，大多数为三核苷酸（或五核苷酸）重复序列动态突变遗传病，由于致病基因内三核苷酸重复序列拷贝数不稳定地异常扩增而致病，最常见的是 CAG 重复异常扩增，还有 CTA、CTC 等。利用 PCR 方法检测异常扩增的数目，是确诊各型 SCA 最准确有效的手段。在大多数患病家系中存在以下现象：①遗传早现（anticipation），CAG 重复数与发病年龄呈反比，一代比一代发病早（但 SCA6、

SCA12、SCA13、SCA16 遗传早现现象不明显）；②代间不稳定，CAG 重复数扩增有父系遗传倾向；③异常扩增的 CAG 重复序列有体细胞不稳定性，即染色体嵌合（somatic mosaicism，SM）现象。

各型 SCA 的主要诊断根据：①慢性进行性小脑性共济失调，合并其他神经系统症状对分型诊断有价值；②阳性遗传家族史；③基因诊断。大多数 SCA 在 MRI 显示小脑、脑干和脊髓轻度（少数为中度）萎缩，可与外伤、感染、血管病变、肿瘤以及副肿瘤综合征造成的小脑性共济失调相鉴别。进行 EMG、神经传导速度、脑干诱发电位等检查，有助于鉴别由其他原因如酒精中毒、农药中毒、重金属中毒和糖尿病所引起的共济失调。各型常染色体显性遗传的临床表现参见表 3-1。

表 3-1 各型常染色体显性 SCA 的基因位点和临床表现

病名	基因位点	基因及蛋白质	正常 CAG	异常 CAG	发病年龄（岁）	病程（年）	除小脑性共济失调以外的其他临床表现或特点
SCA1	6p23	Ataxin-1	6～44	39～82	20～50（4～70 岁）	10～30	吞咽困难，核上性眼肌麻痹，深感觉消失，腱反射亢进，括约肌障碍，部分可有视神经萎缩、痴呆、精神障碍
SCA2	12q24.1	Ataxin-2	14～31	36～63	10～60	10	发病早期出现周围神经病，腱反射减弱或消失，迟发性慢眼动，肌阵挛及动作性阵颤
SCA3/MJD*	14q24.3-31	SCA3/MJD MJD1 Ataxin-3	12～41	62～84	10～70（平均 40 岁）	9～12	痉挛性蹒跚步态，眼快动扫视消失，水平性眼震，面舌肌束震颤，四肢与躯干肌张力增高，肌萎缩无力，突眼，眼睑后缩，眼肌麻痹
SCA4	16q22				40～50	10	显著的轴性感觉神经病，反射消失，基本正常的眼球运动，伸性足底反射及锥体束征
SCA5	11p11-q11				15～50（平均 33 岁）		眼震，面肌颤搐，水平注视麻痹
SCA6	19p13	CACNA1A	4～18	21～33	40～50		眼震，轻度的震动觉及本体感觉缺失，病情轻，进展缓慢

续表

病名	基因位点	基因及蛋白质	正常 CAG	异常 CAG	发病年龄（岁）	病程（年）	除小脑性共济失调以外的其他临床表现或特点
SCA7	3p12-13 3p14-21.1	Ataxin-7	7～17	38～130	出生1个月～76岁		以进行性视网膜色素变性为特征，包括视觉丧失、痴呆、听力减退、幻听、严重的肌张力减低
SCA8	13q21		CTA/CTG 16～92	CTA/CTG 110～130	出生～73岁	40～60	强直性痉挛性构音障碍，眼震，肢体强直，振动觉减退
DRP-LA**	12p12.3-13.1	DRPLA 蛋白	6～36	49～84	<20		进行性痴呆，舞蹈样手足徐动，肌阵挛癫痫，肌张力障碍，MRI 提示有脑白质营养不良
SCA10	22q13qter	Ataxin-10	AT-TCT*** 10～22	ATTCT 1000～4500	10～40		单纯小脑性共济失调，部分伴有抽搐发作
SCA11	15q14-21				15～43		轻度反射亢进，部分患者有垂直性眼震，预后良好
SCA12	5q31-33	PPP2R2B 蛋白磷酸酯酶 PP2A 亚单位	7～30	66～78	8～55（平均 40岁）		上肢末端震颤，十余年后发展成头部震颤、反射亢进、运动减少、眼球运动异常，后期出现痴呆
SCA13	19q13.3-13.4				儿童		运动及认知发育延迟，超过 50 岁的患者有吞咽困难、尿急、运动迟缓
SCA14	19q13.4-qter	蛋白激酶 Cγ 基因（PRKCγ）？			10～59		首发症状为颈部间断性不规则的 5～7Hz 震颤，伴或不伴轴性肌阵挛，紧张或运动时加重，放松时消失。其他神经症状包括弱的注视性眼震、眼慢动扫视、腱反射减弱、肌张力降低。MRI 提示中度小脑萎缩，大脑与脑干正常

续表

病名	基因位点	基因及蛋白质	正常 CAG	异常 CAG	发病年龄（岁）	病程（年）	除小脑性共济失调以外的其他临床表现或特点
SCA15	3p24.2-3pter				儿童~成人	10	轻微的锥体或锥体外系损害、书写困难、转身及眼球运动困难等，部分患者有眼球突出和注视诱发的眼震
SCA16	8q22.1-24.1				20~66		头部及手震颤，转身困难，水平眼震及眼球平滑追踪受损
SCA17	6q27	TATA box-binding	CAG/CAA 29~42	CAG/CAA 47~55	婴儿期~70（30岁）	10	痴呆，帕金森综合征，反射亢进，运动减少，眼球运动正常，吞咽困难，MRI 提示大脑与小脑皮质萎缩
SCA18	7q31						感觉性神经病伴肌肉萎缩
SCA19	1p21-q21				20~45		认知功能障碍，肌阵挛，姿位性无节律性震颤
SCA20	11（与 SCA5 位点接近）				19~64		软腭震颤，言语障碍
SCA21	7p21.3-15.1				6~30		震颤，反射减退，运动不能，僵直以及轻度认知损害
SCA22	1p21-23				10~46		构音障碍，腱反射减退
SCA23	20p13-12.3				43~56 进展缓慢		眼慢动扫视，下肢振动觉减退，反射亢进，锥体束征
SCA25					17~39		感觉神经病，严重小脑萎缩

注：* MJD：Machado-Joseph 病；** DRPLA（entatorubral pallidolysian atrophy）：齿状核-红核-苍白球-丘脑底核萎缩；*** ATTCT 为目前发现的动态突变中多核苷酸重复单元最长的一种：

①Harding 分类（1983）的关系：ADCA Ⅰ型包括 SCA 1、2、3、4、8、12；ADCA Ⅱ型包括 SCA 7；ADCA Ⅲ型包括 SCA 5、6、10、11、14、16；

②视网膜色素变性只见于 SCA 7 型，且为特征并多为首发症状；

③讷吃仅在 SCA 4、DRPLA 未见，其他各型均有

MJD 与 SCA 3 的基因位点及蛋白相同，故称为 MJD/SCA 3，我国较多见。患者主要是步态和肢体共济失调，讷吃和进行性眼肌麻痹；和发病年龄有关

的临床表现包括：锥体束征，肌紧张不全，肌强直，肌萎缩，面和舌肌肌束震颤，眼睑后缩和突眼。按照不同的临床表现又将MJD分成不同的亚型（见表3-2）。

表3-2 MJD亚型的临床表现

MJD亚型	发病年龄（岁）	病情进展	突出体征
Ⅰ型	青少年（24）	快速	锥体束和锥体外系体征，无力，共济失调
Ⅱ型	中年（30～50）	中等	共济失调
Ⅲ型	成年（47～70）	缓慢	周围神经体征，无力和肌萎缩，共济失调
Ⅳ型	成年		帕金森综合征和周围神经病

（二）发作性或阵发性共济失调（episodic or paroxysmal ataxia，EA）

发作性共济失调一词只指非代谢性疾病而言，即那些以发作性小脑功能障碍为主要临床表现，发作间隙期无或只有极轻微的固定性或进行性神经系统功能障碍。常见的发作性共济失调有3个亚型，详见表3-3。

表3-3 发作性共济失调（EA）各型的基因位点和临床表现

类型	遗传型	基因	基因及蛋白	发病年龄（岁）	临床表现	诱发因素	发作频率；持续时间	发作间隙期	乙酰唑胺
EA-1肌纤维抽搐型	AD	12p13	电压门控钾离子通道（KCNA1）	2～15	先兆：失重感或无力。随后：共济失调，讷吃，震颤，面肌纤维抽搐	惊吓，运动，锻炼，兴奋，疲劳	多达15次/日，一般1次/日；持续数秒至几分钟，一般2～10分钟	肌纤维抽搐，跟腱短，伴阵发性运动诱发性运动障碍	一些家族有效。抗癫痫药也有效
EA-2前庭型	AD	19p13	电压依赖性钙通道（CACNA1A），与家族性偏瘫型偏头痛交叉	0～40一般5～15	共济失调，眩晕，眼震，讷吃，头痛，眼睑下垂，眼肌麻痹，小脑蚓部萎缩	紧张，酒精，疲乏，运动，咖啡	每日至2个月；持续5分钟至几周，一般几小时	眼震，轻度共济失调；偶见：讷吃和进行性小脑功能障碍	很有效
眼型	AD			2～50	共济失调，复视，眩晕，恶心	头位突然改变	每日到1年；持续几分钟到几小时	症状逐渐变为持续	无效

（三）常染色体隐性遗传性共济失调［以少年脊髓型遗传共济失调（Friedreich ataxia）为例］

本病在亚洲及我国均不多见。为常染色体隐性遗传病，基因定位于9q13～

21.1，大多数患者X25具有1号内含子中不稳定的（GAA）三核苷酸动态扩增。主要病变在脊髓后索、脊髓小脑束和锥体束（表3-4）。多在20岁前发病，首发症状多为走路不稳，步态蹒跚，易跌倒，奔跑困难，站立时身体摇晃，可逐渐出现双手笨拙，讲话含糊不清，眩晕。约30%以下有智能障碍。检查可见闭目难立征阳性，下肢深感觉消失，跟膝反射消失，晚期出现Babinski征。本病尚有下列特征：

表3-4 常染色体隐性遗传性共济失调的基因位点和临床表现

病名	基因位点	基因及蛋白质	正常CAG	异常CAG	发病年龄（岁）	除小脑性共济失调以外的其他临床表现或特点
Friedreich共济失调	9q	X25，Frataxin	GAA<42	GAA≥65～1700	13（婴儿～50）	位置觉丧失，下肢腱反射消失，Babinski征阳性，心肌病，脊柱侧弯
共济失调伴单一性维生素E缺乏症（AVED）	8q13.1-13.3	α-生育酚转运蛋白			儿童～成年	Friedreich样表现，血清维生素E低于5μg/ml
共济失调毛细血管扩张症（AT）	11q22-23	ATM蛋白（激酶）			儿童	毛细血管扩张，免疫缺乏，α-胎蛋白增高。本病的杂合子有患恶性肿瘤的倾向，患有恶性肿瘤的杂合子作放疗时必须减少剂量

1. 2/3的患者伴有骨骼畸形，如脊柱侧弯、弓形足。

2. 几乎所有的患者均发生肥厚型心肌病，可有心绞痛发作、充血性心功能不全，少数可因心律失常而猝死。晚期可因继发性心力衰竭死亡。

此外，10%～19%的患者伴发糖尿病，还可有白内障、视神经萎缩、眼球震颤、肌萎缩、听力下降、出汗异常、排尿困难或阳痿。

本病尚有下列两种不典型型：①迟发型Friedreich共济失调（late onset Friedreich ataxia，LOFA）：30岁左右或其后起病，病程进展慢，病情较轻，心脏受累也较轻，少见骨骼畸形。②腱反射存在的Friedreich共济失调（Friedreich ataxia with retained reflex，FARR）：15岁前起病，膝踝反射存在，早期出现肥厚型心肌病，死亡率较高。

【诊断要点】

（一）诊断

遗传性共济失调的诊断主要根据其症状体征，即缓慢起病的进行性、对称性共济失调，有遗传家族史。以共济失调为主征，合并不同的神经系统症状以及神经系统以外症状，是诊断不同类型疾病的主要依据。除临床症状外，一些实验室检查有助于诊断和排除诊断，如头颅MRI、CT、诱发电位、肌电图、脑电图等，MRI除常规检查脑部以外，如为脊髓型应检测脊髓。根据不同的伴随症状可采用一些特殊检查，如AFP检测、血乳酸检测、染色体检查、肌活检（破碎红纤维）、糖耐量、甲状腺素测定等。遗传性共济失调的确诊和分型的唯一手段是基因诊断。

（二）鉴别诊断

遗传性共济失调的诊断需排除其他以小脑性共济失调为主要症状的疾病，如多发性硬化、多系统萎缩、Dandy-Walke综合征、Arnold-Chiari先天畸形等。获得性共济失调的病因有外伤、感染、血管性肿瘤、小脑变性，代谢性障碍如低血钠、甲状腺功能低下。慢性中毒如抗癫痫药物及其他理化因素。

【治疗方案及原则】

对遗传性共济失调，除发作性共济失调的部分患者以外，至今无有效的治疗方法。临床上常用的对症治疗药物有：毒扁豆碱、石杉碱甲、胞二磷胆碱、巴洛芬、氯硝西泮、左旋多巴、安坦、妙钠（myodal）、丁螺环酮等。辅以康复、理疗及心理治疗。如合并神经系统以外的严重疾病（或潜在性），如心肌损害、糖尿病等应积极防治。另外，发作性共济失调Ⅰ型（EA-Ⅰ）某些家族对乙酰唑胺或抗癫痫药有效；EA-Ⅱ则很有效；眼型无效。

第二节 少年脊髓型遗传性共济失调

【概述】

弗里德赖希共济失调（Friedreich ataxia，FRDA）由Friedreich于1863年首次报告，是西方国家常见的遗传性共济失调，在亚洲及我国均不多见。本病为常染色体隐性遗传病，基因定位于9q13～21.1，主要病变在脊髓后索、脊髓小脑束和锥体束。

【临床表现】

（一）一般情况

发病年龄多在2～25岁，少数30岁，平均13岁，男女患病数大致相等。

（二）临床症状

1. 神经系统 起病潜隐，发展缓慢。首发症状多为走路不稳，步态蹒跚，易跌倒，奔跑困难，站立时身体摇晃，可逐渐出现双手笨拙，讲话含糊不清，经常性眩晕。约0～30%有智能障碍。可因下肢血管运动神经受损出现肢端出汗异常，或迷走神经受损出现吞咽困难、呼吸异常、唾液分泌异常、排尿困难或阳痿。

2. 骨骼 多数伴有骨骼畸形，是本病的特征之一，常见驼背、足畸形等。

3. 心脏 心肌损害是本病的重要症状，主要表现为心慌、气促、下肢浮肿、心绞痛发作、充血性心功能不全，少数可因心律失常而猝死，晚期因继发心力衰竭而死亡。

4. 内分泌 10%～19%的患者伴发糖尿病。

5. 其他 常有白内障、蓝巩膜、听力下降。

（三）体格检查

1. 神经系统 双下肢共济失调体征较上肢明显，主要表现为阔基底步态，闭目难立征阳性，双上肢可有指鼻不准、轮替笨拙、意向性震颤。四肢肌张力降低，远端肌力低于近端，晚期可有肌肉萎缩。膝踝反射消失，并有下肢的位置觉和振动觉消失，晚期由于锥体束受损可出现病理反射。约1/3有眼球震颤，少数有视神经萎缩和神经性耳聋。大多有构音障碍，甚至出现痉挛性言语中断。

2. 其他系统 心脏体征有心脏杂音、心律不齐、房颤以及心力衰竭等，骨骼畸形有弓形足、脊柱侧弯或后凸等。

（四）辅助检查

可有血糖升高，约40%～50%的患者糖耐量试验不正常。葡萄糖负荷试验后血丙酮酸水平高于正常，乳酸/丙酮酸低于正常，血中丙酮酸脱氢酶活性降低。脑脊液可有轻度蛋白升高。检测血维生素E浓度，有助于鉴别伴有维生素E缺乏的共济失调。

心电图出现QT间期延长、T波倒置、心律失常、心肌缺血等表现，超声心动图和心导管检查显示肥厚型、梗阻型心肌病改变。肌电图出现感觉传导速度减慢。

CT或MRI可见脊髓变细、萎缩，小脑和脑干也可有不同程度的萎缩。

肌肉活检可见非特异性神经性损害，神经活检可见大径纤维脱髓鞘和轴索断裂。

除上述典型的Friedreich共济失调外，尚有3种不典型的Friedreich共济失调：①晚发型Friedreich共济失调（late onset Friedreich ataxia，LOFA），30岁左右或其后起病，病程进展慢，病情较轻，心脏受累也较轻，少见骨骼畸形。②腱反射存在的 Friedreich 共济失调（Friedreich ataxia with retained reflex，FARR）：15 岁前起病，膝踝反射存在，早期出现肥厚型心肌病，病死率较高。③伴维生素 E 缺乏的共济失调（ataxia with isolated vitamin E deficiency，AVED）：具有典型的 Friedreich 共济失调临床表现，同时伴有维生素 E 缺乏，多由于严重的肥厚型、梗阻型心肌病并发心衰而死亡。服用大量维生素 E 可缓解症状，延长病程。

【诊断要点】

1. 青少年期起病，进展缓慢。

2. 下肢明显的共济失调症状和体征，伴有膝踝反射消失、Babinski 征阳性和深感觉障碍。

3. 常有骨骼畸形（弓形足，脊柱侧弯或后凸）、心脏病变，部分伴有糖尿病。可有白内障、蓝巩膜、听力下降。

4. 心电图和超声心动图异常改变，血糖升高或糖耐量试验异常，肌电图示神经感觉传导速度减慢，CT 或 MRI 示脊髓变细。

5. 应与遗传性痉挛性共济失调及各种不典型的 Friedreich 共济失调相鉴别。

6. 属常染色体隐性遗传，可有阳性家族史。

7. 基因诊断，检测 9q13～21.1 内 CAA 重复扩增突变有助于确诊。

【治疗方案及原则】

参考遗传性痉挛性共济失调的治疗方案，同时要注意糖尿病、心脏疾患的治疗，骨骼畸形严重者可行整形手术。

第三节 腓骨肌萎缩症

【概述】

腓骨肌萎缩症（peroneal muscular atrophy）又称 Charcot-Marie-Tooth（CMT）病，为最常见的遗传性周围神经系统疾病。由于运动及感觉神经均可受累，故也归属于遗传性运动感觉神经病（hereditary motor and sensory neuropathy，HMSN）的范畴。根据遗传基因的病理及电生理的不同，又分为 CMT Ⅰ型（即 HMSN Ⅰ型）和 CMT Ⅱ型（即 HMSN Ⅱ型）。而 Dejerine-Sottas 病（HMSN Ⅲ）及 Roussy-Levy（HMSN Ⅰ）根据最新分类亦归于 CMT 病。其遗传方式为常染色体显性（AD）、常染色体隐性（AR）及 X-连锁遗传方式。国内至 1998 年底已有 600 多例报道，为遗传性周围神经病报告最多的疾病，临床上以青少年、少数为婴儿起病，表现为下肢远端肌无力、萎缩，运动神经传导速度减慢伴轻度感觉障碍为特征。

【临床表现】

（一）CMTⅠ型

为经典的腓骨肌萎缩症，也是最常见的临床类型，系一脱髓鞘周围神经病，电生理特征为传导速度减慢，组织学表现为脱髓鞘和髓鞘再生，遗传学为常染色体显性遗传。

起病隐袭，男性多见，多在10～20岁，亦可在10岁以前或30岁以上。本病常自双下肢远端起病，表现为肌无力、肌萎缩，跑跳、快速转身困难。下肢伸肌受累在先，最初为胫前肌、伸趾长肌，继而腓肠肌、比目鱼肌、下肢近端肌肉。但肌萎缩一般不超过大腿的下1/3，因而形成"倒置酒瓶"或"仙鹤腿样"下肢外观。随着病情的进展，双上肢逐渐由远端向近端进展，出现肌无力、肌萎缩，一般发展至肘部为止。面颈部很少受累。

检查可见上述受累肌肉萎缩，下肢肌张力、反射减低或消失，足下垂、弓形足，行走时为跨阈步态。部分患者可有感觉障碍，但较运动障碍为轻，表现为下肢为主的末梢型深、浅感觉障碍，亦可合并肢体发凉、少汗等。少数患者可有耳聋、共济失调、眼震、视神经萎缩等。

电生理检查运动神经传导速度减慢，国外多数研究报道Ⅰ型运动神经传导速度低于25m/s，或低于正常值的50%，感觉传导速度亦有减慢。此与病理上广泛的周围神经节段性脱髓鞘，及反复髓鞘再生而形成的"洋葱头"样改变有关。肌电图检查可有神经源性损害。体感诱发电位可有中枢性传导障碍。个别患者尚可有视觉及脑干听觉诱发电位异常。

（二）CMTⅡ型（HMSNⅡ）

与CMTⅠ型相仿，包括感觉丧失，多为显性遗传。本型特点为：①起病较晚；②周围神经不粗大；③踝部屈肌力弱明显，因此步态异常，不能静止站立，需活动双脚以保持平衡；④神经传导速度正常或偏低，但波幅下降。此与神经轴索脱失继发轻度脱髓鞘的病理改变有关，故认为是神经源性的。

（三）Roussy-Levy综合征（HMSNⅠ型）

儿童期起病多见，少数可在中年，男女发病相近。表现为行走及站立不稳，走路慢、摇晃，蹒跚步态，双手小肌肉轻度萎缩笨拙，有意向性或位置性震颤，此种震颤常于入睡后消失。下肢反射减弱或消失。多数患者有弓形足，脊柱侧曲。

（四）Dejerine-Sottas病（DSS，HMSNⅢ型）

是最严重的类型，婴儿期起病，走路晚。2～4岁始开始走路，不能跑跳，上肢亦可受累。四肢均以远端明显，手不能做精细动作，腱反射减弱至消失。

四肢远端感觉障碍，以深感觉障碍为主。表现为感觉性共济失调，偶可见瞳孔小，光反射差，眼震，脊柱异常。电生理检查运动、感觉神经传导速度减慢极明显。肌电图可有神经源性改变。其病理改变较 HMSNⅠ型更为明显的“洋葱头”样髓鞘增生改变。部分患者可触及粗大的神经。

【诊断要点】

（一）诊断

1. 少年期起病，缓慢进展病程。

2. 对称性下肢肌肉萎缩、力弱，远端明显，肌萎缩分布特点，如 CMTⅠ型可有“仙鹤腿样”改变，弓形足。

3. 部分患者可有周围神经粗大。

4. 电生理改变　根据神经传导速度可区分 CMTⅠ型和 CMTⅡ型。

5. 神经活检可区分节段性脱髓鞘及再生。“洋葱头”样改变及程度，可区别轴索改变。

6. 阳性家族史。

（二）鉴别诊断

1. 进行性脊肌萎缩症　起病年龄较晚。首先累及双侧手肌，后可延及双侧前臂、上臂，下肢伴有肌束震颤，四肢反射减低或消失，可累及延髓而出现吞咽、发音困难、舌肌萎缩等延髓性麻痹症状。肌电图表现为广泛的神经源性损害，无弓形足等体征。

2. 植烷酸贮积病（hypertrophic neuropathy，associated with phytanic acid excess，HMSN Ⅳ）　或称 Refsum 病，为一少见的常染色体隐性遗传病。起病隐袭，多在儿童期起病，临床主要表现为夜盲、视网膜色素变性、视神经萎缩、白内障、瞳孔小、对光反应差。神经系统为慢性进行性周围神经病，以下肢远端萎缩、力弱明显，伴有以深感觉为主、下肢远端为重的感觉障碍。检查时腱反射减低或消失，小脑体征及共济失调，偶有听力障碍。脑脊液检查蛋白增高，电生理检查运动及感觉传导速度减慢。此外患者可有心脏扩大，传导阻滞，心肌病，心律失常可猝死，少数可有皮肤、骨骼变化。

根据临床夜盲、视网膜病变、周围神经病、共济失调、心脏改变、脑脊液中蛋白增高，以及血中植烷酸增高可诊断本病。特别是植烷酸增高。

治疗：饮食控制为主，禁用牛奶、黄油、奶酪、绿色蔬菜、巧克力等。

3. 散发病例若为儿童或少年发病，诊断容易；若于成年发病则与 CIDP 鉴别困难，但 CIDP 的脑脊液蛋白增高和对皮质类固醇激素治疗反应良好。

【治疗方案及原则】

无特殊治疗。仅为对症及康复治疗，足部畸形可穿特殊鞋以便矫正。

药物可使用维生素类和神经营养药。本病预后较好，不影响寿命。病废程度因人而异，但一般不重。

第四节　多系统萎缩

【概述】

多系统萎缩（multiple system atrophy，MSA）是一组成年期发病、散发性神经变性疾病，临床表现为进行性小脑性共济失调、自主神经系统功能不全和帕金森综合征等症状，病因不详。按照上述三组症状出现的先后和不同组合，MSA可分类为几组临床亚型，每个亚型过去曾被认为是独立病种，有各自不同的传统命名（见表3-5）。

MSA的确诊靠病理组织学证实，病理学标志是在神经胶质细胞浆内发现嗜酸性包涵体，其他特征性病理发现还有小脑Purkinje细胞丧失和壳核胶质细胞增生和神经元丧失。病变主要累及纹状体-黑质系统、橄榄-脑桥-小脑系统和脊髓的中间内、外侧细胞柱和Onuf核。MSA包涵体的核心成分为α-突触蛋白（α-synuclein），因此，MSA和帕金森病、Lewy体痴呆、Down综合征、Hallervoden-Spatz病一起分类为突触蛋白病（synucleinopathies）。

表3-5　MSA亚型

临床亚型	废弃的传统名称
帕金森综合征（MSA-P） (Parkinsonism)	纹状体黑质变性 (striatonigral degeneration)
自主神经功能不全（MSA-A） (autonomic dysfunction)	Shy-Drager综合征 (Shy-Drager syndrome)
小脑性共济失调（MSA-C） (ataxia)	散发性橄榄脑桥小脑萎缩 (sporadic oliverpontocerebellar atrophy)

【临床表现】

成年期发病，平均发病年龄为54.2岁（范围介于31～78岁），缓慢起病，逐渐进展。首发症状多为帕金森综合征、共济失调和自主神经功能不全，少数患者也有以肌萎缩起病的。不论以何种神经系统的症状群起病，当疾病进一步进展都会出现两个或几个多系统的神经症状群，包括帕金森综合征、共济失调和自主神经功能不全和锥体束征。疾病发展至神经系统的“多系统”症状出现后，仍以首发症状为主要表现。临床上据首发和主要症状，可将多数患者分成不同的临床亚型。从首发症状进展到合并运动障碍（锥体系、锥体外系和小脑性运动障碍）和自主神经系统功能不全的平均时间为2年（1～10年）；从发病到需协助行走、需轮椅、卧床不起和死亡的平均间隔时间各自为3、5、8和9年。主要症状有：

（一）帕金森综合征（Parkinsonism）

是MSA-P亚型的首发和突出症状，过去称作纹状体黑质变性（striatonigral degeneration）。帕金森综合征也是其他亚型的常见症状之一。MSA的帕金森综合征的特点是主要表现为肌僵直和运动缓慢，而震颤罕见，双侧同时受累，但可轻重不同，以及对左旋-多巴（L-Dopa）治疗反应不佳，且易出现异动症（dyskinesias）等不良反应。若长期对L-Dopa治疗反应良好，应考虑为帕金森病附加自主神经功能不全症。

（二）小脑性共济失调

是MSA-C亚型的首发和突出症状，过去该型被称作散发性橄榄脑桥小脑萎缩（sporadic oliverpontocerebellar atrophy，sOPCA），过去曾和遗传性橄榄脑桥小脑萎缩分类为同一组病种，现遗传性橄榄脑桥小脑萎缩已分类为遗传性脊髓小脑共济失调-1型（SCA-1）。小脑性共济失调也是其他MSA亚型的常见症状之一。临床表现为进行性步态和肢体共济失调，从下肢开始和突出。检查可发现下肢受累较重的小脑病损体征。当合并皮质脊髓束和锥体外系症状时常掩盖和干扰小脑体征的发现。

成人后期发病的原发性小脑共济失调，于14年内1/3的患者进展为MSA，1/4的患者于5年内进展为MSA。进展至MSA后，平均于5年内死亡（从发病至死亡平均为7.7年）。而不发展至MSA（不出现自主神经系统症状和帕金森综合征）的散发性原发性进行性小脑病的患者，存活期可长达20.7年。说明非小脑症状附加到原发性小脑性共济失调（散发性，成人后期发病），预示患者的预后不良，也说明散发性橄榄脑桥小脑萎缩有更多的临床表现型。

（三）自主神经功能不全（MSA-A）

自主神经功能不全的临床症状是MSA-A亚型的首发和突出症状，过去将伴有体位性低血压的MSA称作Shy-Drager综合征，自主神经功能不全也是其他亚型最常见的症状之一。

1. 自主神经系统病损的临床表现多种多样：①在交感神经功能障碍中，因肾上腺能不足造成的最常见的临床表现有体位性低血压、射精不能，以位置性低血压为主要症状者过去称为Shy-Drager综合征；因胆碱能不足的常见临床症状有无汗。②副交感神经功能障碍的临床表现有固定心率、尿潴留、尿失禁、便秘和阳痿等。

2. 因自主神经功能的病损在神经系统，但功能不全症状出现在非神经系统，故患者多首诊心脏、呼吸和泌尿等专科。各系统常见的临床表现有：①心血管系统：体位置低血压；②汗腺分泌（皮肤科）：无汗和热不能耐受；③胃肠道：便秘、偶可腹泻、吞咽困难；④泌尿系：夜尿增多、尿频、尿急、尿失禁和尿潴留；⑤生殖系：阳痿和射精不能；⑥眼科：瞳孔大小不等和 Horner 综合征（两侧时难以辨认）；⑦呼吸系：喘鸣、吸气喘鸣、呼吸暂停和呼吸困难，严重时需气管切开。

3. 体位性低血压是最受到关注的症状，但不是 MSA 必须有的症状。体位性低血压是指于体位变为直立位时出现的低血压，患者于卧位时去甲肾上腺素水平正常或升高，以及血压正常甚或增高，特别是夜间，偶尔发生脑出血；少数患者由于夜间迷走神经功能亢进，可发生心跳骤停而猝死。

（四）其他

1. 其他锥体外系症状　①肌张力障碍（dystonia）：肌张力障碍占 MSA 患病率的 12%～46%。②肌阵挛：腭阵挛和肌阵挛皆可见，手和面部刺激敏感的肌阵挛是 MSA 的特征性表现。抗胆碱能药苯海索（trihexyphenidyl）治疗对肌阵挛有效，说明是胆碱能障碍的疾患。

2. 喉鸣（laryngeal strider，LS）和呼吸障碍　喉鸣又称吸气喘鸣（inspiratory stridor），喉鸣是指粗糙的不自然的吸气声音。喉鸣可发生在疾病的任何阶段。严重时可造成呼吸功能不全，需要气管切开。

3. 吞咽障碍　轻重程度不同，喉鸣常是多系统病损所致。

4. 呼吸障碍　除喉鸣造成的呼吸困难外，尚可见中枢性和梗阻性呼吸暂停，需正压给氧或人工呼吸机维持呼吸。

5. 睡眠障碍　睡眠结构异常、睡眠呼吸暂停和 REM 睡眠行为异常等。

6. 斑纹和凉的手　自主神经功能障所致，有特征性。

【诊断要点】

（一）病史

发病年龄、无家族史、病程和症状及体征。

（二）生物学标准

无生物学标准可协助确诊。

（三）影像学检查

有排除诊断价值，CT 和 MRI 可发现脑干基底和小脑蚓部萎缩，多见于 MSA-C 晚期。萎缩的发现与否与其严重程度和患者的病程、症状的种类及患者功能残废的程度不完全一致，说明多种因素影响患者的病情和预后。MRI 在壳核背外侧的外侧缘可见一高信号的边缘（34.5%）；于脑桥基底部可见十字面包样增强影像（63.5%），多见于MSA-P和MSA-C晚期。少数患者还发现有胼胝体萎缩，提示部分患者可能有一定程度的皮质累及。

（四）鉴别诊断

在症状发展完全、累及多系统后，若能排除其他疾病则诊断不难。在疾病早期，特别是临床上只表现为单一系统症状时，各亚型需要排除各自的相关疾患。

1. MSA-P 应与下列疾病相鉴别：

(1) 进行性核上性麻痹：特征表现有：垂直性核上性眼肌麻痹，特别是下视麻痹。

(2) 皮质基底节变性：有鉴别价值的临床表现为失用、皮质感觉障碍、异己手（肢体）综合征（alien hand syndrome）、不对称性肌僵直、肢体肌张力障碍、刺激敏感的肌阵挛。

(3) Lewy小体痴呆：表现为较早出现的认知功能障碍，特别是注意力和警觉性波动易变最突出，锥体外系症状中肌僵直比运动缓慢和震颤严重，自发性幻觉、对抗精神病药物过度敏感，极易出现锥体外系等不良反应。

(4) 血管性帕金森病：下半身突出的帕金森综合征，表现为步态紊乱，上肢受累很轻。并有锥体束征的体征和假性延髓麻痹。

2. MSA-C 须和多种遗传性和非遗传性小脑性共济失调相鉴别。

3. MSA-A 需与下列疾病鉴别：

(1) 纯自主神经功能不全（pure autonomic failure，曾被称作 idiopathic orthostatic hypotension 或 Bradbury-Eggleston syndrome）：只表现为自主神经功能不全，但部分患者也可发展为MSA。

(2) 继发性自主神经功能不全：特别是糖尿病、淀粉样变性病、多巴胺β-羟化酶缺乏病和药物中毒、Guillain-Barré综合征等。

（五）诊断标准、排除标准和预警信号

1. 改良MSA的Gliman诊断标准（2004）（表3-6）

表3-6 改良MSA的Gliman诊断标准（2004）

诊断	定义	
可疑	1项定义标准，附加另外系统的2项疾病特征	
可能（P型）	自主神经定义标准，附加帕金森综合征对治疗反应不良	
可能（C型）	自主神经定义标准，附加小脑功能障碍的标准	
确诊	病理学证实	
临床表现	定义标准	疾病的特征
自主功能障碍	体位性低血压	

续表

临床表现	定义标准	疾病的特征
	(收缩压＞30mmHg 或舒张压＞15mmHg) 或持续性尿失禁和阳痿，或二者	体位性低血压，尿失禁，膀胱充盈困难，阳痿
帕金森综合征	运动缓慢加肌僵直或位置不稳定或震颤	肢体反复运动的速度和幅度进行性降低，肌僵直，原始位置性反射丧失，震颤（位置性、休息性或二者），对L-多巴或其他多巴胺能药物反应不良或暂时反应
小脑功能障碍	步态共济失调加肢体共济失调或持续性凝视诱发的眼球震颤或共济失调性构音障碍	宽基底步态和姿态及步幅不规律，肢体共济失调和共济失调性语言，凝视诱发的眼球震颤
皮层脊髓束征		伸性足趾反射和腱反射增强

注：1. 未列入的附加症状和体征包括：严重的慢性便秘，大便失禁，慢性疲劳和无力感，排汗改变，肢体远端变色，女性生殖器感觉减退和 REM 睡眠障碍；

2. 不对称的锥体束性无力，虽未列入诊断标准，也是附加体征；

3. 确诊 MSA：病理组织学证实在黑质纹状体通路和橄榄脑桥小脑通路内的胶质细胞存在高密度的胞浆内包涵体，并合并神经元丧失和胶质细胞增生等变性的病理改变

2. 诊断 MSA 的排除标准（表 3-7）

表 3-7 诊断 MSA 的排除标准

1. 病史
(1) 30 岁以前发病
(2) 相似疾病的家族史
(3) 有系统疾病或可查出的原因能解释临床症状
(4) 和药物无关的幻觉
2. 体格检查
(1) 存在痴呆（DSM 标准）
(2) 垂直扫视明显缓慢，或垂直性核上性凝视麻痹
(3) 存在局限性皮质功能障碍，如失语、异己手（肢）综合征和顶叶综合征
3. 实验室检查
有代谢、分子、遗传和影像学证据支持由其他病因所致

3. MSA 的预警信号 某些症状和体征高度提示 MSA 的可能，有助于早期诊断（表 3-8）。

【治疗方案及原则】

1. 加强康复，坚持体育锻炼。

2. 对症治疗 目前国内用于控制低血压的有：①盐酸米多君（midodrine

表 3-8 MSA 的预警信号

（一）非运动性预警信号
1. 异常呼吸
（1）夜间呼吸异常：包括呼吸粗糙或用力，吸气声高调
（2）白天吸气喘鸣（stridor）
（3）不自主深吸气叹气或喘息
（4）睡眠呼吸暂停（呼吸停止＞10 秒）和过度打鼾（较病前增加，或新出现）
2. REM 睡眠行为障碍疾病 于 REM 睡眠期表现为和梦境内容一致的复杂运动活动，如睡眠中用上肢打击，常同时伴有说话或喊叫
3. 冷紫手或足 肢体末端冰冷和变色（紫或蓝）。应和药物引起的手足冷紫鉴别，药物引起的变色压迫时变白，压迫去除后血循环恢复慢和差
4. Raynaud 现象 痛性白色手指，其边界清晰。可由麦角类药物诱发
5. 情感失禁 无悲伤的不当哭，无高兴的不当笑
6. 临床常见和易被认识的早期首发症状
阳痿
尿失禁或尿潴留
体位性低血压
共济失调和锥体束征
（二）运动性预警信号
1. 口面肌张力障碍 不典型自发性或 L-Dopa 诱发的肌张力障碍，以口面肌受累突出，偶可和头面部破伤风的痉挛性笑容相似
2. Pisa 综合征 亚急性躯干肌张力障碍，呈严重的躯干、头和颈部痉挛性侧屈（可有椎旁肌挛缩和肥大）
3. 不成比例的颈前屈肌张力障碍（disproportionate antecollis） 下颏-贴近前胸的颈肌张力障碍，颈可能只是难于被动和强力伸直到正常位置。虽有严重的慢性颈屈曲，但身体其他部位的屈曲性肌张力障碍极轻微
4. 急跳性震颤（Jerky tremor） 手和（或）手指的不规律性（急跳性）位置和动作性震颤
5. 构音障碍 不典型的颤抖，不规律性的严重发音过弱或含糊不清的高音调构音障碍，和帕金森病患者相比，在疾病更早期出现，更严重和合并更明显的吞咽困难
6. 不典型的帕金森综合征 进展迅速，对 L-Dopa 治疗反应不良或早期出现行路不稳和摔倒

hydrochloride)：商品名为管通（gutron)。其用量是 2.5mg，每日 2～3 次，最大剂量是 40mg/d；②9-α 氟氢可的松（9-α fludrocortisone,)：可口服，0.1～0.6mg/d，亦有改善低血压的效应；③二氢麦角胺（dihydroergotamine)：其疗效短；④非甾体抗炎药（NSAIDs)：如吲哚美辛（indomethacin，消炎痛)，25mg，2～3 次/日；⑤甲氧氯普胺（metoclopramide，胃复安)；⑥麻黄素（ephedrine)：25mg，2～3 次/日。然而这些药品均有心血管不良反应和卧位高血压，所以上述这些药物都不推荐用于 MSA 患者的体位性低血压的常规治疗。

第五节　运动神经元病

【概述】

运动神经元病（motor neuron disease，MND）为一组病因不清的系统性疾病。主要累及上、下运动神经元的慢性进行性变性疾病。根据受损的病变部位不同而分为进行性脊肌萎缩症、进行性延髓麻痹、原发性侧索硬化和肌萎缩侧索硬化数种类型。

一、肌萎缩侧索硬化

【临床表现】

肌萎缩侧索硬化（amyotrophic lateral sclerosis，ALS）可分为三型，即散发型（或称经典型）、家族型（5%～10%）和关岛型。

散发型表现为中年或中年以后起病，40 岁以下起病者亦不少见。国内报告最早发病为 18 岁。男性多于女性。起病隐袭，呈慢性进展病程，部分患者为亚急性病程，少数起病后呈急剧进展，可于病后半年左右死亡。早期出现肌肉无力、肌肉萎缩及肌纤颤。常自上肢远端手部肌肉开始，可自一侧手肌开始，数月后可波及对侧；也可双侧手肌同时受累，随后波及前臂肌肉及上臂和肩胛部肌肉。部分患者可以三角肌或冈上、下肌无力开始，造成肩胛下垂，抬肩或臂上举无力。少数患者可以下肢起病，表现为下肢无力、沉重、走路无力，骨盆带肌肉受累后可有上台阶、楼梯、蹲下起立困难，下肢肌肉萎缩。随着病情的发展，肌无力和萎缩可延至颈部、躯干、面肌及延髓支配的肌肉，表现为抬头困难、转颈障碍，呼吸肌受累出现呼吸困难，延髓支配肌肉受累则有吞咽困难、咀嚼费力、舌肌萎缩、发音障碍等。延髓麻痹通常出现于疾病晚期，但也可于手肌萎缩不久后出现，少数情况下为首发症状。肌纤颤为常见的症状，可在多个肢体中发生。在舌体由于肌膜薄而可看到肌纤维颤动。本病很少有感觉障碍，客观感觉异常少见，有少数患者可有痛性痉挛。绝大多数患者无括约肌障碍。本病的生存期随临床类型而有不同，短者数月，长者可十余年，最长可至 35 年，平均生存 3 年左右。严重者多因延髓麻痹或呼吸麻痹而死亡。

本病患者在肌肉萎缩的同时出现上运动神经元损害体征，表现为腱反射亢进，手部可引出 Hoffmann 及 Rossolimo 等病理征。在以上肢起病的患者，下肢可出现肌肉痉挛，肌张力增高，反射亢进，Babinski 征及 Chaddock 征阳性。在皮质延髓束受累的情况下，可出现下颌反射亢进及强哭强笑等假性延髓麻痹的症状。

【诊断要点】

（一）诊断

经临床、电生理、影像学证实有上运动神经元和下运动神经元病损的患者，在排除有相似临床表现的疾病，特别是可治疗的疾病如脊髓压迫症等后，可以作出临床诊断。

（二）实验室检查

一般实验室检查，旨在排除诊断之用。

1. 脑脊液检查　多正常，少数可有蛋白轻度增高。

2. 血液生化　血肌酶谱多为正常，在进展的疾病中可有增高。尿中肌酸可轻度增高，肌酐排出减少。

3. 免疫学检查　血中免疫球蛋白及补体在正常范围。血清中球蛋白增高可见于少数患者，推测与组织及细胞坏死有关。

（三）电生理检查

1. 肌电图　肌电图检查能提示肌萎缩为神经源性，为下运动神经元受损提供电生理证据。其表现为静止状态示插入电位延长，出现纤颤电位，正锐波。轻收缩状态运动单位电位（MUAP）时限延长，波幅增高，多相电位增多。重收缩状态由于运动单位数量减少，不出现干扰相，而为单纯相。在慢性进展、病程长、芽生能力强时可出现巨大电位，但并非前角细胞病变所特有。值得提出的是，在肌电图检查时选择肌肉应避免极度萎缩的肌肉，因为在此种情况下阳性率会受到影响。胸锁乳突肌肌电图的阳性率达97％。

2. 神经传导速度（神经电图）　旨在排除周围神经病变。ALS感觉传导速度（SCV）和运动传导速度（MCV）皆正常。

3. 运动诱发电位（MEP）检查　对锥体束功能状态可提出客观的指标。

（四）影像学检查

旨在排除诊断之用，颈椎MRI除外颈椎病、肿瘤、脊髓空洞症。

（五）病理学检查

为鉴别诊断，可作肌肉和周围神经活检等。

（六）诊断标准（表3-9）

（七）鉴别诊断

1. 颈椎病性脊髓病（cervical spondylatic myelopathy，CSM）　CSM与ALS均好发于中年或以后人群，可呈现类似的临床表现。但在CSM，肌萎缩局限在上肢肌肉，常伴有感觉异常和括约肌功能障碍，而肌束纤颤少见。仔细

表 3-9 ALS 的诊断标准（世界神经病学联盟，1998 年）

（一）必须有的条件

1. 下运动神经元（LMN）变性的证据（临床、电生理或神经病理检查证实）
2. 上运动神经元（UMN）变性的证据（临床检查证实）
3. 症状和体征进行性扩张（在一个区域扩展，或扩展到其他区域）

（二）必须没有的条件

1. 其他疾病的电生理和病理证据可以解释 LMN 和 UMN 变性的症状
2. 其他疾病的神经影像学证据可以解释临床症状和电生理表现

（三）ALS 临床诊断和可靠性分级

1. 诊断 ALS 的临床研究　仔细的病史、体检和神经系统检查，必须发现中枢神经系统（CNS）4 个区域（脑干、颈、胸、或腰骶脊髓）特征的临床证据。辅助检查用以排除其他疾病过程，应包括电生理、神经生理、神经影像学和临床实验室研究
2. 临床诊断　患者生前不能获得病理学证实，只能按临床和实验室检查资料的证据性，将临床诊断分成不同的类别如下：
   (1) 临床确诊 ALS（clinically definite ALS）：只靠临床证据，CNS 三区域存有 UMN 和 LMN 的体征
   (2) 临床可能 ALS（clinically probable ALS）：只靠临床证据，至少 2 个区域存有 UMN 和 LMN 的体征，但 UMN 的体征需在 LMN 体征嘴端（上部）
   (3) 临床可能-化验室支持 ALS（clinically probable-laboratory-supported ALS）：UMN 和 LMN 功能障碍的临床体征只见于 1 个区域，或（和）UMN 体征只见于 1 个区域，和至少在 2 个肢体存有 EMG 证实的 LMN 体征，同时应用神经影像学和临床化验室检查排除其他病原
   (4) 临床可疑 ALS（clinically possible ALS）：在 1 个区域有上和下运动神经元病损的症状和体征；或在 2～3 个区域有上运动神经元病损的体征，或在 UMN 的嘴端（上部）有 LMN 的体征，或是"临床可能-化验室支持 ALS"不能为临床表现、神经电生理学、神经影像学和化验室检查所证实。必须排除其他疾病方能诊断
   (5) 临床疑似 ALS（clinically suspected ALS）：为纯 LMN 综合征，不能诊断为 ALS，特别是在临床研究时，不宜将这类患者包括在内，因此在修订的 El Escorial 诊断标准中此类型被删除

3. 支持 ALS 诊断的电生理表现
   (1) 神经源性损害：至少在 4 个区域（脑干运动神经核、脊髓颈段、胸段或腰骶段的前角细胞）中的 2 个区域发现急性失神经和慢性失神经的表现。急性失神经的表现为：纤颤电位和正锐波；慢性失神经的表现为：巨大运动电位、干扰相减少和运动电位不稳定
   (2) 排除周围神经病损：神经传导速度检查（MCV）正常或接近正常，无传导阻滞
   (3) 定量 EMG 分析：有条件时可作单纤维、定量运动单位电位分析、运动单位数目测定等定量 EMG 分析
   (4) 上运动神经元损害：皮质磁刺激运动诱发电位：中枢传导时间（锥体束）延长到 30%以上，有条件时可检查
   (5) 有助于诊断的其他检查：脑和脊髓 MRI，肌肉和周围神经活检等
   (6) ALS 不应有的症状和体征：感觉、括约肌、视觉和眼肌、自主神经、锥体外系、智能障碍及可由其他疾病解释的类 ALS 综合征的症状和体征

分析临床表现、MRI显示脊髓受累的压迫程度和电生理表现以及相互的关系鉴别不难。特别是胸锁乳突肌EMG。

2. 多灶性运动神经病（multifocal motor neuropathy，MMN） 本病的临床表现主要为不对称性单侧上肢为主的下运动神经元病损的症状和体征，电生理特征表现为多灶性运动传导阻滞，更特征的MMN对环磷酰胺（cyclophosphamide）或静脉大剂量免疫球蛋白治疗有效。22%～84%的MMN患者可发现抗GM1神经节苷脂抗体。

3. 脊髓灰质炎后综合征（postpolio syndrome） 又称作脊髓灰质炎后进行性肌萎缩（post-poliomyslitis progressive muscular atropyy，PPMA）。约25%曾患过急性瘫痪型脊髓灰质炎的患者，其神经肌肉症状稳定多年后可再出现某些形式的新功能障碍。但是有相当多的PPS患者则是由于发生一种新的良性进行性肌无力，被称为脊髓灰质炎后进行性肌萎缩（post-poliomyelitis progressive muscular atrophy，PPS）。该病的特征为慢性进行性肌无力，伴有肌萎缩和肌纤维震颤。新的肌无力和萎缩在原脊髓灰质炎后多年发生。肌无力和萎缩可发生在先前患病累及的已部分或全部恢复的肌肉，也可发生在原始病并未累及的肌肉，新的肌无力和萎缩分布不对称，都伴有肌纤维震颤，部分患者述肌肉疼痛。

4. 脊髓空洞症 借助颈MRI可做鉴别。

5. Kennedy病 主要为下运动神经元损害病变，伴有内分泌障碍等，参考脊肌萎缩章节。

【治疗方案及原则】

目前尚无特效治疗，对症治疗能减轻症状和痛苦，改善生活质量。

（一）一般治疗

对早期或轻症患者应鼓励其肢体活动，适当的理疗或体疗，但应避免对萎缩的肢体进行强力按摩，避免不必要的手术或颈部牵引。对进食困难者可给予流食，必要时鼻饲饮食维持营养。对呼吸麻痹者应气管切开，必要时人工呼吸以维持生命。

（二）药物治疗

1. 利鲁唑（riluzole） 能抑制谷氨酸释放，对抗细胞内兴奋性氨基酸神经递质谷氨酸的作用。利鲁唑50mg，每日2次，饭前1小时或饭后2小时服用。可连续服用12～18个月。副作用有肌无力、肌痉挛、血清转氨酶升高、消化道反应等。维生素E联合riluzole治疗可延缓轻型ALS患者生活评分的改变。

2. 免疫抑制治疗 对少数有免疫异常的患者，可试用静脉免疫球蛋白治疗，或试用激素、环磷酰胺、硫唑嘌呤等，对部分患者可能有一定改善效应。

3. 神经生长因子（NGF）、睫状神经细胞营养因子（CNTF）、脑源性神经细胞营养因子（BDNF）、胰岛素样生长因子（IGF）及成纤维细胞生长因子（FGFs）等的疗效，有待进一步临床试验证实。

（三）症状治疗

1. 气管切开和慢性机械呼吸 NPPV（non-invasive positive pressure ventilation） Bipap 的适应证为 FVC（最大肺活量）降低 50%或 FVC 正常但伴有呼吸困难，$PCO_2 \geq 45cmH_2O$，夜间血氧饱和度降低 90%以下。

2. 经皮胃造瘘 对吞咽困难者可以选择使用。

3. 疼痛和焦虑抑郁的对症治疗。

二、脊肌萎缩

【概述】

脊肌萎缩症简称脊肌萎缩（spinal muscular atrophy，SMA），是脊髓前角细胞进行性变性疾病，部分脑干下部的运动神经核也可受累。临床表现为肌无力和肌萎缩，多在肢体近端肌肉开始，也可表现有舌肌萎缩和吞咽困难。儿童病例多为常染色体隐性遗传。

【临床表现】

SMA 可分成很多类型，常见的有：

（一）SMA Ⅰ型（Werdnig-Hoffmann 病）

1/3 的患儿于出生前发病，其母于妊娠中可感到胎动减慢，或胎动突然停止。几乎 100%于生后 5 个月内发病，生后不久即表现为肌肉无力，以四肢近端肌群受累为主，躯干肌亦可受累。呈现明显的肌张力低下及自主活动减弱，反射消失，伴肌肉萎缩，舌肌受累可有肌肉萎缩及肌纤维颤动。严重的婴儿可表现为吸吮及吞咽困难，哭声低弱，呼吸表浅，翻身、抬头困难，常因呼吸道反复感染而早期死亡。此型预后最差，95%于生后 1 岁半内死亡。

（二）SMA Ⅱ型

多在生后 6～15 个月内发病，个别者可在 1～2 岁时发病。6 个月后开始出现运动障碍，表现为对称性肢体无力，下肢重于上肢，近端重于远端，肌张力低，腱反射减低或消失，患儿可独坐，但不能独立站立和行走。早期无肋间肌和延髓麻痹症状，1/3 可有面肌受累。1 岁后起病者可生存至少年或成年，严重者可致残。

（三）SMA Ⅲ型（Kugelbery-Welander 病）

又称为少年型进行性脊肌萎缩。为常隐遗传，1/3 有家族史。发病多在

2～17 岁，男性较女性多见。本型起病隐袭、缓慢进展，表现为肢体近端无力和萎缩，早期以大腿、髋部无力明显，走路时呈鸭状步态，站立或上台阶困难，逐渐累及肩胛带及上肢肌肉，手肌则较少受累，但胸锁乳突肌较易受累，少数患者亦可出现面肌、软腭肌及舌肌受累，约 1/4 可出现腓肠肌假肥大。少数患者可有手肌束颤及弓形足和双手细小震颤。本型预后良好，个别女性可有正常寿命。轻型患者 20 岁后仍可行走。本型因可出现肌酶如 CPK 等不同程度的增高，肌电图除神经源性损害外尚可有肌源性，因而需与进行性肌营养不良鉴别，肌肉活检有助于诊断。

（四）成年发病的 SMA Ⅳ型

又称为成人慢性近端脊肌萎缩症（adult chronic proximal spinal muscular atrophy），约 1/3 呈常染色体显性遗传。本型的发病年龄多为 18～30 岁，最晚可达 60 岁。起病隐袭，进展缓慢，主要为进行性上、下肢近端无力或萎缩，肌张力低下，反射减低或消失，有肌肉束颤。除肢体近端受累外，晚期可出现后组颅神经受累。一般预后尚好，发病后可存活 20～30 年。少数家族病情进展较快，病程只有 2～3 年。常染色体隐性遗传者发病多在 40～60 岁，预后较为良好，可至正常寿命。

（五）成人发病 X-连锁 SMA（Kennedy 病）

又称为性连锁脊髓延髓肌萎缩（X-linked spinal bulbar muscular atrophy，SBMA），是 X 连锁隐性遗传性疾病。发病年龄在 40 岁以后，首发症状为构音障碍和吞咽困难，几年后方出现肢体无力。舌束颤和肢体肌肉的肌束震颤常可见到。肢体无力以近端为重，随疾病进展逐渐波及远端。无感觉障碍和锥体束征。

该型 SMA 的基因突变编码部分男性激素受体，所以男性患者常有乳房发育增大，睾丸萎缩，生育力下降和内分泌异常如糖尿病等，可测雄激素受体水平。

（六）其他类型 SMA

除上述几种常见的类型外，尚有多种类型，如儿童和青少年期局灶性肌肉萎缩症，常见的有：局限于延髓的 Fazio-Londe 综合征，儿童期发病的延髓运动神经元变性的致死性疾病，临床表现为构音障碍和吞咽困难等后组颅神经麻痹症状和体征；以及局限于肩胛腓骨肌群的肩胛腓骨肌萎缩症（scapuloperoneal muscular atrophy）等。

【诊断要点】

（一）电生理检查

尽管 SMA 有不同的亚型，但在电生理方面各型具有同样的表现。肌电图表现为神经源性损害。

（二）诊断标准

1. 下运动神经元受累的临床表现，不应有锥体束征。

2. 电生理检查显示神经源性损害，神经传导速度正常。

3. 脑脊液蛋白含量正常。

4. 肌肉活检为神经源性萎缩，神经活检为轴索变性。

5. 家族史。

6. 排除有相似症状和体征的其他疾病。

（三）鉴别诊断

1. 婴儿型　应与下列疾病鉴别：

（1）先天性重症肌无力：生后即为肌无力，其母有重症肌无力。一般于生后逐渐好转，且应用胆碱酯酶抑制剂有效。

（2）先天性肌张力不全（Oppenheim 病）：主要为肌张力低下，肌肉无萎缩，肌电图及肌肉活检无异常所见。

（3）Pompe 病（糖原累积病Ⅱ型）：有血清麦芽糖酶缺乏，心脏明显扩大，肌活检肌纤维中有大量糖原代替原来的肌纤维。

（4）进行性肌营养不良：出生时一般情况好，一般发病在 3 岁以后开始学走路时。多有肌肉假肥大，肌电图为肌源性改变，血清酶均明显增高。

2. 少年型　需与进行性肌营养不良鉴别，SMA 虽可有血清肌酶谱增高，但肌电图为神经源性改变，肌肉活检亦为神经源性损害的特征。以上特点均可与进行性肌营养不良区分。

3. 成年型　需与下列疾病鉴别：

（1）进行型肌营养不良肢带型：在成年型 SMA 中多有明显的肌肉束颤，肌电图为广泛的神经源性损害，肌肉活检为神经源性改变，因之可助鉴别。

（2）颈椎病：可根据临床症状和体征如无感觉障碍、无锥体束及括约肌障碍、电生理表现和 MRI 等影像学表现等进行鉴别。

4. 单肢肌萎缩（monomelic muscular atrophy）　称作平山（Hirayama）综合征，平山病患者多为男性，20 岁左右发病，表现为单侧或双侧上肢的上臂和手肌萎缩，系神经源性，不伴有锥体束征。肌萎缩进展缓慢，呈一良性过程，1～2 年后自发停止。颈椎 MRI 显示脊髓受压，建议可用颈托及适当注意颈部活动，有望改善症状。

5. 良性束颤和痉挛（benign fasciculation and cramps）　多见于医学院的学生、年轻医生和焦虑症患者的年轻人，男性多见。肌肉束颤和痉挛多见于手和肢体特定区的肌肉群，无肌无力和肌萎缩，电生理检查正常。

【治疗方案及原则】

无根治和特效治疗手段。采用相应的对症治疗手段可减轻患者的痛苦，改善生活质量。

三、原发性侧索硬化

【概述】

为少见类型的MND，散发，国内尚未见有家族的报告。本病病因不明，发病可从儿童至成年，国内部分患者与山黧豆的毒素（BOAA）有关，已证实此种丙氨酸的衍生物是兴奋性氨基酸受体激动剂。

【临床表现】

运动神经元变性仅限于上运动神经元，而下运动神经元不受累。起病可在青年逐渐进展，多从下肢起病。患者常诉肌肉僵硬，运动笨拙。检查时双下肢肌张力增高，反射亢进，双下肢出现Babinski及Chaddock征。此型进展缓慢，最后可延至上肢，但多不如下肢严重。无肌肉萎缩及无力，颅神经核亦不受累，无括约肌障碍，无感觉障碍。皮质延髓束受累时可出现构音困难、吞咽障碍、呛咳及强哭强笑等假性延髓麻痹症状。颈段及胸段脊髓影像学无异常。脑脊液正常，EMG或神经传导速度无异常。磁刺激运动诱发电位可有中枢传导时间延长。

【诊断要点】

（一）诊断

依靠临床表现、电生理检查和影像学检查能肯定病损只局限于上运动神经元，能排除能造成痉挛状态的构造性疾病，并经数年的观察方可诊断。

（二）诊断标准（表3-10）

表3-10 原发性侧索硬化的诊断标准

（一）临床方面
1. 隐袭发病的痉挛性轻瘫，多从下肢开始，偶可先影响延髓（球）或上肢
2. 成年发病，一般40岁以后，或更晚
3. 无家族史
4. 逐渐进行性病程（非阶梯式），病程≥3年
5. 临床发现局限于皮质脊髓束的功能障碍
6. 体征对称分布，最终发展为严重的痉挛性脊髓延髓麻痹
（二）化验室检查（有助于排除诊断）
1. 血清化学检查正常，包括正常的维生素B_{12}水平
2. 血清学试验阴性，包括梅毒、Lyme病、HTLV-1
3. 脑脊液化验检查正常，无寡克隆带

续表

4. EMG无去神经电位（denervation potentials），最多偶见肌纤维震颤和少许肌肉的插入电活动增加（迟和微）
5. MRI能排除颈脊髓和枕骨大孔的压迫病变
6. MRI无和MS相似的高信号病变
（三）提示原发性侧索硬化的附加征
1. 膀胱功能保持完好
2. 在周围刺激诱发的最大复合肌肉动作电位存在时，皮质运动诱发反应缺如或潜伏期极度延长
3. MRI发现中央前回局限性萎缩
4. PET于中央回周围区的葡萄糖消耗降低

（三）鉴别诊断

1. 颈段脊髓压迫症（颈椎关节病、Chiari 畸形、枕大孔区肿瘤、动静脉畸形）　临床表现和检查可资鉴别。

2. 肌萎缩侧索硬化　临床表现和电生理检查可发现上和下神经元受损的证据。

3. 副肿瘤综合征　原发肿瘤的证据。

4. 放射性脊髓病　放射治疗的病史。

5. 亚急性联合变性　血清维生素 B_{12} 和叶酸水平降低。

6. 遗传性痉挛性截瘫　有家族史等。

【治疗方案及原则】

本病无任何特效疗法。根据患者的具体病情给予相应的对症处理，如巴氯芬等药物可暂时缓解肌张力及肢体僵硬。

第六节　阿尔茨海默病和相关疾病

一、痴　呆

【概述】

痴呆（dementia）是一组以多种认知功能缺陷（multiple cognitive deficit）为特征的获得性临床综合征，其程度足以影响患者的职业和社会活动。痴呆可以是单病因，也可以是多病因的。因病因和发病机制的不同，这些认知和非认知功能障碍或紊乱的诸多症状和体征也将以不同的顺序和组合出现，并构成不同的临床综合征。痴呆的病程和预后因病因不同而异，进行性或静止性，也可以有所缓解。

【病因】

（一）神经变性性痴呆（neurodegenerative dementias）

1. Alzheimer 型痴呆。

2. 额颞叶变性（frontotemporal lobar degeneration）或 Pick 复合体。

3. Lewy 体痴呆。

4. 后皮质痴呆。

（二）神经变性性疾病伴发痴呆

1. 帕金森病。

2. Huntington 病。

3. 皮质-基底节变性。

4. 肌萎缩侧索硬化-痴呆。

（三）血管性痴呆

（四）继发于其他疾病的痴呆

1. 常见病　正常颅压脑积水；颅脑外伤；脑瘤；缺血和缺氧性脑病；感染性疾病，包括慢性脑膜炎、结核、真菌、寄生虫；HIV 感染；Prion 病如 Creutzfeldt-Jacob 病和新变异型 CJD；神经梅毒；Whipple 病；Lyme 病；内分泌疾病，包括甲状腺功能低下、甲状旁腺和垂体疾患以及胰岛细胞瘤；营养缺乏，包括 $VitB_{12}$ 缺乏、叶酸缺乏、$VitB_1$ 缺乏；代谢性疾病，电解质紊乱、肾功能和肝功能衰竭；Wilson 病；胶原-血管炎，系统性红斑狼疮；颞动脉炎；风湿性血管炎；类肉瘤；肉芽肿性血管炎；肺疾患和其他，如梗阻性睡眠呼吸暂停综合征；慢性梗阻性肺疾患；边缘叶脑炎；放射诱发痴呆；透析性脑病等。其中甲状腺功能低下和 $VitB_{12}$ 和叶酸缺乏应作为常规检查予以排除。

2. 致痴呆物质诱发的持续性痴呆（substance-induced persisting dementia）主要有下列三类：①药物：抗癫痫药、镇静药、安眠药、抗焦虑药和鞘内注射氨甲蝶呤（methotrexate）。②中毒：CO 中毒、甲苯、铅中毒、汞中毒、有机磷杀虫剂中毒和工业溶剂和粘合剂中毒。③酒精。

3. 精神性假性痴呆　主要为抑郁症，抑郁症可表现为假性痴呆与 AD 混淆，造成诊断困难，而 AD 的非认知功能障碍最常见的表现就是抑郁，二者的鉴别诊断更加困难。

【临床表现】

（一）一般症状

1. 认知功能缺陷　表现为：

（1）记忆障碍：是突出的早期症状，特别是 Alzheimer 型痴呆，患者多表现为顺行性和逆行性两种形式的遗忘，难以确定两者出现的先后。常见的表现是遗失有价值的物品（如钱包、钥匙和手机等），忘记在炉火蒸煮的食物，忘掉约会和最近发生的事件，不能记起年、月、日甚至季节，在熟悉的环境中迷失。晚期记忆障碍甚至忘却职业技能、学识、生日，不认识家庭成员，甚或忘掉自己的姓名。

（2）言语障碍或失语：可表现为人或物的命名困难。言语变得不明确或空洞，语句枯涩冗长，迂回累赘，过度使用一些不明确的虚词和代词。言语的理解、书写和复述障碍也常出现。晚期患者变得缄默少语，或言语蜕变，特征为模仿言语（echolalia），模仿听到的一切声音或重复言语，再三重复听到的声音或语句。

（3）失用：是指患者的理解力正常，在无运动和感觉障碍的情况下，患者不能执行运动活动操作，其表现为意念性失用，患者不能以手势模拟使用器具（如梳头动作等）或操作已知的动作（如摆手、再见）。也可表现为穿衣、绘画和烹调等障碍。另外可要求患者作技巧运动操作，如刷牙、模拟画两个交叉的五角形、拼凑积木、用火柴棒摆一图形，以检测空间构造能力。

（4）失认：患者视力正常，但丧失认识物件（如椅子和铅笔）的能力。逐渐进展至不能认识家庭、亲人，甚或镜子中患者自己的映影都不能认识。同样也可出现触觉失认，患者不能单靠触觉辨认放在手中的物体（如硬币或钥匙）。

（5）执行能力（executive functioning）紊乱：是指在执行较复杂的任务或完成较复杂的行为活动时的紊乱。任务的实施运筹和操作等多种能力配合方能得以实现的能力紊乱，这包括抽象思维、设计规划、创始启动、序贯运作、监测校正和终结等能力。抽象思维障碍患者表现为难以处理新事物，生活中避免需要新的和复杂信息的工作和活动。

（6）诊断认知功能障碍程度的要求：认知功能障碍必须达到下列程度方可诊断痴呆：①上述这些认知功能障碍必须严重影响到患者的日常、社会和职业活动功能，如上学、工作、采购、穿衣、淋浴、处理钱财和其他日常活动。②其认知功能衰退必须低于原有水平方可诊断。

2. 非认知功能障碍

（1）空间认识障碍：表现为空间定向，如地点和所在位置辨认障碍，以及难以执行空间认识的活动。

（2）判断和预见能力障碍：患者对自己的记忆力和其他认知功能障碍及其预后认识不足或不自知。可表现为患者不切实际地过高估自己的能力或地位；在行为和工作中作出与自己智能、学识、技能、物力和财力以及职务、社会地位和身份等不相符的行为和活动。

（3）脱抑制行为：包括不合时宜的过度诙谐和开玩笑，忽略个人的仪表和卫生，对生人表现出不适当的过度亲密，忽视社会和职业传统习成的规则、法规和礼貌，特别见于额颞叶痴呆。

(4) 言语、步态和运动：痴呆患者可有步态运动异常，经常跌倒。言语含糊不清，锥体外系和锥体系症状和体征，特别见于血管性痴呆、Lewy体痴呆以及帕金森病、ALS合并的痴呆。

(5) 精神和行为障碍：精神和行为障碍是痴呆的突出症状。常见的症状有焦虑、抑郁、情绪障碍、精神和行为异常。精神异常包括幻觉，妄想中以被迫害妄想最多见，一些患者于晚间表现激动或其他行为异常变得特别严重，称为"日落"现象。行为异常变异很大，包括游荡、激动、躁动不安、攻击行为，多为无正当理由的言语行为或行动攻击并骚扰他人，病态搜寻和聚藏有价值的或无价值的物件，从货币和纸张到废弃的饮料瓶罐以及炉灰等不一而定。此外，还可有饮食和性行为异常以及睡眠紊乱。

3. 谵妄　痴呆患者常出现谵妄。若痴呆症状只出现在谵妄过程中，则痴呆的诊断不能成立，但谵妄可在先已存在痴呆患者中附加出现，这种共存情况在诊治中须倍加注意。

(二) 病程

痴呆按其病因不同可能为进行性、静止性和逐渐改善性。如典型的Alzheimer病多隐袭起病，病程呈进行性恶化。血管性痴呆发病更急，病程呈阶梯式恶化，不可逆性。继发于其他疾病的可逆性痴呆，其病程及预后则取决于其病因和病理性质以及严重程度、有效治疗的可利用性和及时性。患者丧失生活能力和残废水平，更取决于家庭和社会的支持度。晚期患者完全忘却自己所处的环境，需持续全面照料才得以维持生存，极易遭受外伤等意外和感染的侵犯，并易导致死亡。

【诊断标准】

根据ICD-10和DSM-Ⅳ，痴呆的临床诊断标准见表3-11。

表3-11　痴呆的诊断标准

1. 多种认知功能缺陷
(1) 记忆力障碍（顺行和逆行性记忆障碍）
(2) 一种或几种其他认知功能缺陷：如失语、失用、失认、运筹和运作能力（executive functioning）缺损等（如计划、组织、程序性和抽象思维）
2. 认知功能缺陷的程度严重影响和干扰了社会或职业功能和日常生活。认知功能缺陷是相对于先前的功能水平显示出的下降而言
3. 认知功能缺陷呈进行性恶化，至少需有6个月的病程
4. 无神志障碍
5. 认知功能缺陷不只出现在谵妄状态时，若与谵妄并存，于谵妄恢复和消失后认知功能障碍仍持续存在

二、阿尔茨海默病

【概述】

阿尔茨海默病（Alzheimer's disease，AD）是原发性神经变性性痴呆中最常见的一种类型，称为阿尔茨海默型神经变性性痴呆（neurodegenerative dementia of Alzheimer's type），简称阿尔茨海默病。

AD的患病率随年龄增高而增加，65岁人群的发病率为每年0.5%，85岁以后为8%。世界范围约1 500万人受累。遗传性AD多于60岁以前发病，证实是淀粉样前身蛋白基因突变和早老素（presenilin）1和2基因突变所致；而散发性AD和某些家族性AD发现有4种载脂蛋白E（apolipoprotein E）的变异型。

淀粉样β-蛋白（amyloid β-protein，Aβ）聚集被认为是AD发病机制的核心，特别是$Aβ_{42}$（具有42个氨基酸长度）因其能形成不溶解的毒性细纤维，集聚后形成具有神经毒性的β-褶薄片结构，构成神经突斑的中心核，是AD发病机制的重要物质基础。

【临床表现】

AD隐袭发病，呈进行性恶化病程。记忆障碍是AD早期和最突出的症状，特别是近记忆障碍出现最早和严重，顺行性和逆行性两种形式的遗忘皆可出现，难以确定两者出现的先后。常见的表现是遗失有价值的物品（如钱包、钥匙和手机等），忘记在炉火蒸煮的食物，忘掉约会和最近发生的事件，不能记起年、月、日甚至季节，在熟悉的环境中迷失。晚期记忆障碍甚至忘却职业技能、学识、生日，不认识家庭成员，甚或忘掉自己的姓名。

在记忆障碍的基础上，于几年内逐渐出现痴呆的患者可有其他认知功能、非认知功能障碍，精神和行为障碍，如失语、失用和失认。运筹和执行功能障碍也是早期症状，患者不能完成多步骤的运作（如料理钱财、平衡账目、采购和准备每日饭食等）。疾病中后期出现明显的精神和行为紊乱，使病情复杂，严重影响患者的生活质量，并更加难以护理。患者还可出现睡眠和性行为障碍、尿失禁、步态和运动紊乱。疾病过程中易出现谵妄状态，造成诊断和治疗困难。病程后期也可见癫痫发作和肌痉挛。最终变得缄默和卧床不起，多因夹杂其他疾病而死亡。病程平均8～10年。

【诊断要点】

（一）临床诊断程序

1. 筛选诊断　从疑有记忆等认知障碍的患者中筛选出确有认知功能障碍的部分患者。

2. 痴呆综合征的诊断　确定筛选试验诊断有认知功能障碍的患者是否属于痴呆综合征。

3. 排除诊断　排除可出现痴呆症状的其他神经系统或全身系统疾病，以及药物和中毒引起的痴呆（继发性或可逆性痴呆）。

4. 原发性痴呆类型的鉴别诊断　主要有神经变性性痴呆（如额颞痴呆和Lewy体痴呆）；神经变性性疾病伴发的痴呆（如帕金森病、亨廷顿病、皮质-基底节变性和肌萎缩侧索硬化-痴呆综合征等），以及血管性痴呆。新确定或发现的疾病，如神经细丝包涵体病（neurofilament inclusion body diseas）、遗传性弥散性白质脑病伴球状小体（hereditary diffuse leucoencephalopathy with spheroids）和后皮质痴呆。

5. 阿尔茨海默病的诊断　AD的确诊只有靠脑组织病理学检查，临床诊断的可信度只能达到"可能性AD"的水平。

（二）临床诊断标准和工具量表

1. 筛选诊断　最常用的是简易精神状态量表，简称为MMSE。

2. 痴呆的诊断　最常用的是ICD-10和DSM-Ⅳ合并的临床诊断标准。

3. 排除诊断　排除其他系统疾病和器质性脑疾病。患者必须有详尽和可靠的病史、详细的体格检查、神经系统检查和常规化验检查，并应进行X线胸片、脑电图、心电图和头颅CT和MRI检查。此外，还应按患者的具体情况进行其他化验室、影像学和其他检查，用以排除继发性痴呆。

（三）痴呆类型的鉴别诊断

1. 与其他原发性神经变性性痴呆的鉴别诊断　不同神经变性性痴呆的临床诊断都是依靠各自特有的临床表现。掌握每种痴呆综合征的诊断标准是临床鉴别诊断的唯一手段。

（1）与额颞叶变性的鉴别：额颞叶变性（frontotemporal lobar degeneration, FTLD）主要有三种类型：行为-执行障碍FTD（behavioral-dysexecutive FTD），进行性不流畅失语（progressive nonfluent aphasia）和语义痴呆（semantic dementia）。其诊断标准如表3-12。

（2）与Lewy体痴呆的鉴别：掌握DLB的临床诊断标准是鉴别的关键（表3-13）。

2. 与血管性痴呆的鉴别诊断　血管性痴呆应属于继发性痴呆，但因其多见，故习惯上被视为痴呆的一种独立类型。血管性痴呆的概念、范畴和诊断标准尚无满意和统一的意见，所以最近提出"血管性认知功能障碍"一词替代血管性痴呆，用以消除血管性痴呆原有的不足和矛盾。鉴别AD与血管性痴呆有Hachinski缺血量表可资利用。

表 3-12 额颞叶变性（FTLD）诊断标准

	行为-执行障碍 FTD	进行性不流畅失语	语义痴呆
临床表现	人格和行为改变造成社会人际行为障碍，伴有情感迟钝，洞察力丧失，无明显的顺行性遗忘	突出的表达性言语困难，特征为不流畅失语，言语迟疑，找字困难，言语困难，言语失用，音素性错语（phonemic paraphasias）和语法缺失，无明显的顺行性遗忘	突出的词汇丧失和命名不能，在流利的言语中影响言语的表达和对字义的理解，无明显的顺行性遗忘
神经心理学表现与诊断一致	突出的执行缺欠，相对保留学习和长期回忆，相对保留视觉空间功能	在口语和命名时，突出的自发性言语缺陷，相对保留学习和长期回忆的功能，相对保留视觉空间功能	突出的命名困难和语义（semantic）知识障碍，相对保留学习和长期回忆的功能，相对保留视觉空间功能
构造影像学表现与诊断一致	前颞叶和（或）前额叶局限性皮层萎缩，对称或不对称	前颞叶或前额叶局限性皮层萎缩，左侧比右侧明显	前颞叶局限性皮层萎缩，左侧比右侧明显
功能影像学与诊断一致	局灶性额叶和（或）颞叶对称或不对称的低灌注	局灶性额叶和（或）颞叶低灌注，左侧比右侧明显	局灶性额叶和（或）颞叶低灌注，左侧比右侧明显

表 3-13 修改的 DLB 临床诊断标准（2005）

中心的临床表现（central feature）（诊断可能和可疑 DBL 所必需的表现）

痴呆：进行性认知功能下降，其程度足以干扰正常的社会或职业功能

突出或持续记忆障碍，不一定发生在早期，但随病情进展一般明显

检查发现的缺陷有注意、执行功能和视空间能力障碍，可特别突出

核心临床表现（core features）（2 个核心表现足以诊断为可能 DBL，1 个核心表现诊断为可疑 DBL）

波动性认知功能障碍，伴有突出的注意和警觉变异

反复性视幻觉，典型为成形和详细

帕金森综合征的自发性临床表现

参考临床表现（suggestive features）（存在 1 个或多个核心症状时，再有 1 个或多个参考表现就可诊断为可能 DLB。无核心表现时，1 个或多个参考表现可诊断为可能 DLB。单独参考表现决不能诊断为可能 DLB）

REM 睡眠行为疾病（REM sleep behavior disorder）

严重的抗精神病药物敏感（severe neuroleptic sensitivity）

SPECT 或 PRT 影像学证实基底节的多巴胺转运蛋白（dopamine transportor）摄取低下，支持临床表现（一般存在，但无诊断的特异性）

反复跌倒和昏厥

暂时性，不能解释的意识丧失

续表

严重的自主功能障碍，如体位性低血压、尿失禁
其他性质的幻觉（视幻觉外）
系统性错觉
抑郁
CT/MRI 显示内侧颞叶结构相对保持完整
SPECT/PET 灌注扫描显示全部低摄取和枕叶低活动
异常（低摄取）MIBG 心肌闪烁扫描
EEG 显示突出的慢波活动，伴颞叶暂时性尖波
诊断 DBL 不应有的表现
存在脑血管疾病的证据，如局限性体征或脑血管的影像学证据
存在其他躯体疾患或脑疾病，足以部分或全部解释临床表现
于痴呆严重阶段首次出现帕金森综合征
症状的时间顺序
在帕金森综合征（若存在）发病前或同时出现痴呆，必定应诊断 DLB
帕金森病痴呆（Parkinson disease dementia，PDD）的名词应只用于描述发生于很多确定的帕金森病的情况下
临床实际上应当使用最适于临床情况的名词，应用基因名词如 Lewy 体（LB）病也常有帮助
为研究目的应将 DLB 和 PDD 区别开来，出现痴呆和帕金森综合征间隔现存的 1 年期限规定，仍适用于诊断 DLB；采取其他时间期限规定只会使资料库和对比性研究混乱
在其他包括临床病理研究和临床试验研究的情况下，DLB 和 PDD 两种临床显型可一起考虑分类为 LB 或 α-突触蛋白病（alpha-synucleinopathy）

注：MIBG（[^{123}I] metaiodobenzyl guanidine，[^{123}I] MIBG）心肌闪烁扫描（myocardial [^{123}I] MIBG scintigraphy）：有报告该检查可查出 DBL 的早期交感神经系统紊乱，为区别 DLB 和 Alzheimer 型痴呆提供有用的诊断信息。强调心交感神经紊乱可改善 DBL 和 DAT 的差别

（四）AD 的诊断标准和诊断可信度的分级

AD 最后诊断的常用量表有以下两个，量表合并使用会使诊断的准确率更高，即或这样，若无病理组织学证实，单靠临床资料诊断的可信度只能达到"可能 AD"的程度。

1. DSM-Ⅳ的 AD 诊断标准（表 3-14）。

表 3-14 AD 的 DSM-Ⅳ诊断标准

1. 多种认知功能障碍
(1) 记忆障碍（顺行和逆行性记忆障碍）
(2) 至少下列一项认知功能障碍：
①失语（言语紊乱）
②失用（运动功能完整，但不能执行有目的的运动活动）
③失认（感觉功能完整，但不能认识或识别物体）

续表

④操作和执行功能障碍（如计划、组织、程序性推理和抽象思维）
2. 1项中（1）和（2）条的认知功能缺损程度足以影响和干扰社会或职业活动，认知功能缺陷是相对于先前的功能水平显示出的下降而言
3. 认知功能障碍不是发生在谵妄状态期间。若与谵妄并存，于谵妄恢复和消失后认知功能障碍仍持续存在
4. 病程特征为隐袭起病，认知功能呈进行性恶化
5. 认知功能缺陷（1项）不是由于下列疾患：
（1）其他能造成记忆和认知功能进行性减退的中枢神经系统疾患：脑血管病、帕金森病、亨廷顿病、硬膜下血肿、正常颅压脑积水和脑瘤等
（2）可造成痴呆的系统疾患：甲状腺功能低下、$VitB_{12}$或叶酸缺乏、烟酸缺乏、高钙血症、神经梅毒、HIV感染等
6. 认知功能缺陷（1项）不能用精神障碍和疾患解释，如抑郁症和精神分裂症

2. NINCDS/ADRDA 的 AD 诊断标准（表 3-15）

表 3-15　AD 的诊断标准（NINCDS/ADRDA）

诊断力度	诊断所需的条件
可能 AD	（一）必须具备的条件
	1. 痴呆（综合征）　首先由临床检查建立痴呆的诊断，再由 MMSE 等筛选检查证实，最后由神经心理测验确定痴呆的诊断（不是 AD 的诊断）
	2. 认知功能障碍　至少有两方面的认知功能障碍（如言语或感知）
	3. 进行性恶化　记忆功能和其他认知功能的进行性恶化
	4. 无意识障碍
	5. 发病年龄　介于 40～90 岁之间，常见于 65 岁以后
	6. 能排除可以造成痴呆的其他脑和系统疾病
	（二）支持诊断“可能 AD”的条件（但不作要求）
	1. 特定的认知功能障进行性恶化　诸如言语（失语）、运动技能（失用）和感知功能（失认）
	2. 日常生活能力受损，行为模式的改变
	3. 相似疾病的家族史
	4. 实验室检查结果符合该病诊断的有：
	（1）常规腰穿检查正常
	（2）脑电图检查正常或发现有非特殊性改变，如慢波活动
	6. CT 连续检查有进行性脑萎缩，MRI 发现颞叶萎缩
	（三）符合诊断“可能 AD”的条件（不在排除之列）
	1. 进行性病程中暂时停滞阶段
	2. 伴发下列症状：抑郁、失眠、尿失禁、错觉、妄想、幻觉、对微不足道的事件出现的骤然极度超常的语言、情感或躯体反应暴发（catastrophic outbursts）、性行为异常和体重减轻

续表

诊断力度	诊断所需的条件
	3. 疾病晚期一些患者出现其他神经系统异常，诸如肌张力增高、肌阵挛、步态紊乱
	4. 疾病晚期出现癫痫发作
	5. 头颅 CT 正常（与年龄相符）
	（四）排除诊断“可能 AD”的条件
	1. 突然卒中样起病
	2. 病程早期出现局限性神经系体征，如偏瘫、感觉缺失、视野缺失和共济障碍
	3. 发病时或疾病极早期出现癫痫发作或步态紊乱
可疑 AD	具有痴呆综合征的表现，也能排除可出现痴呆的其他神经系统疾病、精神和系统性疾病，但是：
	1. 其起病方式、临床表现或病程存有变异
	2. 存有可造成痴呆的第二个系统或脑疾病，但被证实它不是痴呆的病因
	3. 当只有进展恶化的单一严重认知功能障碍且能排除其他病因时，可疑 AD 的诊断只能用于科研目的
确诊 AD	符合以上“可能 AD”的临床诊断标准，且需活检或尸检脑组织的病理组织学证实

【治疗方案及原则】

（一）社会心理治疗

AD 治疗的基础和关键是提高全社会对 AD 疾病的正确认识，不要寄希望于任何药物防止 AD 的发生和根治 AD。首先应消除痴呆是老龄的必然现象的错误认识，更应消除对“老龄的歧视”（agism），随着社会经济的发展应逐步改善对老年人的社会保障制度，改善老人的生活和医疗条件，做到老有所养。对轻症患者应加强心理支持和行为指导，重症患者丧失独立生活能力应加强护理，保证营养，避免并发病和伤害。提高社会和家庭对痴呆患者的重视，支持和关怀是治疗的关键。

（二）改善症状的药物治疗

1. 乙酰胆碱酯酶抑制剂（抗乙酰胆碱酯酶制剂） 胆碱能增强治疗（cholinergic augmentation therapy）或胆碱能替代治疗是基于胆碱能假说，认为胆碱能投射系统的神经元丧失造成脑乙酰胆碱活动减低是 AD 认知功能障碍的主要原因。曾试用多种增加脑胆碱能活动的药物，但被确实证实临床有效且无严重不良反应的只有胆碱酯酶抑制剂（AchE）。

（1）安理申、艾斯能和加兰他敏：该三种药经过系统和规范的临床研究，被证实确有临床疗效而且安全性高。该三种乙酰胆碱酯酶抑制剂的疗效相似，皆无任何严重不良反应。不同患者对不同制剂的反应可有所差异，凡遇患者对某一制剂无效时，更换另一制剂仍可有效，且无须间隔以“清洗期”。它们的使用剂量和方法尚有不同之处，见表3-16。

表3-16　安理申、艾斯能和加兰他敏的使用剂量和方法

药名	剂量	用药次数	增量调整	作用受体	混合型痴呆	不良反应
安理申	5～10mg/d	每日1次	两步调整（间隔4周）	M	+	恶心，腹泻，失眠，呕吐
艾斯能	6～12mg/d	每日2次	逐步增量	M	+	恶心，腹泻，呕吐，体重下降
加兰他敏	16～24mg/d	每日2次	逐步增量	M+N	待定	恶心，呕吐，体重下降

注：①增量调整（titration）：指从小剂量开始用药，以后剂量递增直至显效或能耐受的极限；
②M代表毒蕈碱受体，N代表烟碱受体（nicotinic R）

（2）其他乙酰胆碱酯酶抑制剂：我国被批准用于临床的乙酰胆碱酯酶抑制剂还有石杉碱甲（huperzine A），0.2mg，每日2次。

2. 美金刚（memantine）　为谷氨酸NMDA受体拮抗剂，临床试验证实20mg/d口服对中度和重度AD患者有改善症状的作用，且耐受性好；若与乙酰胆碱酯酶抑制剂合用，则可增加后者的疗效。

（三）抗Aβ免疫治疗

1. 主动免疫治疗　美国和欧洲应用Aβ42（AN-1792）和T辅助物1（T helper 1）为辅佐剂（QS-21），在轻度和中度可能性的AD患者主动免疫治疗临床试验，虽结果显示免疫成功，但因部分患者出现亚急性无菌性脑膜脑炎和死亡而中断试验。

2. 被动免疫治疗　最近发现人免疫球蛋白（IVIgG）治疗能降低AD患者脑脊液中的Aβ浓度和改善认知功能，但其确切的疗效和耐受性尚有待进一步的临床研究证实，目前不推荐常规用于临床。

（四）性激素

雌性激素和雄性激素（睾酮）在预防、延缓和治疗AD的价值已被否定。近期临床研究证实长期联合应用雌激素和孕激素不只无效，反而使痴呆的危险性增倍，此外还增加心肌梗死、卒中、肺栓塞和乳癌的危险性，不推荐使用。由于海马萎缩和下丘脑-垂体-肾上腺轴的活动增高，应用孕激素和糖皮质激素拮抗剂合剂（nifepristone，RU486）治疗AD的临床试验也未证实其疗效。脱氢雄甾酮（dehydroepiandrosterone，DHEA）被称作超级激素（superhormone），DHEA和其代谢产物一起被称作DHEAS，通过睾酮、雌二醇（estradiol）和其他代谢产物起作用，曾被认为有预防和治疗癌瘤、心脏病、艾滋病、肥胖、糖尿病、

性欲减退和AD的效果，最近临床研究证实DHEA对改善AD患者的认知功能和疾病的严重性皆无效，对AD的抑郁症状也无效。选择性雌激素受体调质（modulator）制剂雷洛昔芬（raloxifene）60～120mg/d长期服用3年，无改善认知功能的效应。

（五）精神行为障碍的治疗

1. 当患者出现精神、行为、情感、情绪障碍和睡眠时应正确评价，查明原因或诱因，进行社会环境和心理治疗与药物治疗相结合。

2. 抗精神药物的应用　痴呆患者抗精神药物应用的临床研究较少，尚无常规可循的指导原则或方案。但在选用抗精神药物时必须个体化，特别应考虑到所选的抗精神药物对认知功能有无影响；是否会加速或恶化病情；所选用药物和患者正使用的抗痴呆药物和其他药物（如心血管药物）的相互作用有无，以及因此可能产生的相互疗效的影响和不良反应。如选用抗胆碱能作用较小的抗精神药物较为理想，三环类药物在这方面的不良反应较大，使用时应慎重。另外，AD是年龄依赖性疾病，对老年患者还应注意其药代动力学和对药物反应的特点，如老年患者多肥胖以及肾排泄药物能力低下，这在选用药物种类、剂量、调整剂量和观察不良反应上应予特别注意。

三、血管性认知功能障碍

【概述】

血管性认知功能障碍（vascular cognitive impairment，VCI）传统称为“血管性痴呆”（vascular dementia，VaD），应用VCI替代VaD则包括所有血管病因造成的认知障碍疾病谱，从“脑高危阶段”到中度和严重的痴呆；既包括单纯血管因素的痴呆，也包括合并有血管病变和因素的其他类型痴呆。而VaD名称则保留为VCI的一个主要亚型。

【病因与分类】

（一）造成VCI和VaD的常见病种或分类

1. 缺血性

（1）腔隙疾病；

（2）多发性梗死型（大血管）；

（3）Binswanger病；

（4）分水岭缺血；

（5）关键部位梗死；

（6）缺血缺氧性脑病；

（7）淀粉样血管病；

(8) 脑动脉炎(血管炎);

(9) CADASIL;

(10) 皮质下小动脉病;

(11) 其他。

2. 出血性

(1) 脑实质内出血;

(2) 蛛网膜下腔出血;

(3) 脑血管畸形;

(4) 脑微出血(microbleedings, MBs);

(5) 其他。

(二) VCI的临床分类

VCI可分为三种类型:

1. CIND型　称为无痴呆的血管认知功能障碍或血管性CIND(vascular cognitive impairment, no dementia or vascular CIND),简称CIND,也可认为是轻度认知功能障碍(mild cognitive impairment, MCI)的血管性亚型。CIND和MCI不是"疾病"状态。其定义为:

(1) 存在认知功能障碍,但轻微,不足以干扰职业、社会和日常生活,未达到诊断痴呆的程度。

(2) 认知功能障碍多为局限性,而全半球(global)性的认知功能障碍(如记忆障碍等)少和轻(区别于AD)。

2. VaD型　血管性痴呆(vascular dementia, VaD)。

3. 混合性痴呆(mixed dementia)　也称作Alzheimer病伴有血管成分(AD with a vascular component)。除VCI和AD混合型最常见外,也可见VCI与其他类型的神经变性痴呆的混合型。

目前讨论最多的是VaD;实际上临床上见到的痴呆患者多是混合型痴呆;而从防治角度来讲,最应受到重视的是CIND。

【临床表现】

VCI和AD的最大区别是临床表现不只局限于认知功能障碍(痴呆),VCI的临床表现还应包括:①认知功能障碍;②神经系统局限性症状和体征;③血管性危险因素;④特征性的实验室和影像学检查发现。

(一) 认知功能障碍

1. CIND型认知功能障碍轻微,不足以干扰职业、社会和日常生活,不符合痴呆的诊断标准。

2. VaD型的典型血管性认知功能障碍　特征为发病突然,呈阶梯式进展病程，首发和突出的认知障碍多不是记忆障碍等全半球性认知功能障碍，多为局限性皮质性认知功能障碍，如失语、失用、失认和空间定位障碍等。原先称作多发梗死（multi-infarct dementia，MID）的是这类认知功能障碍的典型代表。

某些 VaD 亚型可表现为隐袭起病和缓慢进展的病程，难以与 AD 区别，如皮质下小血管病（subcortical small-vessel disease），占 VCI 的 36%～83%。

3. 混合型的认知功能障碍　临床表现为 AD 的典型症状，但同时有明显的脑血管病症状、体征或影像学表现。

（二）神经系统局限性症状和体征

存在局限性神经系统症状和体征，是区别于其他类型痴呆的主要标志。按所患脑血管疾病的不同性质、定位和继发性病损，可出现不同的神经系统症状和体征，以及因此造成的生活功能障碍，其严重程度和认知障碍不成正比。如患者的认知障碍虽轻，但常有程度不同的生活功能障碍，影响日常生活能力，如操持家务、处理钱财、梳洗打扮、穿衣进食，并常有尿失禁。这是影响预后的主要因素。

（三）血管性病变的影像学表现

出血性和缺血性症状性脑血管病的影像学表现，以及无症状的血管性病变表现。最常见和重要的是脑皮质下白质病变（白质疏松）、无症状脑梗死、脑微出血等。

（四）血管危险因素

VCI 的血管危险因素有：

1. 不可干预因素　老龄、种族、性别。

2. 动脉硬化相关因素　高血压、吸烟、心脏病、糖尿病、高血脂、高半胱氨酸血症、绝经期。

3. 非动脉硬化因素　基因、血流动力学改变、嗜酒、阿司匹林的应用、精神应激状态、职业暴露化学药品、社会经济因素。

4. 卒中相关因素　部位、病变的数目、白质病变以及脑组织丧失的体积。

5. 其他　运动、饮食（鱼）、肥胖和夜间睡眠呼吸暂停综合征。

【诊断要点】

（一）诊断

临床诊断 VCI 有两个途径，一是患者或家属主诉有认知功能障碍，二是从卒中患者中发现有无认知功能障碍。二者都应按诊断痴呆的程序进行。

1. VCI 的筛选（痴呆）手段　最常用的是 MMSE 量表。

2. VCI 的初步诊断　Hachinski 缺血量表（HIS）筛选。筛选出的 VCI 患者，其假阳性率高达21%～58%。故不宜单独用作筛选VCI患者之用，为此目的可加用专为诊断VCI的专用标准。

（二）诊断标准

1. CIND亚型

（1）认知功能障碍轻微，不符合痴呆的诊断标准，即认知障碍未达到影响职业和社会生活的严重程度。

（2）应确定认知功能障碍有血管性病因（临床和影像学）。

（3）具体量表可使用MMSE和CDR。

2. VaD亚型　因VaD的类型、病因和临床表现繁多和不肯定，很难设立VaD的总诊断标准，为不同目的常用的VaD诊断标准有DSM-Ⅳ诊断标准（表3-17）、NINDS-AIREN标准（表3-18）和ADDTC标准（表3-19），但都有其局限性，相对符合率不高。DSM-Ⅳ诊断标准：实际上它只是MID亚型的诊断标准，只适用于MID。

3. 混合型　符合AD的诊断标准，但还存在血管性临床表现或影像学表现。

表3-17　DSM-Ⅳ的VaD（多发梗死性痴呆）诊断标准

1. 多种认知功能障碍
（1）记忆障碍（顺行和逆行性记忆障碍）
（2）至少下列一项认知功能障碍：
1）失语（语言紊乱）
2）失用（运动功能完整，但不能执行有目的的运动活动）
3）失认（感觉功能完整，但不能认识或识别物体）
4）操作和执行功能障碍（如计划、组织、程序性推理和抽象思维）
2. 1项中（1）和（2）条的认知功能缺损程度足以影响和干扰社会或职业活动，认知功能缺陷是相对于先前的功能水平显示出的下降而言
3. 认知功能障碍不是发生在谵妄状态期间。若与谵妄并存，于谵妄恢复和消失后认知功能障碍仍持续存在
4. 局限性神经系统症状　如深腱反射亢进、足蹠反射伸性、假性延髓麻痹、步态异常、肢体瘫痪或影像学脑血管疾病的证据，如累及皮质和皮质下白质的多发梗死
5. 认知功能缺陷（1项）不是由于下列疾患：
（1）其他能造成记忆和认知功能进行性减退的中枢神经系统疾患：帕金森病、亨廷顿病、硬膜下血肿、正常压力脑积水和脑瘤等
（2）可造成痴呆的系统疾患：甲状腺功能低下、VitB_{12}或叶酸缺乏、烟酸缺乏、高钙血症、神经梅毒、HIV感染等
6. 认知功能缺陷（1项）　不能用精神障碍和疾患解释，如抑郁症和精神分裂症

表 3-18 NINDS-AIREN 的 VaD 诊断标准（简化）

1. 痴呆　记忆力丧失和至少其他另外两项认知功能丧失，其程度足以干扰日常正常生活能力
2. 存在脑血管疾病，具有：
(1) 局限神经系统体征
(2) 脑血管疾病影像学证据（可能是大或小血管梗死、认知功能关键部位的单发梗死或弥散和广泛的白质病变）
3. 痴呆和脑血管疾病有关，条件是：
(1) 时间关系（3 个月内）
(2) 突然发病和阶梯样病程
4. 符合诊断的临床表现
(1) 早期步态紊乱
(2) 走路不稳和经常摔倒史
(3) 早期尿失禁
(4) 假性延髓麻痹
(5) 人格和情绪改变

表 3-19　ADDTC 的 VaD 诊断标准（简化）

1. 痴呆　认知功能障碍为记忆力障碍，这是必备条件，需有病史和规范的神经心理量表测定确定为痴呆
2. 把 VaD 分为确诊、可能和可疑三级，与 NINCDS/ADRDA 诊断基本一致
(1) 适合多种目的，如流行病学、药物临床试验临床的应用为首选
(2) “可能 VaD” 的诊断标准：设诊断标准、支持诊断、符合诊断、不支持也不反对诊断和怀疑诊断五项
(3) VaD 的诊断标准包括：痴呆，由病史、神经系统体征和（或）影像学发现能证实有 2 个或更多的梗死，或是单个梗死，但和痴呆发病有明确的时间关系；还需有 CT 或 MRI 证实的至少 1 个幕上梗死
(4) 反对诊断 “可能 VaD” 的没有影像学支持的超皮质失语和无中枢神经系统症状和体征的认知功能障碍
(5) “可疑 VaD” 标准中严格 Binswanger 综合征（没有多发梗死）的诊断，必须包括早期尿失禁或步态紊乱、血管危险因素和影像学广泛白质病变
(6) “确定 VaD” 除临床诊断外，必须有病理多发梗死的证据
(7) 此外，还列有混合性痴呆诊断标准
(8) 用于研究的标准：为研究的目的，还必须按梗死的特征表现分型，如：
定位：皮质、白质、脑室周围、基底节、丘脑
大小：体积
分布：大、小或微血管
严重性：慢性缺血，梗死
病因：栓塞，动脉粥样硬化，动脉硬化，脑淀粉样血管病，低灌注
其他：按研究的特殊目的添加

【治疗方案及原则】

（一）病因治疗

VCI是多种血管性疾病所造成，在诊断VCI的同时应查清病因，给予相应的治疗，VCI常由两个以上病因所致。

（二）认知障碍的治疗

采用治疗AD的乙酰胆碱酯酶抑制剂，安理申对VCI也有效。

（三）预防治疗

VCI患者多有数种血管危险因素，应给予相应的处理。

治疗的关键是早期治疗，CIND阶段发现患者，及时对其病因、血管危险因素和认知功能障碍进行积极治疗。

NINDS-AIREN标准较简单、易行，但其仍将记忆障碍作为诊断VaD的必需标准，且将肯定的和不肯定的临床亚型等同对待，是其不足之处。

四、轻度认知功能障碍

【概述】

轻度认知功能障碍（mild cognitive impairment，MCI）的定义：MCI是一临床情况，有这种情况的人群或个体具有发展为痴呆的高度危险性。根据国外文献，MCI患者转化为痴呆的年发病率为10%～15%。对多数MCI患者而言，MCI是老龄和痴呆的过渡阶段（transitional state）；而MCI的遗忘型（amnestic form）被认为是可能性Alzheimer病（AD）的前驱期（prodrome state），MCI是最适合治疗的阶段，特别是预防性治疗阶段。MCI是一异质性（heterogeneous）病种，具有不同的认知功能特点和临床进展过程，这种差异是由于基因、生理和环境因素相互作用的结果，因此任何一个MCI患者的转归都难以肯定，一些人可长期保持正常，甚或恢复到原有正常状态，而一些人则发展为痴呆。

【诊断要点】

（一）遗忘型MCI（amnestic MCI）的诊断标准

1. 客观的记忆障碍主诉　本人、家属或医生发现患者有记忆障碍，与本人以前的水平相比出现减退。

2. 客观检查记忆障碍的证据　至少在2项延长回忆检查发现1项的评分比正常同龄人平均值低1.5 SD。但神经心理详细检查未发现其他方面的有意义缺陷。

3. 日常生活能力维持正常，一些复杂的日常活动可受到轻微影响，但其严重程度还不足以达到目前的痴呆诊断标准（NINCDS-ADRDA的可能性AD

的标准)。

4. MMSE 评分 24 和 CDR 评分为 0.5。

5. 需要排除抑郁症、其他精神心理疾患、神志障碍和服用中枢神经系统活性药物。

(二) 辅助检查

影像学发现颞叶萎缩、脑脊液 tau 蛋白浓度增高和 Aβ-42 水平降低，以及发现载脂蛋白 (apolipoprotein) E4 和事件记忆缺损 (episodic memory deficits)，有助于判断预后，有以上发现的 MCI 个体更易发展为 AD。

【治疗方案及原则】

治疗目的是阻断或延缓 MCI 个体发展为 AD 患者，MCI 虽是预防治疗的最佳时期，但目前尚无肯定的治疗手段能达到此目的。

第四章 运动障碍疾病

第一节 特发性震颤

【概述】

特发性震颤（essential tremor，ET）亦称原发性震颤，是以震颤为唯一表现的常见的运动障碍疾病，普通人群的患病率为0.3%～1.7%，大于40岁为5.5%，70～79岁为12.6%。1/3以上患者有阳性家族史，呈常染色体显性遗传。发病机制不明。

【临床表现】

（一）一般情况

起病隐袭，缓慢进展。各年龄组均可发病，但多见于40岁以上的中、老年人。

（二）震颤特点

震颤频率为5～8Hz。主要表现为姿势性震颤和（或）动作性震颤，精神松弛或休息、静止位时减轻或消失，情绪紧张、疲劳或受检时加重。部分患者在饮酒后震颤可暂时缓解。

（三）震颤部位

通常从一侧手部或前臂开始，逐渐扩展至同侧上肢及对侧上肢，也有从头颈部首先出现。主要累及部位一般依次为：上肢（95%）、头部（34%）、下肢（20%）、言语（12%）、面部和躯干（各5%）。

（四）无肌张力改变或运动缓慢等

【诊断要点】

（一）诊断

中老年人经常出现上肢姿势性和（或）动作性震颤，不伴其他神经系统症状和体征，实验室检查无异常，应考虑ET的诊断。需注意与帕金森病、肝豆状核变性、甲亢等鉴别。

（二）诊断标准

美国运动障碍学会和世界震颤研究组织提出ET的诊断标准：

1. 核心标准 ①双手及前臂的动作性震颤；②无齿轮现象，不伴有其他神经系统体征；③或仅有头部震颤，但不伴有肌张力障碍。

2. 次要标准 ①病程超过3年，有阳性家族史；②饮酒后震颤减轻。

3. 排除标准 ①伴有其他神经系统体征，或在震颤发生前不久有外伤史；②由药物、焦虑、抑郁、甲亢等引起的生理亢进性震颤；③有心因性震颤的病史；④突然起病或分段进展；⑤原发性直立性震颤；⑥仅有位置特异性或目标特异性震颤，包括职业性震颤和原发性书写震颤；⑦仅有言语、舌、颏或腿部震颤。

【治疗方案及原则】

症状轻微、对工作和（或）生活未造成影响者可暂不用药，症状明显者需给予治疗。

（一）药物治疗

1. β-肾上腺素能阻滞剂 可用普萘洛尔（propranolol，心得安），10～20mg，每日3次，最大不超过90mg/d。常可引起心率减慢。下列情况拟为相对禁忌证：①心功能不全，特别是未获良好控制时；②二～三度房室传导阻滞；③哮喘或其他支气管痉挛疾病；④胰岛素依赖性糖尿病，因为普萘洛尔能够阻断糖尿病患者低血糖时正常的肾上腺素能反应。脉搏须保持在60次/分以上。其他少见的副作用包括疲乏、恶心、腹泻、皮疹、阳痿、抑郁等。阿罗洛尔（arotinolol，阿尔马尔）为β和α肾上腺素能阻滞剂，10mg，每日3次，疗效较佳，不良反应较少，但价格较昂贵。

2. 扑米酮（扑痫酮） 使用须从小剂量（25mg/d）开始，缓慢逐增剂量，每次25mg，直至有效而不出现不良反应，有效剂量为150～350mg/d，最大剂量不超过250mg，每日3次（极少用至此剂量）。副作用有眩晕、恶心、姿势不稳等。如果单一用药无效时，可尝试普萘洛尔和扑米酮联合治疗。

3. 镇静剂 可选用阿普唑仑0.2～0.4mg/次，氯硝西泮0.5～1.0mg/次，或苯巴比妥15～30mg/次，每次1/4～1/2片，每日3次，最大不超过1片/次，每日3次。不良反应主要是嗜睡。

4. 其他药物 钙离子拮抗剂氟桂利嗪、尼莫地平、硝苯地平，碳酸酐酶抑制剂醋甲唑胺均可应用。

（二）非药物治疗

1. A型肉毒毒素（BTX-A） BTX-A局部注射能有效减轻肢体、软腭等部位的震颤，疗效维持约3～6个月。副作用除有一定程度的暂时性肌无力外，无其他严重不良反应。

2. 手术 对于药物正规治疗无效、严重的单侧ET患者，可考虑立体定向手术治疗，如毁损术或深部电刺激治疗。

第二节　帕金森病

【概述】

帕金森病（Parkinson's disease，PD）由 Parkinson（1817）首先以震颤麻痹（paralysis agitans）的名称描述。PD 是以黑质纹状体多巴胺（DA）能神经元变性缺失和路易小体形成为特征的一种常见的中老年人神经系统变性疾病。60 岁以上人群中患病率为 1 000/10 万，并随年龄增长而增高，两性分布差异不大。

【临床表现】

多见于 60 岁以后发病，偶见于 20 多岁。起病隐袭，缓慢发展。症状出现孰先孰后因人而异。初发症状以震颤最多（60%～70%），其次为步行障碍（12%）、肌强直（10%）和运动迟缓（10%）。症状常自一侧上肢开始，逐渐波及同侧下肢、对侧上肢及下肢。最常见的症状和体征为：

（一）震颤（tremor）

典型者为静止性震颤，特点是缓慢的（3.5～7.0Hz）、中等幅度或粗大的震颤，静止时存在，情绪激动、疲劳、紧张、焦虑时加重；入睡时停止；意向性动作时减轻。多由一侧上肢远端开始，下颌、口唇、舌及头部受累较少。

（二）强直（rigidity）

区别于锥体系病损的肌张力增高不同的特点，是对被动运动的弹性阻力增高，主动肌和拮抗肌皆受累，且在被动运动的整个过程中阻力始终保持不变。强直主要影响躯干和肢体近端的肌肉，在病变过程早期即可出现。因为伴发的震颤引起周期性肌张力改变，所以在被动运动肢体时可观察到齿轮样强直（cogwheel rigidity）。

（三）运动迟缓（bradykinesia）

包括自发性运动、联合运动和自主运动障碍，这些运动障碍单独或结合，再与肌强直一起造成多种特征性运动障碍，是影响患者生活能力和致残的最主要的临床表现。自发性运动减少，如面部表情缺乏和瞬目动作减少，造成“面具脸”。联合运动减少，如行走时上肢摆动减少或消失。自主运动减少和缓慢表现为主动意向运动的启动和制动迟缓和拖延，表现为始动困难和动作缓慢。书写时字越写越小，呈现“写字过小征”；剃须、洗脸、刷牙、系鞋带和扣纽扣、穿脱鞋袜或裤子等动作困难。行走时步态缓慢拖曳，步伐变小变慢，起步困难，但一迈步即前冲不能立即停步或转弯，称为“慌张步态”。由于口、舌、腭及咽部等肌肉运动障碍而引起流涎、言语单调和低音量（言语过慢，甚至导致言语讷吃）和吞咽困难。

（四）姿势反射丧失和平衡障碍

姿势反射丧失使患者失掉在运动中调节平衡的自发能力，故常常摔倒，最终患者独自站立不能。从站位坐下时，整个身体摔砸到椅子上，患者的前冲小步、追赶重心是在保持平衡和避免摔倒。姿势固定异常可影响头、躯干、肢体或整个身体，导致头前倾、躯干前倾或后倾的不稳定位，在被轻推时难以保持直立且易摔倒。

（五）其他症状

反复轻敲眉弓上缘可诱发频繁眨眼（Myerson 征）。此外，还可有抑郁、认知功能障碍、痴呆、睡眠异常、疼痛、便秘、尿意迟缓、体位性低血压、脂溢、多汗、睑痉挛，动眼危象少见。晚期患者可出现视幻觉。

【诊断要点】

（一）诊断

中老年发病，临床表现为静止性震颤、强直和运动迟缓的帕金森综合征患者，若其呈单侧隐袭发病，缓慢发展，对左旋多巴治疗反应良好，临床上可诊断为 PD。

（二）实验室检查

常无诊断价值，下列检查异常者可供参考：

1. 脑脊液　DA 的代谢产物高香草酸（HVA）含量降低。

2. 基因检测　少数家族性 PD 患者可能会发现突变基因。

3. 影像学检查　常规 CT 或 MRI 可排除其他疾患，有鉴别诊断价值。

（三）鉴别诊断

本病须与特发性震颤、其他病因的帕金森综合征进行鉴别。

【治疗方案及原则】

（一）治疗原则

症状轻微无须特殊治疗，应鼓励患者多作主动运动。若疾病影响患者的日常生活和工作能力，则需采用药物治疗。药物治疗应遵循从小剂量开始，缓慢递增，尽量以较小剂量取得较满意疗效；治疗方案个体化，应根据患者的年龄、症状类型、严重程度、职业情况等选择具体药物。宣传和教育患者，本病目前不能根治，且呈缓慢进展性，需要长期配合，终身治疗。

（二）药物治疗

1. 抗胆碱能药　对震颤和强直有一定效果，但对运动迟缓疗效较差，适用于震颤突出且年龄较轻的患者。常用药物有：①苯海索（又名安坦）1～

2mg，每日3次；②苯甲托品（cogentin）1～2mg，每日3次。此外有东莨菪碱、比哌立登（安克痉，akineton）等，作用均与安坦相似。主要副作用有口干、视物模糊、便秘和排尿困难，严重者有幻觉、妄想。青光眼及前列腺增生患者禁用；因可影响记忆功能，故老年患者慎用。

2. 金刚烷胺（amantadine）　对少动、强直、震颤均有轻度改善作用，用量100mg，每日2次。副作用较少见，但可有不宁、神志模糊、下肢网状青斑、踝部水肿等，但均较少见。肾功能不全、癫痫、严重胃溃疡、肝病患者慎用，哺乳期妇女禁用。

3. 左旋多巴　因左旋多巴能通过血脑屏障的量有限，为提高疗效、减少不良反应，目前应使用复方左旋多巴制剂，包括美多芭（madopar）和息宁（sinemet），其中美多芭剂型有标准剂、缓释剂和霰粒制剂；国内仅有息宁控释剂。

初始剂量为62.5～125mg，每日2～3次，根据病情而渐增剂量至疗效满意和不出现副反应为止，一般有效剂量为125～250mg，每日3次，空腹餐前1小时或餐后1个半小时服药。不良反应有周围性和中枢性两类，前者为恶心、呕吐、低血压、心律失常（偶见）；后者有症状波动、异动症（又称运动障碍）和精神症状等。狭角型青光眼、精神病患者禁用，活动性消化道溃疡者慎用。

症状波动和运动障碍是常见的远期并发症，多在用药5～7年后出现。症状波动主要有：①疗效减退（wearing-off）或剂末恶化（end of dose deterioration），处理可增加每日服药次数，或增加每次服药剂量，或改用缓释剂，也可加用其他辅助药物。②“开-关”现象（on-off phenomenon）：可试用多巴胺能（DA）受体激动剂。

异动症常表现为类似舞蹈症、手足徐动症的不自主运动，主要有：①剂峰异动症：出现在血药浓度高峰期（用药1～2小时），减少复方左旋多巴单次剂量可减轻异动现象，晚期患者需同时加用DA受体激动剂。②双相异动症：在剂初和剂末均可出现，可尝试增加复方左旋多巴每次用药剂量及服药次数，或加用DA受体激动剂。③肌张力障碍（dystonia）：常表现为足或小腿痛性肌痉挛，多发生于清晨服药之前，可在睡前服用复方左旋多巴控释剂或长效DA受体激动剂，或在起床前服用霰粒型美多芭或标准片；发生于剂末或剂峰的肌张力障碍，可对复方左旋多巴用量作相应的增减。

精神症状的表现形式多种多样，如生动的梦境、抑郁、焦虑、错觉、幻觉、欣快、轻躁狂、精神错乱和意识模糊等。对经药物调整无效的严重幻觉、精神错乱、意识模糊，可加用抗精神病药物氯氮平或奥氮平等。

4. DA受体激动剂 一般主张与复方左旋多巴合用，发病年龄轻的早期患者可单独应用。均应从小剂量开始，渐增剂量至获得满意疗效而不出现副作用为止。副作用与复方左旋多巴相似，不同之处是症状波动和异动症的发生率低，而体位性低血压和精神症状的发生率较高。常用的DA受体激动剂有：①溴隐亭（bromocriptine）：0.625mg，每日2次，每3～7天加0.625mg，剂量7.5～15mg/d，最大不超过20mg/d。②培高利特（pergolide）：初始剂量0.025mg，每日1次，每隔3～5天增加0.025mg，逐渐增量，一般有效剂量为每日0.75～1.5mg，分3次口服。③泰舒达缓释片（trastal SR）：初始剂量50mg，每日1次，每周增加50mg，一般治疗剂量为150～250mg，分3次口服。其他药物有：克瑞帕（cripar）、卡麦角林（cabergoline）、普拉克索（pramipexole）、罗匹尼罗（ropinirole）、麦角乙脲（lisuride）、阿朴吗啡（apomorphine），国内无药。

5. 单胺氧化酶B（MAO-B）抑制剂 丙炔苯丙胺（deprenyl，selegiline）与复方左旋多巴合用有协同作用，与大剂量维生素E合用可作为神经保护剂应用于早期轻症患者。用法为2.5～5mg，每日2次，宜在早、中午服用，不宜傍晚后应用，以免引起失眠。副作用有口干、食欲不振、体位性低血压等，胃溃疡者慎用，不能与SSRI合用。

6. 儿茶酚-氧位-甲基转移酶（COMT）抑制剂 entacapone（珂丹，comtan）与复方左旋多巴合用可增强后者疗效，单独使用无效。有效剂量为100～200mg，每日3～4次口服。副作用有腹泻、头痛、多汗、口干、转氨酶升高、腹痛、尿色变浅等。tolcapone（答是美，tasmar）因出现严重的肝脏毒性致死病例，不推荐使用。

（三）手术治疗

丘脑底核（subthalamic muclens）的深部脑刺激术（DBS）。适用于药物治疗失效、不能耐受或出现异动症的患者。对年龄较轻、单侧震颤、肌强直为主者效果较好，但术后仍需药物治疗，但症状改善和用药量减少。

（四）康复治疗

可施行语音语调、面部肌肉、四肢与躯干、步态与姿势平衡等锻炼。

第三节 小舞蹈病

【概述】

小舞蹈病又称Sydenham舞蹈病（Sydenham chorea）、风湿性舞蹈病，由Sydenham（1684）首先描述，是风湿热在神经系统的常见表现。多见于儿童和青少年，以舞蹈样运动、肌张力降低、情绪改变为临床特征。本病可自愈，但有复发者。

【临床表现】

（一）一般情况

好发于5～15岁儿童，女性多于男性。可合并风湿热的症状，如发热、扁桃体炎、关节炎和（或）风湿性心脏病的表现。

（二）舞蹈样运动

是一种快速、不规则、跳动方式和无意义的不自主运动，表现为挤眉弄眼、吐舌、佯笑、耸肩、伸臂、踢腿等动作。手持物品易跌落，举止笨拙。可因情绪紧张而加剧，入睡后消失。

（三）肌张力降低

伸手时有特殊的姿势，即腕关节屈曲、掌指关节过伸、手臂旋前。两上肢平举过头时可见手掌和前臂过度内旋（旋前肌征）。与患者握手时可感其握力时紧时松（盈亏征）。

（四）共济失调

指鼻试验、跟膝胫试验、快速轮替动作、直线行走不能精确完成。

（五）精神症状

可有失眠、躁动、不安、精神错乱、幻觉、妄想等精神症状，称为躁狂性舞蹈病。有些患者的精神症状可与躯体症状同样显著，以至呈现舞蹈性精神病。随着舞蹈样运动消除，精神症状很快缓解。

【诊断要点】

（一）诊断

依据起病年龄、特征性舞蹈样运动、随意运动不协调、肌张力降低等，若伴有急性风湿病的其他表现（关节炎、扁桃体炎、心脏病、血沉增快等），在排除其他运动疾病后可以诊断。应注意与习惯性痉挛、抽动秽语综合征等鉴别。

（二）实验室检查

1. 血清学　白细胞增加，血沉增快，C反应蛋白效价、粘蛋白、抗链球菌溶血素“O”滴度、抗链球菌DNA酶B滴度升高。由于小舞蹈病多发生在链球菌感染后2～3个月甚至6～8个月时，故不少患者发生舞蹈样运动时链球菌血清学检查常为阴性。

2. 咽拭子培养　可查见A组溶血型链球菌。

3. 脑电图　无特异性，常为轻度弥漫性慢活动。

4. 影像学检查　29%～85%的患者头部CT可见尾状核区低密度灶及水

肿，MRI显示尾状核、壳核、苍白球增大，T_2加权像显示信号增强，临床好转时消退。

【治疗方案及原则】

（一）一般处理

轻症患者卧床休息即可，保持环境安静，降低室内亮度，避免刺激，防止外伤，适当配用镇静剂。

（二）病因治疗

确诊本病后，无论病症轻重，均应使用青霉素或其他有效抗生素治疗，10～14天为一疗程。同时给予水杨酸钠或泼尼松（泼尼松），症状消失后再逐渐减量至停药。

（三）对症治疗

舞蹈症状可用地西泮2.5～5mg，或硝西泮5.0～7.5mg，或丁苯那嗪25mg，每日2～3次；泰必利50～100mg或氯丙嗪12.5～25mg，每日2～3次；亦可用氟哌啶醇0.5～1mg，每日2～3次。后3种药物需注意观察是否诱发锥体外系副作用。部分患者舞蹈样运动恢复后，经一定时日还可复发，应定期随访至20岁以后，复发者需再行治疗。

第四节　肝豆状核变性

【概述】

肝豆状核变性又称Wilson病（WD），是以铜代谢障碍为特征的常染色体隐性遗传病。由于WD基因（位于13q14.3）编码的蛋白（ATP7B酶）突变，导致血清铜蓝蛋白合成不足以及胆道排铜障碍，血清自由态铜增高，并在肝、脑、肾等器官沉积，出现相应的临床症状和体征。本病好发于青少年，临床表现为铜代谢障碍引起的肝硬化、基底节变性等多脏器病损。该病是全球性疾病，世界范围的患病率约为30/100万，我国的患病率及发病率远高于欧美。

【临床表现】

（一）肝症状

以肝病作为首发症状者约占40%～50%，儿童患者约80%发生肝脏症状。肝脏受累程度和临床表现存在较大差异，部分患者表现为肝炎症状，如倦怠、乏力、食欲不振，或无症状的转氨酶持续增高；大多数患者表现为进行性肝肿大，继而进展为肝硬化、脾肿大、脾功能亢进，出现黄疸、腹水、食管静脉曲张及上消化道出血等；一些患儿表现为暴发性肝衰竭伴有肝铜释放入血而继发的Coomb阴性溶血性贫血。也有不少患者并无肝肿大，甚至肝缩小。

（二）神经系统症状

以神经系统症状为首发的患者约占40％～59％，其平均发病年龄比以肝病首发者晚10年左右。铜在脑内的沉积部位主要是基底节区，故神经系统症状突出表现为锥体外系症状。最常见的症状是以单侧肢体为主的震颤，逐渐进展至四肢，震颤可为意向性、姿位性或几种形式的混合，震幅可细小或较粗大，也有不少患者出现扑翼样震颤。肌张力障碍常见，累及咽喉部肌肉可导致言语不清、语音低沉、吞咽困难和流涎；累及面部、颈、背部和四肢肌肉引起动作缓慢僵硬、起步困难、肢体强直，甚至引起肢体或（和）躯干变形。部分患者出现舞蹈样动作或指划动作。WD患者的少见症状是周围神经损害、括约肌功能障碍、感觉症状。

（三）精神症状

精神症状的发生率约为10％～51％。最常见为注意力分散，导致学习成绩下降、失学。其余还有：情感障碍，如暴躁、欣快、兴奋、淡漠、抑郁等；行为异常，如生活懒散、动作幼稚、偏执等，少数患者甚至自杀；还有幻觉、妄想等。极易被误诊为精神分裂症、躁狂抑郁症等精神疾病。

（四）眼部症状

具有诊断价值的是铜沉积于角膜后弹力层而形成的Kayser-Fleischer(K-F)环，呈黄棕色或黄绿色，以角膜上、下缘最为明显，宽约1.3mm左右，严重时呈完整的环形。应行裂隙灯检查予以肯定和早期发现。7岁以下患儿此环少见。

（五）肾症状

肾功能损害主要表现为肾小管重吸收障碍，出现血尿（或镜下血尿）、蛋白尿、肾性糖尿、氨基酸尿、磷酸盐尿、尿酸尿、高钙尿。部分患者还会发生肾钙质沉积症和肾小管性酸中毒。持续性氨基酸尿可见于无症状患者。

（六）血液系统症状

主要表现为急性溶血性贫血，推测可能与肝细胞破坏致铜离子大量释放入血，引起红细胞破裂有关。还有继发于脾功能亢进所致的血小板、粒细胞、红细胞减少，以鼻、齿龈出血、皮下出血为临床表现。

（七）骨骼肌肉症状

2/3的患者出现骨质疏松，还有较常见的是骨及软骨变性、关节畸形、X形腿或O形腿、病理性骨折、肾性佝偻病等。少数患者发生肌肉症状，主要表现为肌无力、肌痛、肌萎缩。

（八）其他

其他病变包括：皮肤色素沉着、皮肤黝黑，以面部和四肢伸侧较为明显；

鱼鳞癣、指甲变形。内分泌紊乱如葡萄糖耐量异常、甲状腺功能低下、月经异常、流产等。少数患者可发生急性心律失常。

【诊断要点】

（一）诊断

任何患者，特别是40岁以下者发现有下列情况应怀疑WD，须进一步检查：

1. 其他病因不能解释的肝脏疾病、持续血转氨酶增高、持续性氨基酸尿、暴发性肝炎合并溶血性贫血。

2. 其他病因不能解释的神经系统疾病，特别是锥体外系疾病；精神障碍。

3. 家族史中有相同或类似疾病的患者，特别是先证者的近亲，如同胞、堂或姨兄弟姐妹等。

（二）鉴别诊断

对疑似患者应进行下列检查，以排除或肯定WD的诊断：

1. 实验室检查　对所有疑似患者都应进行下列检查：

（1）血清铜蓝蛋白（ceruloplasmin，CP）：CP降低是诊断WD的重要依据之一。成人CP正常值为270～370mg/L（27～37mg/dl），新生儿的血清CP为成人的1/5，此后逐年增长，至3～6岁时达到成人水平。96%～98%的WD患者CP降低，其中90%以上显著降低（0.08g/L以下），甚至为零。杂合子的CP值多在0.10～0.23g/L之间，但CP正常不能排除该病的诊断。

（2）尿铜：尿铜增高也是诊断WD的重要依据之一。正常人每日尿铜排泄量为0.047～0.55μmol/24h（3～35μg/24h）。未经治疗的WD患者尿排铜量可略高于正常人甚至达正常人的数倍至数十倍，少数患者也可正常。

（3）肝铜量：肝铜测定是诊断WD最重要的生化证据，但肝穿为创伤性检查，目前尚不能作为常规的检测手段。

（4）血清铜：正常成人血清铜为11～22μmol/L（70～140μg/dl），90%的WD患者血清铜降低，低于9.4μmol/L（60μg/dl）有诊断价值。须注意，肾病综合征、严重营养不良和失蛋白肠病也出现血清铜降低。

2. 影像学检查　颅脑CT多显示双侧对称的基底节区、丘脑密度减低，多伴有不同程度的脑萎缩。MRI多于基底节、丘脑、脑干等处出现长T_1、长T_2异常信号，约34%伴有轻至中度脑萎缩，以神经症状为主的患者CT及MRI的异常率显著高于以肝症状为主的WD患者。影像学检查虽无定性价值，但有定位及排除诊断的价值。

（三）诊断标准

1. 肝、肾病史，肝、肾病征和（或）锥体外系病征。

2. 铜生化异常　主要是 CP 显著降低（＜0.08g/L）；肝铜增高（237.6μg/g 肝干重）；血清铜降低（＜9.4μmol/L）；24 小时尿铜增高（＞1.57μmol/24h）。

3. 角膜 K-F 环阳性。

4. 阳性家族史。

5. 基因诊断。

符合 1、2、3 或 1、2、4 可确诊 WD；符合 1、3、4 而 CP 正常或略低者为不典型 WD（此种情况少见）；符合上述 1～4 条中的 2 条，很可能是 WD（若符合 2、4 可能为症状前患者），此时可参考脑 MRI 改变、肝脏病理改变、四肢骨关节改变等。

基因诊断虽然是金标准，但因 WD 的突变已有 200 余种，因此基因检测目前仍不能作为常规检测方法。

【治疗方案及原则】

（一）治疗目的

1. 排除积聚在体内组织过多的铜。

2. 减少铜的吸收，防止铜在体内再次积聚。

3. 对症治疗，减轻症状，减少畸形的发生。

（二）治疗原则

1. 早期和症状前治疗，越早治疗越能减轻或延缓病情发展，尤其是症状前患者。同时应强调本病是唯一有效治疗的疾病，但应坚持终身治疗。

2. 药物治疗

（1）螯合剂：① 右旋青霉胺（D-penicillamine，商品名 cuprimine、depen）：是首选的排铜药物，尤其是以肝脏症状为主者。以神经症状为主的患者服用青霉胺后 1～3 个月内症状可能恶化，而且约有 37%～50%的患者症状会加重，且其中又有 50%不能逆转。使用前需行青霉素皮试，阴性者方可使用。青霉胺用作开始治疗时剂量为 15～25mg/kg，宜从小剂量开始，逐渐加量至治疗剂量。然后根据临床表现和实验室检查指标决定逐渐减量至理想的长期维持剂量。本药应在进餐前 2 小时服用。青霉胺促进尿排铜效果肯定，大约 10%～30%的患者发生不良反应。青霉胺的副作用较多，如发热、皮疹、胃肠道症状、多发性肌炎、肾病、粒细胞减少、血小板降低、维生素 B_6 缺乏、自身免疫疾病（类风湿性关节炎和重症肌无力等）。补充维生素 B_6 对预防一些不良反应有益。② 曲恩汀或三乙撑四胺双盐酸盐（trientine，triethylene tetramine dihydrochloride）：本药排铜效果不如青霉胺，但副作用低于青霉胺。250mg，每日 4 次，于餐前 1 小时或餐后 2 小时服用。本药最适合用于不能使用青霉胺的 WD 患者。但国内暂无供应。③其他排铜药物：包括二巯基丙醇（BAL，因副作用大已少用）、二巯基丁二酸钠（Na-DMS）、二巯基丁二酸胶囊、二巯基丙磺酸钠（DMPS）等重金属离子螯合剂。

（2）阻止肠道对铜吸收和促进排铜的药物：①锌制剂：锌制剂的排铜效果低于和慢于青霉胺，但不良反应低，是用于 WD 维持治疗和症状前患者治疗的首选药物；也可作为其他排铜药物的辅助治疗。常用的锌剂有硫酸锌、醋酸锌、甘草锌、葡萄糖酸锌等。锌剂应饭后服药，副作用有胃肠道刺激、口唇及四肢麻木、烧灼感。锌剂（以醋酸锌为代表）的致畸作用被 FDA 定为 A 级，即无风险。②四硫钼酸胺（ammonium tetrathiomolybdate，TTM）：该药能在肠道内与蛋白和铜形成复合体排出体外，可替代青霉胺用作开始驱铜治疗，但国内无药。

（3）对症治疗：非常重要，应积极进行。神经系统症状，特别是锥体外系症状、精神症状、肝病、肾病、血液和其他器官的病损，应给予相应的对症治疗。脾肿大合并脾功能亢进者，特别是引起血液三种系统都降低者应行脾切除手术；对晚期肝衰竭患者肝移植是唯一有效的治疗手段。

3. 低铜饮食治疗　避免摄入高铜食物，如贝类、虾蟹、动物内脏和血、豆类、坚果类、巧克力、咖啡等，勿用铜制炊具；可给予高氨基酸或高蛋白饮食。

第五节　亨廷顿病

【概述】

亨廷顿病（Huntington's disease，HD）又称 Huntington 舞蹈病、遗传性舞蹈病或慢性进行性舞蹈病，是一种常染色体显性遗传的基底节和大脑皮质变性疾病，由 George Huntington（1872 年）首先详细报道。目前认为本病是由于 HD 相关基因 IT15（interesting transcript 15）5′端 CAG 三核苷酸重复序列异常扩增所致。

【临床表现】

（一）一般情况

通常成年（30～50 岁）起病，少数为青少年（约占 5%～10%），男女性别无明显差别。绝大多数有阳性家族史。

（二）起病过程

隐袭起病，进行性加重，主要表现为不随意的舞蹈样动作和逐渐进展的智力衰退、精神障碍，并最终发展成为痴呆。

（三）舞蹈样运动

多为首发症状，始于颜面部及上肢，逐渐扩展至全身。舞蹈样运动多较快速，幅度大，无目的，表现为不自主的张口、撅嘴、伸舌、扮鬼脸、耸肩、头前屈后仰、手足舞动等，情绪激动时加重，睡眠时消失。常合并有书写、言语等困难。

（四）精神异常和痴呆

多数患者在不自主运动出现数年后逐渐出现精神异常，少数患者精神症状先于舞蹈样运动。早期多表现为注意力低下，计算力、记忆力、定向力下降，视空间及记忆障碍等。抑郁最常见，还有情感淡漠、退缩、易激惹、欣快、幻觉和妄想等，有时有自杀企图或犯罪行为。上述症状逐渐加重，最后发展成为痴呆。

【诊断要点】

（一）诊断

中年起病的进行性加重的舞蹈症、痴呆和人格改变，阳性家族史，辅以CT或MRI的特征发现，排除其他以舞蹈为特征的疾病，可以临床诊断。

（二）实验室检查

1. 基因检测　阳性可确诊本病。

2. 影像学检查

（1）脑CT或MRI检查可见尾状核头部和壳核萎缩、脑室系统扩大，尾状核萎缩的程度与本病的严重程度相关。

（2）PET检查可见基底节区脑局部糖代谢率明显减少。

（三）鉴别诊断

本病需与老年性舞蹈病、小舞蹈病、肝豆状核变性和少年型帕金森病等鉴别。

【治疗方案及原则】

目前尚无特效治疗方法，主要是针对多巴胺活动过度、胆碱能活动受抑制以及脑内γ-氨基丁酸（GABA）减少等生化改变进行药物治疗，同时进行对症支持治疗，缓解症状，减轻患者的痛苦。

（一）药物治疗

1. 针对DA活动过度的药物

（1）DA受体阻滞剂：首选氟哌啶醇（haloperidol）。由于该药可引起静坐不能、急性锥体外系反应以及迟发性运动障碍等副作用，所以宜从小剂量开始，缓慢加量，直到满意控制舞蹈样运动。开始时可给予1mg，每日2次，逐渐加量至6～10mg/d，分3次口服。其他药物有：舒必利50～100mg，每日3

次；泰必利（tiapride），100mg，每日3次；氯丙嗪12.5～50mg，每日2～3次；奋乃静2～4mg，每日2～3次。均应从小剂量开始，逐渐增量，一旦出现锥体外系副作用，可予安坦2mg，每日2～3次。

（2）阻止中枢DA储藏的药物：如利血平0.1～0.25mg，每日3次；丁苯那嗪25mg，每日3次。

2. 增加GABA作用的药物 可用丙戊酸钠、异烟肼（INH），但疗效不肯定，已少用。

3. 增加Ach的药物 水杨酸毒扁豆碱（physostigmine）能抑制胆碱酯酶的活性，阻止Ach降解。

（二）其他症状治疗

1. 焦虑、抑郁症状明显者 可首选用选择性5-羟色胺重吸收抑制剂（SSRI），如百优解（氟西汀，floxetine）、赛乐特（帕罗西丁，paroxetine）和左洛复（舍曲林，sertraline）等。

2. 精神异常明显者 可用氯氮平、奥氮平、维思通等治疗。

3. 躁动不安者 可用苯二氮䓬类药物如地西泮、氯硝西泮或硝西泮。

4. 肌强直明显者 可给予复方左旋多巴如美多芭、息宁控释剂等抗帕金森病药物。

（三）心理治疗

应给予重视。加强护理以减少并发症。

对于基因诊断阳性者，应给予必要的遗传咨询并进行长期随访。

第六节 肌张力障碍

【概述】

肌张力障碍（dystonia）是主动肌与拮抗肌收缩不协调或过度收缩引起的以肌张力异常动作和姿势为特征的运动障碍性疾病。依据病因分为特发性和继发性；根据肌张力障碍的部位分为全身性、局限性、节段性、偏侧性和多发性；按发病年龄可分为儿童型和成人型。

【临床表现】

（一）扭转痉挛（torsion spasm）

是全身性扭转性肌张力障碍（torsion dystonia），临床以四肢、躯干或全身剧烈不随意扭转动作和姿势异常为特征。可分为：

1. 特发性扭转性肌张力障碍 儿童期起病的肌张力障碍通常有家族史，出生及发育史正常，多为特发性。症状常自一侧或双侧下肢开始，逐渐进展至广泛不自主扭转运动和姿势异常，导致严重功能障碍。

2. 继发性扭转性肌张力障碍　成年期起病的肌张力障碍多为散发，可查到病因。症状常自上肢或躯干开始，约20%的患者最终发展为全身性肌张力障碍，一般不发生严重致残。体检可见异常运动、姿势，如手臂过度前旋姿势伴屈腕及手指伸展，腿伸直和足跖屈内翻，躯干过屈或过伸等，以躯干为轴扭转最具特征性；可出现扮鬼脸、痉挛性斜颈、睑痉挛、口-下颌肌张力障碍等，缺乏其他神经系统体征。

（二）局限性肌张力障碍

可为特发性扭转性肌张力障碍的某些特点孤立出现，如痉挛性斜颈、睑痉挛、口-下颌肌张力障碍、痉挛性发音困难（声带）和书写痉挛（一侧上肢）等。有家族史的患者可作为特发性扭转性肌张力障碍顿挫型，无家族史者可代表成年发病型的局部表现，但成人发病的局限性肌张力障碍也可有家族基础，为常染色体显性遗传，与18p31（DYT7）基因突变有关。

1. 痉挛性斜颈（spasmodic torticollis）是胸锁乳突肌等颈部肌群阵发性不自主收缩引起颈部向一侧扭转，通常30～40岁起病，女性较多。早期常为发作性，后期颈部持续偏向一侧。受累肌肉常有痛感，亦可见肌肉肥大，可因情绪激动而加重，头部得到支持时可减轻，睡眠时消失。

2. Meige综合征　主要累及眼肌和口、下颌肌肉，表现为睑痉挛和口-下颌肌张力障碍，二者都可作为孤立的局限性肌张力障碍出现，为Meige综合征不完全型，若二者合并出现为完全型。睑痉挛（blepharospasm）表现为不自主眼睑闭合，痉挛持续数秒至数分钟。多为双眼，少数由单眼起病渐波及双眼，精神紧张、阅读、注视时加重，在讲话、唱歌、张口、咀嚼和笑时减轻，睡眠时消失。口-下颌肌张力障碍（oromandibular dystonia）表现为不自主张口闭口、撅嘴和缩拢口唇、伸舌扭舌等。严重者可使下颌脱臼、牙齿磨损以至脱落，撕裂牙龈，咬掉舌和下唇，影响发声和吞咽等，讲话、咀嚼可触发痉挛，触摸下颌或压迫下颏部可减轻，睡眠时消失。

3. 书写痉挛（writer's cramp）执笔书写时手和前臂出现的肌张力障碍姿势，表现为握笔如握匕首，手臂僵硬，手腕屈曲，肘部不自主地向外弓形抬起，手掌面向侧面等，但做其他动作正常。本病尚可表现为其他职业痉挛如弹钢琴、打字，以及使用螺丝刀或餐刀等。药物治疗通常无效，让患者学会用另一只手完成这些任务是必要的。

4. 多巴反应性肌张力障碍（Dopa-responsive dystonia，DRD）或称Segawa病，是常染色体显性遗传疾病，多于儿童期发病（1～9岁），常见于女孩，表现有肌张力障碍性运动和姿势异常，肌张力障碍有明显的日间周期性变化，在下午、傍晚和夜间加重。对小剂量左旋多巴疗效明显。患儿也可合并震颤等帕金森综合征的症状和体征。

【诊断要点】

（一）诊断

根据病史、特征性不自主运动和异常姿势通常不难诊断，诊断特发性扭转性肌张力障碍必须排除其他原因继发的肌张力障碍。特发性者的实验室检查为正常，而继发性者的实验室检查可发现异常。

（二）鉴别诊断

本病需与面肌痉挛、颈部骨骼肌先天性异常导致的先天性斜颈（Klippel-Feil 畸形）、僵人综合征等鉴别。

【治疗方案及原则】

对继发性肌张力障碍患者首先要进行病因治疗。对症治疗包括药物、局部注射 A 型肉毒素、外科治疗。对局限性或节段性肌张力障碍可首选口服药物或局部注射 A 型肉毒素，对全身性肌张力障碍宜采用口服药物加选择性局部注射 A 型肉毒素。药物或 A 型肉毒素无效的严重病例可考虑外科治疗。

（一）药物治疗

对扭转性肌张力障碍和局限性肌张力障碍予以药物治疗，可部分改善异常运动。①抗胆碱能药：盐酸苯海索（安坦）1～2mg，每日 3 次，逐渐增至可耐受的剂量而达到控制症状。②地西泮 2.5～5mg 或硝西泮 5～7.5mg，每日 3 次。③氟哌啶醇首服每日 1 次 0.5mg，后逐渐加量至 1～2mg，每日 3 次；氯丙嗪 12.5～50mg，每日 3 次；泰必利 100～150mg，每日 3 次；或舒必利 0.1～0.2g，每日 3 次。④左旋多巴：用小剂量对一种特发性扭转痉挛变异型（多巴反应性肌张力障碍）有戏剧性效果。⑤力奥来素（Baclofen）和卡马西平也可能有效。

（二）A 型肉毒素

局部注射 A 型肉毒素（botulinum toxin A）疗效较佳，注射部位选择痉挛最严重的肌肉或肌电图显示明显异常放电的肌群，如痉挛性斜颈可选择胸锁乳突肌、颈夹肌、斜方肌等 3 对肌肉中的 4 块作多点注射；睑痉挛和口-下颌肌张力障碍分别选择眼裂周围皮下和口轮匝肌多点注射；书写痉挛注射受累肌肉有时会有帮助。剂量应个体化，疗效可维持 3～6 个月，重复注射有效。

（三）外科治疗

对严重痉挛性斜颈患者可行副神经和上颈段神经根切断术，部分病例症状可缓解，但可复发。丘脑损毁术或脑深部电刺激术对某些偏侧肢体肌张力障碍可能有效。

第七节　Tourette 综合征

【概述】

Tourette 综合征（TS）或 Gilles de la Tourette 综合征是儿童期发病，临床以运动性和发声抽动（tic）为主要症状的慢性疾病。抽动（tic）是突然的、快速的、无目的性或半目的性、反复的、间歇性、无节律性和刻板的运动和发声。

【临床表现】

（一）临床症状

1. 发病年龄和病程　临床表现特征为时轻时重的运动性抽动和发声抽动（tic）。发病年龄一般在 3～8 岁。首发症状多为眨眼和面部抽动，其后几年相继出现其他部位的运动性和发声抽动，至 10 岁后抽动达到高峰，一般于19～20 岁时抽动的严重程度明显减少和减轻。很少病例出现自伤性运动抽动。成年发病的病情严重。

2. 抽动（tic）　简单的运动抽动只累及单个或一组肌肉，常造成快速的抽动运动，称作阵挛抽动（clonic tics）；或为慢的运动，表现为短暂性持续性异常姿势，称为肌紧张不全抽动（dystonic tics）；或表现为等张收缩，称作强直抽动（tonic tics）。

简单的阵挛抽动常表现为眨眼、挤鼻、头和肢体抽动、耸肩、撅嘴。肌紧张不全抽动包括持续的闭眼（眼睑痉挛）、眼睛偏斜、磨牙、张嘴、斜颈和扭肩。强直抽动的典型表现为腹肌和肢体肌肉紧张。复杂性运动性抽动表现为摇头，弯腰或旋转，用手拂拭头发，投掷和击打动作，蹦跳和脚踢，做粗鲁和无礼的手势，抓握生殖器，做下流或淫秽的姿态或手势（copropraxia），模仿他人的姿态（echopraxia），偶有呃逆和作呕的表现。某些复杂的反复性运动和发声，先序有或伴有焦虑或恐惧的感觉，觉得若不迅速做这些运动将有厄运发生，则应考虑其为强迫行为。

简单的发声抽动表现为嗤鼻声、清喉咙声、作咕哝声、啸叫、尖叫、咳嗽、犬吠声、吹气、作吸吮声。复杂的发声抽动包括讲有意义的话语，如说或喊淫秽或猥亵言语，或其他有伤风化的词句或短语（coprolalia），或重复他人的词句或短语（echolalia），以及重复自己的语言，特别是句子最后的音节、词句或短语（palilalia）。秽亵语症是最使人烦恼的症状，约少于 1/2 的患者有此症状。

抽动多表现为眨眼、耸肩、撅嘴、扭头等运动抽动，以及发咕哝声、嗤鼻声、清喉咙声和犬吠声等发声抽动。复杂性抽动有做鬼脸、摸捏鼻子、拍打和甩动上肢、蹦跳、触摸他人，很少可有自伤动作，以及不自主的说淫秽或猥亵言语（coprolalia）、重复言语（palilalia）、模仿言语（echolalia）。

运动和发声抽动常先序以感觉先兆，如局部感觉异常和不适，抽动能消除这种不适感。

TS的抽动特征是患者能主动地抑制抽动，这是区别于其他不自主运动如舞蹈病、肌紧张不全、手足徐动症、肌阵挛和阵发性运动过多障碍等的特征。抽动的另一特征是患者的精神或体力活动集中在某件事物时（如玩游戏机、弹琴或打球），抽动消失或减轻。另外，抽动特征有暗示性，也因紧张、兴奋、烦恼、疲劳和受热而加重和恶化。经一段时间的紧张后松弛时，抽动会增多，如放学回家时。抽动于睡眠时消失。

3. 共存病（coexisting disorder） 除抽动外，TS患者还可有：

（1）类似发育性口吃的言语不流利，眨眼增加，细微的眼运动紊乱（和眼扫视有关），轻度运动控制障碍（书法不佳），但神经系统检查正常。

（2）注意-缺陷-活动过多疾患（attention-deficit-hyperactivity disorder，ADHD）：是各种类型的行为障碍中最常见的。

（3）强迫症（obsessive-compulsive disorder，OCD）。

（4）其他行为障碍：控制冲动不良和不能控制愤怒，造成情感暴发，不适当的性攻击，反社会或对抗行为，以及焦虑和抑郁、自伤和偏头痛。

（二）TS发病的基因和环境因素

1. 基因因素 TS有家族高发病例的报道。几个候选基因也曾被评价，包括多巴胺受体基因（DRD1，DRD2，DRD4，DRD5），多巴胺传递体和去甲肾上腺素能基因（ADRA2a，ADRA2C，DBH）和几个5-羟色胺能基因（5-HTT），这些位点的基因变异不可能是疾病易感性的主要因素，而等位基因可能有重要的累加效应。

2. 环境因素 与TS发病机制有关的非遗传因素得到确认的危险因素见表4-1。

表 4-1 TS的可能危险因素

1. 基因易感性
2. 妊娠和围生期的危险因素
（1）妊娠头3个月的严重恶心和呕吐
（2）妊娠期母亲严重的精神心理压力（应急）
（3）妊娠期母亲饮用咖啡（>2杯/天），吸烟（>10支/天）或饮酒（少量/天）

续表

(4) 单卵双胎出生时体重低
(5) 出生时体重低的儿童有脑实质病变，脑室扩大或二者皆有
(6) 出生时有暂时性缺氧或缺血（产程>24 小时），使用产钳，脐带绕颈，胎儿宫内窒息
(7) Apgar 评分低
3. 严重的精神心理外伤，每天反复的精神压力（如被同学或同事嘲弄和奚落），或极度的情感激动
4. 反复的链球菌感染，伴有感染后的自身免疫反应
5. 药物的滥用
(1) 雄性激素
(2) 慢性间断性应用可卡因和其他精神刺激药物
6. 共存其他疾病
(1) 运动过多疾病
(2) 学习能力残障
(3) 抑郁症
(4) 躁狂抑郁

【诊断要点】

（一）诊断标准

DSM-Ⅳ将抽动（tic）病分为三型：Tourette 综合征、慢性运动或发声抽动病（chronic motor or vocal tic disorder）和暂时性抽动病（transient tic disorder）。

1. TS 的诊断标准（表 4-2）

表 4-2　Tourette 综合征 DSM-Ⅳ的诊断标准

1. 多发性运动抽动和一种或多种发声抽动同时存在，但不一定同时出现
2. 抽动必须 1 天内多次发生（一般呈阵发），每天都有发作或呈间断性，总时间超过 1 年（无抽动期不能连续超过 3 个月）
3. 发病年龄<18 岁
4. 抽动的解剖定位、次数、频率、复杂性和严重性随时间而变异
5. 抽动不是由药物（如抗精神病药物）或其他中枢神经系统疾病（如脑炎）所造成
6. 症状造成社会、学习和职业活动和功能障碍

2. 慢性运动或发声抽动病和暂时性抽动病的诊断标准　若只有运动或发声抽动（而不是二者），则诊断为“慢性运动或发声抽动病”；若单一或多发运动或发声抽动每天（或几乎每天）发作多次，持续至少 4 周，但不连续超过

12 个月，则诊断为“暂时性抽动病”。暂时性抽动病见于 12% 10 岁以前的 Tourette 综合征患儿。

（二）鉴别诊断

需与之鉴别的抽动有：

1. 原发性抽动

（1）散发性抽动：

1）暂时性运动或发声抽动（<1 年）。

2）慢性运动或发声抽动（>1 年）。

3）成年发病（复发性）抽动。

4）Tourette 综合征。

5）原发性肌紧张不全。

（2）遗传性抽动疾病：

1）Tourette 综合征。

2）Huntington 病。

3）原发性肌紧张不全。

4）神经棘红细胞症。

5）Hallervorden-Spatz 病或神经变性疾病伴脑铁沉积症，1 型。

6）结节硬化。

7）Wilson 病。

2. 继发性抽动

（1）感染：如脑炎、Creutzfeldt-Jakob 病、神经梅毒、Sydenham 舞蹈症。

（2）药物迟发性抽动：amphetamines，methylphenidate，pemoline，L-Dopa，cocaine，carbamazepine，卡马西平，苯妥英钠，拉莫三嗪（lamotrigine），抗精神病药，和其他多巴胺受体阻滞剂。

（3）中毒：如 CO 中毒。

（4）发育疾病：精神发育迟钝综合征，染色体异常，孤独症-Asperger 综合征。

（5）染色体疾病：Down 综合征，脆性 X 综合征。

（6）其他：头外伤，卒中，神经皮肤综合征，神经精神分裂症，神经变性病。

（三）其他相关的临床表现和疾病

1. 刻板，习惯和怪癖。

2. 自伤行为。

3. 运动性不安。

4. 静坐不能。

5. 强迫症。

6. 过度震惊。

7. Jumping Frenchmen of Maine 综合征。

(四) 与 Sydenham 舞蹈症、熊猫症 (PANDAS) 和 Sandifer 综合征的鉴别

1. Sydenham 舞蹈症 (Sydenham chorea, SC) SC 是急性风湿热的中枢神经系统的变异型，亦多发生于儿童，病理生理是链球菌感染后，产生的抗 A 型 β-溶血性链球菌 (group A beta-hemolytic streptococcus, GABHS) 和自身蛋白起交叉反应诱发炎性自身免疫反应。抗 GABHS 抗体与神经元细胞交叉反应，在中枢神经系统特别是基底节造成炎性反应，临床表现为 SC 型运动异常。

(1) 临床上从不自主运动的临床特点得以区别，SC 的运动异常表现为：

1) 投掷症。

2) 面部做鬼脸。

3) 舌肌束震颤。

4) 精细运动控制丧失。

5) 肌张力低下。

6) 运动不持续 (挤奶工手)。

7) 步态紊乱。

8) 言语异常 (构音障碍和暴发语言)。

(2) 可有先序以链球菌感染病史和最近的风湿热病史，SC 也可为风湿热的第一临床表现。

(3) SC 发病较快，为自限性疾病。

(4) 药物治疗效果显著，为控制不自主运动常用的药物有：丙戊酸钠，卡马西平，多巴胺能阻滞剂 (如氟哌啶醇，虽对控制不自主运动有效，但不良反应过多不推荐常规使用)。多常规使用类固醇药物。

2. PANDAS 症或熊猫症 (儿童自身免疫神经精神疾患伴随链球菌感染-pediatric autoimmune neuropsychiatric disorders associated with Streptococcal infections, PANDAS) PANDAS 是指一组有强迫症 (OCD) 和 (或) 如 Tourette 综合征等抽动症的患儿，特征是其症状于链球菌感染后出现或恶化。

患者血清中可检出自身抗体或特殊的淋巴细胞标记物，故认为与急性风湿热和 Sydenham 舞蹈症的病原因子 GABHS 触发基因易感儿童发生 OCD 和抽动症。这种现象被认为是“分子模仿” (molecular mimicry)，意即链球菌的细

胞壁蛋白和人体的心脏瓣膜、关节和脑特别是基底节部位的蛋白相似，故免疫反应诱发的抗体也将损害这些组织。

故先序的链球菌感染后抽动症可能是部分 TC 患者的病因，PANDAS 作为独立的病种虽尚有争议，但至少可认为其是 TS 的亚型。部分患者对免疫调节治疗有一定疗效，抗生素预防性治疗的效果尚不能肯定。

PANDAS 的诊断标准和儿童 PANDAS 的治疗指南见表 4-3 和表 4-4。

表 4-3 PANDAS 的 5 项诊断标准

1. 存在 OCD 和（或）抽动疾患（DSM-Ⅳ标准）
2. 儿童期发病，介于 3 岁和青春期开始（青春前期）
3. 发作性或阵发性（episodic）病程，特征为急性、严重性发病和明显的症状恶化
4. 症状的恶化在时间上和 GABHS 感染相关（2 或更多次）
5. 症状恶化时神经系统异常（恶化时出现活动过多、舞蹈样运动、抽动）

表 4-4 儿童 PANDAS 的治疗指南

1. 儿童突发 OCD 和（或）抽动疾患，应予 48 小时的咽细菌培养测定有无链球菌感染。培养阳性，应迅速给予抗生素标准治疗 10 天
2. 若突发 OCD 和（或）抽动症状发生在就医以前 4～6 周，应作抗链球菌抗体的血清试验（ASO 和抗-Dnase B），同时作 48 小时咽培养以证实有 GABHS 的先序感染，在无阳性 GABHS 培养时，不宜给予抗生素治疗
3. 症状呈阵发性的儿童应前瞻性地检查 GABHS 感染，必须在 OCD 和（或）抽动症状复发时作 GABHS 咽培养，或 4～6 周后测定血的抗链球菌抗体
4. 在患儿确诊为 PANDAS 后，抗生素预防治疗与否取决于患儿个体的临床指征。迅速诊断和适当处理 GABHS 感染是需要的
5. 免疫调节治疗（如血浆置换和静脉免疫球蛋白）只适用于急性发病和症状严重的 PANDAS 患儿，免疫调节治疗有相当严重的不良反应，只能用于病情严重的患者

注：（1）PANDAS=pediatric autoimmune disorders associated with streptococcal infections，熊猫症；
（2）GABHS=Group A beta-hemolytic streptococcus，A 型 β-溶血性链球菌；
（3）OCD=obsessive-compulsive disorder，强迫症；
（4）ASO=antistreptolysin O，抗链球菌溶血素 O；
（5）anti-Dnase B=antideoxyribonuclease B，抗脱氧核糖核酸酶 B

3. Sandifer 综合征（Sandifer syndrome） 是儿童和青少年期的上胃肠道疾病合并的神经系统疾病，由于胃-食管反流（gastro-oesophateal refux）伴有痉挛性斜颈和肌紧张不全性身体运动。点头和转头，伸颈，作咕噜声，肢体翻转运动和严重的肌张力低下。这些不自主运动被认为是缓解胃酸反流造成的不适。胃-食管反流得到处理后，症状可得以消失。Sandifer 综合征在存有脑病的患者更易出现，如 Brachman-de Lange 综合征（也称作 Cornelia de Lange 综合征或 Amsterdam 侏儒，临床特征为特殊面容、多毛症、大理石皮肤和面部皮肤呈蓝色，骨骼异常，智力衰退，以及异常的哭声，一般早期死亡）等脑病。该综合征的肌紧张不全性异常运动和异常发音可被误诊为 Tourette 综合征，因 Sandifer 综合征的认识度较低，故未被列入教科书的鉴别诊断中。

【治疗方案及原则】

1. 教育患者、家属、老师、同学和同事，以及其他和患者有接触的人正确认识和对待该病，给患者在身心上创造正常的生活、学习和工作的安逸环境。

2. 抽动的药物治疗　曾有多种药物用于控制抽动发作，我国现在多首选氟哌啶醇（haloperidol），FDA 批准用于 TS 的抗精神病药物只有氟哌啶醇和匹莫齐特（哌迷清，pimozide）。另外，可乐定（clonidine）抗抽动的效果虽不如氟哌啶醇，但不良反应小，也可与氟哌啶醇合用。最近临床研究证实多巴胺受体阻滞剂 pergolide 和 ropinirole 除能改善抽动外，且对共存的 ADHD 有效。

氟哌啶醇口服应从小剂量开始逐渐增加，0.25～0.5mg/d，逐渐增到 3～4mg/d，部分患者小剂量如 1mg/d 即可获得满意的效果。TS 患者因需长期服用，故须警惕不良反应的发生，包括过度疲劳、体重增加、心境恶劣、帕金森综合征、智力迟钝、记忆障碍、人格改变、感觉似“生性怪癖”。

静坐不能、学校和社会恐怖、性欲丧失、性行为障碍，特别是慢性高剂量用药可出现迟发性运动过多障碍（tardive dyskinesia），突然断药可出现角弓反张。

可乐定初始剂量为 0.05mg/d，逐渐增量到 0.15～0.30mg/d。因可乐定的半衰期为 6 小时，故日剂量需分 3～4 次服用。有穿皮贴剂可以替代多次口服用药，每周更换 1 次即可。与氟哌啶醇数日内即可见效不同，可乐定起效缓慢，需数周甚或更长时间方可显现效果，而大剂量应用见效快，但会出现镇静等不良反应。

其他多巴胺受体阻滞剂如 pergolide 和 ropinirole 也证实对控制抽动和改善 OCD 的症状皆有效。

【预后】

96%的患者于 11 岁以前发病，平均发病年龄为 5.6 岁（3～8 岁最多），至 10 岁时抽动发展至最严重，至 18 岁时 1/2 的患者抽动可停止。抽动持续至成人者，抽动的严重性也明显减轻。抽动不威胁生命，也不会缩短寿命，大部分患者可拥有几近正常的生活，能胜任所从事的任何工作。作家、数学家、音乐家、演员、工程师、运动选手和外科医生中TS患者大有人在。美国某著名篮球和棒球选手是TS患者，前第五任罗马皇帝和音乐神童莫扎特可能是TS患者，贝多芬和毕加索也可疑患有TS，故被认为TS基因可能与高创意、高智慧等杰出的表现有关。

第五章　中枢神经系统脱髓鞘性疾病

第一节　多发性硬化

【概述】

多发性硬化（multiple sclerosis，MS）是一种最常见的中枢神经系统脱髓鞘性疾病，主要临床特征为反复缓解发作的脑、脊髓和（或）视神经受损。常于青壮年发病。西北欧、北美洲发病率高达50/10万～100/10万，亚洲属低发区。

MS的病因不清。自身免疫为本病的重要发病机制，病毒或不明原因的感染可能为诱发因素。

【临床表现】

起病急骤或隐袭。发病年龄以20～45岁多见，偶可见于儿童和中年后期。女性略多于男性。

（一）病程的临床类型

MS的病程变异很大，但按临床发展过程，MS可分为4种临床类型（表5-1），这种分类对指导治疗和临床试验是很重要的，如所有改善疾病的药物（disease modifying drugs）只对复发-缓解型MS有效，而对原发性进行性MS无效。

表5-1　多发性硬化的临床分类

疾病分类	定　义
复发-缓解型（RRMS）	发作性急性恶化但恢复，和复发间隔期呈稳定病程
继发性进行性（SPMS）	先前有RRM患者，出现逐渐进展性神经系统症状恶化，伴有或不伴有附加的急性复发
原发性进行性（PPMS）	从发病始病程即呈逐渐不断的神经系统症状恶化
进行性复发性（PRMS）	从发病病程呈逐渐进展性神经系统症状恶化，但其后有附加复发发作

1. 复发-缓解型MS（relapsing-remitting MS，RRMS）　RRMS是MS最常见的类型，约占85%的患者。以自限性神经系统功能障碍发作为特征，发

作为急性或亚急性发病，急性进展，病情进展持续几天到几周，于其后几周到几个月症状或完全或部分恢复。其后，以不规律的间隔出现多次复发发作。发作间隔期神经系统症状和体征稳定。假如从复发中恢复不完全，患者的神经缺损和残废可积累。高达42%的患者在多次复发后残留的神经系统缺损和残废逐渐增加，说明复发对神经功能缺损的影响。

RRMS的发病年龄为20～30岁，女性多见，男∶女＝1∶2，典型患者症状和体征在几天内发展完全，随后在几周内病情经历稳定和其后改善的过程，改善可以是自发性的或经皮质类固醇治疗后。皮质类固醇促进复发病程恢复的效果随时间的推移而减小。

2. 继发性进行性MS（secondary progressive MS，SPMS） 发病和RRMS相同，但在病程的某一阶段发作频率降低，神经功能障碍呈稳定性恶化，与急性发作无关。

RRMS患者随着时间的发展，可转化为逐渐进展的形式，不可逆的神经功能缺损和残废积累增加。随访的时间越长，患者发展成为进行性疾病的比例也越高。加拿大的研究表明，在MS发病后6～10年，41%的RRMS患者发展为继发性进展相，发病后11～15年间约58%的患者发展成为SPMS。SPMS患者仍可有复发发作添加于进行性病程中。

3. 原发性进行性MS（primary progressive MS，PPMS） 特征是从发病后即呈进行性恶化病程，无复发和缓解出现，神经功能缺损或残废随病程积累增加。PPMS占MS患者的10%～15%，发病年龄约为40岁，较RRMS发病晚，男女性发病率相等。发病年龄和进展速度与SPMS进展相相似。

4. 进行性复发性MS（progressive-relapsing MS，PRMS） PRMS定义为自发病时病程呈进行性，在进展病程中偶可添加急性复发发作，但疾病主要和突出的特点是进展性恶化，PRMS被认为和PPMS极为相似。约10%～15%的PPMS患者有累加的复发。

5. 其他分类和命名

（1）良性MS（benign multiple sclerosis）：15%的RRMS患者发病后15年具有缓和的病程和很少的残废，称为良性多发性硬化。

（2）临床孤立综合征（clinically isolated syndrome）：是相对于临床确诊MS（clinically definite multiple sclerosis，CDMS）而言，是指在单次发作后经改善疾病的药物治疗后，第一个脱髓鞘事件转化为CDMS的情况，这一名词见于临床试验和治疗讨论时。有临床试验发现当接受某药物治疗后，很少患者发生第2次发作，但还不能肯定长期效果，即多少患者在更长时期后转化为有第2次发作CDMS。现有结果证实多数患者在首次发作后，转化为CDMS

在头 5 年，特别是头 2 年。

（二）常见症状和体征

临床表现以硬化斑累及的解剖部位不同而异（表 5-2）。

表 5-2　MS 常见的症状和体征

症状	体征
抑郁	动作性震颤
头晕或眩晕	疼痛，震颤或位置觉减退
疲乏	肌力减退
对热敏感	反射亢进，痉挛状态，Babinski 征
Lhermitte 征	共济失调和平衡障碍
麻木，麻刺感	视力丧失或红色感知障碍，伴有视盘苍白和瞳孔反射缺陷
排尿和膀胱功能障碍	
视觉损伤（单眼或复视）	眼球共轭运动障碍
无力	

典型 RRMS 的首发症状为感觉紊乱，单侧视神经炎，复视（核间性眼肌麻痹），Lhermitte 征，肢体无力，笨拙，步态共济失调和神经源性膀胱和肠道症状。多数患者主诉有疲劳，疲劳特征是午后恶化，且伴有体温的生理性增高。产后出现症状，症状恶化并伴有体温增高（Uhthoff 症状）以及因发烧出现的假恶化提示 MS 的诊断。一些患者有复发性和短暂性刻板性现象（阵发性疼痛或感觉异常，三叉神经痛，发作性笨拙或构音障碍和强直肢体姿态-tonic limb posturing）或精神异常等也高度提示 MS 的诊断。

突出的皮质症状和体征（失语，失用，复发发作癫痫发作，视野丧失和早发性痴呆），锥体外系症状（舞蹈症和僵直）罕有成为突出的临床表现。最终患者会出现认知功能障碍，抑郁，情感不稳，吞咽困难，眩晕，进行性四肢轻瘫，感觉丧失，共济失调和震颤，疼痛，性功能障碍，痉挛状态和其他 CNS 功能障碍的表现。

原发性进行性 MS 患者，常表现为双下肢进行性上运动神经元综合征（慢性进行性脊髓病），但这型变异会逐渐恶化和发展为四肢轻瘫，认知功能障碍，视觉丧失，脑干综合征，小脑、大小便和性功能障碍。

【诊断要点】

（一）诊断原则

1. MRI 的诊断应结合临床和其他辅助诊断手段，放射学和化验室检查包括 MRI、CSF 分析和 VEP 有辅助诊断价值；特别是 MRI 的辅助诊断价值，当临床表现单独不能诊断时，这些检查对诊断至关重要。这些检查可提供不同类型的信息，其价值按所作的诊断情况而定。每项检查都有各自的敏感性和特殊性。

2. 应强调客观的证实病变在时间和空间的散播性（多发性）(dissemination of lesions in both time and space)，以及排除其他临床表现相似的疾病，是诊断典型 MS 的根本。

3. 临床证据主要依赖客观确定的临床体征。但其本身不足以诊断 MS。靠纯临床证据诊断的 MS，若病变在时间和空间（病变部位）上是分离的，仍属"可能 MS"。

4. 更新或明确相关名词的定义

（1）发作（attack）：发作（恶化，复发）是指临床病理确定的炎性和脱髓鞘性质的 MS 病变的神经紊乱发作。为一般临床诊断目的，发作定义为主观报告或客观发现的神经功能紊乱，持续时间不能少于 24 小时。但应排除"假发作"（pseudoattack），如因发热或感染所造成的症状恶化。主观病史提供怀疑 MS 的线索，发现客观的病变方可诊断 MS。单次阵发性发作（如紧张性肌痉挛）不构成复发，但不少于 24 小时的多次发作则可诊断复发。

（2）发作间隔时间：在时间上，分隔两次发作应从第 1 次发作开始时间到第 2 次发作开始的间隔时间至少为 30 天。用以替代原 Poser 的不明确定义（从恢复开始的时间到第 2 次发作开始的时间）。

（二）辅助检查

1. MRI 对诊断 MS 最具有高度敏感性和特殊性。

（1）MRI：MRI 为诊断 MS 可提供多发性部位和时间不同的病变，为此目的至少需符合下列标准，见表 5-3、4、5、6。

表 5-3 MS 病变的 MRI 诊断标准（采用 Barkhof 和 Tintore）

1. 1 个钆增强，或 9 个不增强的 T_2WI 高信号病灶
2. 至少 1 个幕下病灶
3. 至少 1 个白质接合部的病灶（累及皮质下 U 纤维）
4. 至少 3 个脑室旁病灶
注：MRI 的病灶应大于 3mm
1 个脊髓病变可替代 1 个脑病变

表 5-4　MS 脊髓病变的 MRI 诊断标准

1. 无脊髓肿胀或很轻
2. T_2WI 呈高信号，其长度少于 3mm，不超过 3 个椎体。在横断面病变仅占部分脊髓
3. 在某些情况下（如临床孤立综合征，或疾病从发病就呈进行性病程），MRI 发现的脊髓病变能从脑 MRI 补充不完全的信息
4. 在缺少脑病变时，在时间和（或）空间上能确切分清的 2 个或更多脊髓病变与满足诊断标准，但有待前瞻性研究最终确定脊髓影像学诊断 MS 的敏感性和特异性

表 5-5　MS 病变在时间分布的不同（时间的散布）MRI 诊断标准

1. 假如在临床发病后>3 个月作的 MRI 检查，发现 1 个钆增强病变则足以证实时间的散布（dissemination in time），但增强病变不应位于原始临床症状或体征的责任部位。若此时无增强发现，应随访复查增强 MRI，随访时间无严格规定，但推荐 3 个月。此时若能发现 1 个新 T_2WI 病变或是 1 个钆增强病变，就符合时间散布的诊断标准
2. 假如在临床发病后<3 个月作的 MRI 检查，应于临床发病后>3 个月再作 MRI 检查，若发现 1 个新的钆增强病变，则为时间散布提供充足证据。然而，若第 2 次 MRI 未能发现增强病变，则应于第 1 次 MRI 检查后>3 个月再次 MRI 检查（第 3 次），若此时能发现 1 个新的 T_2WI 病变或增强病变，则符合时间散布的诊断标准

表 5-6　MS 病变的 MRI 特征表现

1. 脑病变
T_2 加权和 FLAIR 序列的高信号（多于 10 个）
当病变呈活性炎性时，常被钆造影剂所增强
紧邻脑室的位置（常和脑室垂直）
皮质并列位置（灰-白结合部）（juxtacortical position）
累及脑干、小脑和胼胝体
2. 脊髓病变
长度为 1～2 个锥体节段
横断面呈不完全累及（常为背外侧）
少为钆造影剂所增强
无脊髓水肿
以 STIR 序列看得清楚（STIR＝short tau inversion recovery）

（2）CSF：可提供有关炎症和免疫紊乱的信息，故其临床表现不典型或影像学表现不符合诊断标准时有助于诊断。

（3）VEP：可提供附加支持信息，特别在 MRI 的异常很少（如进行性脊髓病），或当 MRI 异常的特异性较小时（如老年人有血管性危险因素，或异常的 MRI 发现不符合 MS 的 MRI 特殊性诊断标准）。

2. 脑脊液分析

（1）脑脊液（CSF）异常能为临床提供支持病变是免疫和炎症性质的证据，特别是在影像学诊断标准不达标或临床表现不典型时更适用。

（2）CSF 分析不能为病变的时间或空间散播性提供任何信息。

（3）为诊断 MS，CSF 异常的定义（等电聚焦电泳最佳）为：

1）存在寡克隆 IgG 带，与血清中存在的寡克隆 IgG 带的差数。

2）和（或）IgG 指数增高：其计算方法为：

$$\text{脑脊液（CSF）IgG 指数}=\frac{\text{CSF IgG/血清 IgG}}{\text{CSF 白蛋白/血清白蛋白}}$$

其正常值小于 0.7。

3）淋巴细胞增高必须$<50/mm^3$。

（4）不同实验室的 CSF 分析的质量不尽相同，不可靠的测定可导致不正确的诊断。

3. VEP

（1）典型的 MS 异常 VEP 表现为 P_{100} 潜伏期延长，但波形保持完好。

（2）异常 VEP 能为临床提供第 2 病变的客观证据，但只适用于临床上无视觉通路受累的情况。

（3）与 MRI 和 CSF 一样，VEP 的检查质量和结果正确，以及专业化的解释至关重要。

（4）其他类型的诱发电位（BAEP 和体感诱发电位），对诊断 MS 无任何帮助。

（三）诊断标准

在排除诊断的基础上按诊断标准进行诊断。2001 年国际 MS 诊断组制订的 McDonald 诊断标准（方案）（表 5-7）。

表 5-7 McDonald 的 MS 诊断标准（2001）

临床表现	诊断 MS 尚需附加的资料
2 次或更多次发作 2 个或更多个客观的临床病变	无须；临床证据足够 （最好有符合 MS 的辅助资料）
2 次或更多次发作 1 个客观的临床病变	多部位的播散性病变，由下列之一证实： （1）MRI 标准所见 （2）MRI 有 2 个或更多个符合 MS 的病变附加阳性脑脊液 （3）等待不同部位再出现临床发作

续表

1 次发作	不同时间的播散性病变，由下列之一证实：
2 个或更多个客观的临床病变	(1) MRI
	(2) 2 次临床发作
1 次发作	1. 多部位的播散性病变，由下列之一证实：
1 个客观临床病变	(1) MRI
(单症状临床表现；临床孤立综合征)	(2) MRI 有 2 个或更多个符合 MS 的病变，附加阳性脑脊液
	2. 不同时间的播散性病变，由下列之一证实：
	(1) MRI
	(2) 2 次临床发作
隐袭起病缓慢进展的神经系统症状	1. 阳性脑脊液发现
和体征，怀疑为 MS	2. 多部位的播散性病变，由下列之一证实：
	(1) 脑 MRI 的 T_2WI 发现 9 个或更多的 MS 病变
	(2) 2 个或更多个脊髓病变
	(3) 4～8 个脑和 1 个脊髓的 MS 病变
	(4) VEP 异常和 4～8 个 MRI 的 MS 病变
	(5) VEP 异常和<4 个脑病变加 1 个脊髓的 MRI 显示 MS 病变
	3. 不同时间的播散性病变，由下列之一证实：
	(1) MRI
	(2) 持续性进展超过 1 年

注：(1) 能满足诊断标准者，可诊断 MS；若诊断标准不能完全满足，则诊断为“可能 MS”(possible MS)；若诊断标准完全不能满足，则诊断为“非 MS”(not MS)；

(2) 若 MRI 和脑脊液检查结果皆阴性，则无须其他辅助检查，这种情况下诊断 MS 需特别小心，应考虑和排除其他疾病和鉴别诊断；

(3) MRI 表明的空间散播必须满足上述 Barkhof 和 Tintore 的 MS 病变的 MRI 诊断标准（表 5-4）；

(4) CSF 阳性是指上述等电聚焦电泳发现的寡克隆带和增高的 IgG 指数；

(5) MRI 表明的时间散播需满足上述 MS 病变在时间分布的不同（时间的散布）MRI 诊断标准（表 5-6）；

(6) 异常 VEP 指 P_{100} 的潜伏期延长，波形保持完好；

(7) 该标准主要适用于 10～59 岁的患者

（四）鉴别诊断

多发性硬化的诊断应与急性播散性脑脊髓炎、血管性脑白质疏松症、单纯疱疹病毒脑炎、脑寄生虫病、脑血管炎以及原发性中枢神经淋巴瘤、肺癌转移等相鉴别。

【治疗方案及原则】

（一）治疗目的

1. 预防由于疾病进展造成的残废。

2. 降低复发的频率、严重性和间隔时间。

3. 缓解症状。

4. 促进修复过程和恢复功能。

（二）治疗策略

1. 急性复发　高剂量的糖皮质激。

2. 临床孤立综合征，有发展为临床确定 MS 的危险。

3. 复发-缓解型 MS

（1）一线药物：β-干扰素，glatiramer acetate。

（2）二线药物：静脉注射免疫球蛋白，咪唑硫嘌呤（azathioprine），米托蒽醌（mitoxantrone）。

（3）严重复发和进展：米托蒽醌。

4. 继发性进行性 MS

（1）进展：β 干扰素，米托蒽醌。

（2）二线药物：环磷酰胺（cyclophosphamide）。

5. 原发性进行性 MS　未确定。

6. 进行性复发性 MS　米托蒽醌。

（三）调整疾病治疗（disease modifying therapies）药物的评价

1. 糖皮质激素（glucocorticoids）

（1）糖皮质激素对多发性硬化急性发作期有加速功能恢复的短期效果，故对所有 MS 急性发作的患者，应用糖皮质激素是适当的。

（2）短期应用糖皮质激素对长期的功能障碍无任何效益。

（3）目前，没有肯定的证据表明糖皮质激素的给药途径和剂量（至少目前曾使用的剂量）。

（4）对复发-缓解型 MS，长期规律脉冲样间断（定期）给予糖皮质激素可能有益（甲基泼尼松龙常用剂量为，静脉滴注，500mg/d，共 5 天。或每日 1g，共 3 天。在静脉治疗结束后，可服用小剂量片剂 2～3 周。口服大剂量甲基泼尼松龙片剂治疗也有效）。

2. β-干扰素（interferon beta，IFNβ）

（1）对 MS 患者或临床孤立综合征但有发展为 MS 的高危患者，使用 IFNβ 被证实能减低发作的频率（无论从临床或从 MRI 评定）。IFNβ 治疗产生的疗效表现在 MRI T_2WI 病变测定的疾病严重性，可能也减慢持续进展的功能残废。

（2）在任何有发展成为临床确定 MS（clinical definite MS，CDMS）的高

危患者，或已经是 RRMS 或 SPMS 和仍然处于复发的患者给予 IFNβ 都是恰当的。IFNβ 对没有复发的 SPMS 患者的效应尚未肯定。

（3）MS 的某些患者（如多次发作或疾病的早期阶段）可能比其他患者更适合治疗，但证据不足。

（4）应用 IFNβ 治疗 MS 可能存在剂量-反应曲线，然而，部分表面的剂量-效果是由于应用 IFNβ 的频率，而不是由于剂量。

（5）IFNβ 的给药途径可能无临床的重要性，至少和疗效无关。但副作用与用药途径有关。不同类型的 IFNβ 无临床差别，但有待进一步研究。

（6）IFNβ 用于治疗 MS 患者会产生中和抗体（neutralizing antibody，NAb），IFNβ-1a 的 Nab 产生率要比 IFNβ-1b 少。Nab 的生物效应尚无定论，可能会减低 IFNβ 的疗效。皮下和肌内注射给药是否有区别尚不清楚。应用 IFNβ 的 MS 患者测定 Nab 的临床价值不肯定。

3. glatiramer acetate

（1）glatiramer 用于 RRMS 患者被证实可减少发作率（临床和 MRI 评定），如 MRI T_2WI 测定的疾病严重性，以及减慢持续残废的进展。

（2）任何 RRMS 患者应用 glatiramer 治疗是适当的。对进行性 MS 使用 glatiramer 可能有帮助，但证据不足。

4. 环磷酰胺（cyclophosphamide）

（1）脉冲（pulse）环磷酰胺治疗似不能改变进行性 MS 的病程。

（2）年轻进行性 MS 患者应用脉冲加环磷酰胺作增强治疗，可能有些许效果。

5. 甲氨蝶呤（methotrexate）　甲氨蝶呤治疗 MS 的临床证据有限，有一临床试验考虑甲氨蝶呤对进行性 MS 的病程有改善效应。

6. 硫唑嘌呤（azathioprine）

（1）有限的几个临床研究资料结果不一致，硫唑嘌呤有可能减低 MS 患者的复发率。

（2）硫唑嘌呤对残废进展的效应还未被证实。

7. cladribine

（1）cladribine 可减低复发性进行性 MS 患者的 MR 增强病灶。

（2）cladribine 处理不能改变疾病的预后，既不能改变发作的频率也不能延缓疾病的进展。

8. 环孢素（cyclosporine）

（1）环孢素可能对进行性 MS 提供一些治疗效应。

（2）然而环孢素治疗经常出现不良反应，特别是肾毒性，与有限的疗效相比，危险/效益比值（risk/benefit ratio）超过可接受作为治疗手段的范围。

9. 米托蒽醌（mitoxantrone，novantrone）

（1）米托蒽醌可能减低复发性 MS 患者的发作频率。在疾病早期米托蒽醌的潜在毒性可能超过其临床效益。

（2）米托蒽醌可能对控制疾病的进展有益，但其临床效益尚未确定。

（3）米托蒽醌的不良反应和注意事项：

1）米托蒽醌常见的和容易处理的不良反应包括暂时性白细胞减少和肝酶增高，恶心、脱发、尿蓝染和尿路感染；更严重的不良反应包括闭经、严重感染、心脏毒性和毒性白血病，发病率虽低，但危及生命。

2）目前，美国 FDA 和生产厂家（Serono，Inc. for novantrone）已更新该药的说明书，强调使用该药时必须进行心脏监护。

3）心脏监护应使用超声心动图（echocardiogram）或多通路放射性核素血管造影（multiple gated radionuclide angiography，MUGA），特别应监测左心室射血系数（left ventricular ejection fraction，LVEF）。

4）见于以上情况，从危险/效益比（risk/benefit ratio）和效益/费用比（cost-effectiveness benefit/cost ratio）以及需心脏科协助处理增加工作难度，所以该药不适合国情，不宜试用和应用。

免疫调节药物的剂量和不良反应见表 5-8。

表 5-8 免疫调节药物的剂量和不良反应

药名	参考剂量	不良反应
干扰素 β-1a（avonex）	30mg，每周 1 次	感冒样症状 检测 CBC 和肝功能
干扰素 β-1a（rebif）	22～44mg，每周 3 次	感冒症状和注射部位反应检测 CBC 和肝功能
干扰素 β-1b（betaseron）	0.25mg sc，隔日 1 次	同上
glatiramer	20mg sc，每日 1 次	注射部位反应和良性系统反应无须血常规监测
米托蒽醌（mitoxantrone）	5～12mg，iv，每 3 个月 1 次	轻度化疗相关反应，心脏毒性，轻度增加白血病危险

（四）新型 MS 治疗药物——那他珠单抗（natalizumab）

那他珠单抗是对抗 4 整联蛋白（4 integrins）的重组单克隆抗体，是治疗 MS 的第一个选择性免疫调整剂，是基础研究应用到临床实践的样板，是治疗免疫疾病 MS 新进展的代表。该抗体能阻断激活的 T 细胞粘连到内皮细胞，从而减低 MS 斑的炎性反应。除治疗 MS 外，那他珠单抗也可用于治疗 Crohn

病和类风湿性关节炎。该药的疗效远远超过现有其他治疗MS的药物，但在临床应用过程中，少数患者因发生致死性进行性多灶性白质脑病（PML）而中断应用。

【临床要点】

1. 对临床疑似MS的发作必须进行MRI检查，或3个月后复查以利于早期诊断。

2. 应使用皮质类固醇治疗，以期缩短MS复发的时间和促进恢复。

3. 应尽早使用疾病调节治疗（disease-modifing treatment），以减少不可逆的轴突损害。

4. glatiramer和干扰素有不同的作用机制，患者对β-干扰素有不良反应时，应考虑glatiramer治疗。

5. 恶性MS患者可考虑米托蒽醌治疗，该制剂有急性短期不良反应和严重的长期不良反应，特别是心脏毒性。

6. 那他珠单抗（natalizumab）被临床试验证实其疗效远远超过现有其他治疗MS的药物，虽有关疗效和不良反应的某些问题尚有待解决，特别是致死性PML严重不良反应（发生率1/1000），该药若能获得批准用于临床，应该在严格控制、患者知情、得到监护和保护的情况下使用，并严密监护PML等机会感染疾病的发生。

第二节 急性播散性脑脊髓炎

【概述】

急性播散性脑脊髓炎（acute disseminated encephalomyelitis，ADE）亦称为感染后、出疹后、预防接种后脑脊髓炎（postinfectious，postexanthematous，postvaccinal encephalo-myelitis），系指继发于急性感染、麻疹、水痘、天花、风疹等出疹性病毒疾病或预防接种后出现的急性疾病。ADE呈单相病程，区别于多发性硬化。病因不明。属免疫介导脱髓鞘性疾病。

【临床表现】

急性或亚急性起病，几天内达到顶峰，可有前驱症状如肌痛等。

ADE为多灶性中枢神经系统疾病，临床可表现为中枢神经系统弥散受累的症状和体征，若某一部位或几个部位受损则更严重，可出现各种不同的临床综合征，如脑炎综合征，脑膜炎综合征，脑干、小脑和脊髓损害为主的临床综合征，也可表现为周围神经病。

按病变部位、发病快慢和病情轻重，临床上可分为几型：

1. 脑膜炎型 脑膜炎综合征是所有临床类型的早期表现，故最多见。一些病例终止于脑膜炎阶段不再进展。

2. 脑炎型 脑膜炎并发或发展为脑实质受累表现为脑炎综合征，症状有反复发热、头痛、嗜睡和癫痫样发作。意识障碍一般于发病后数小时内出现，严重病例可进展为木僵、谵妄和昏迷。局限性运动和感觉缺陷很常见。且多不对称，如不同程度的失语偏瘫和其他局限体征。颅神经麻痹特别是视神经炎或小脑病损的症状和体征，在某些病例可成为主要的临床表现。脊髓损害的症状和体征则更常见，可表现为急性横贯性脊髓炎。

3. 急性出血性白质脑炎（acute hemorrhagic leukoencephalitis） 急性出血性白质脑炎系暴发性和致死性脑炎综合征，是 ADE 所有类型中最凶险的类型。临床表现为突发性发热和头痛，随之出现神经系统症状，包括癫痫发作，病情迅速进展，于数小时或数天内从嗜睡进展至昏迷。严重的局限性神经系统体征很常见，提示脑半侧受累更重。全身症状明显，高热和周围血象白细胞明显增高。80%的病例死亡。

4. 脊髓炎型 ADE 的脊髓累及比脑干和小脑更常见，脊髓病损可为播散性，但更常见的是急性横贯性脊髓炎（ATM）。亦可表现为上升性脊髓炎、弥散性或斑状脊髓炎或局限性脊髓炎。ADE 的 ATM 可急性发病，历时几小时；也可亚急性发病，历时 1～2 周。

5. 其他类型 ADE 亦可表现为急性小脑性共济失调者，特别是儿童的疹热病。水痘后 ADE 中 1/2 的病例表现为急性小脑性共济失调，而麻疹和疫苗的 ADE 则多表现为脑和脊髓受累的临床综合征。

【诊断要点】

（一）诊断

有感染、出疹或预防接种史和典型的临床表现，结合实验室检查，在排除其他疾病的情况下可以作出临床诊断。

（二）实验室检查

1. EEG 可见轻度到严重弥散性 4～6Hz 高电压慢波，无特异性。

2. 脑脊液检查 轻度单核细胞增高，蛋白增高，糖正常，60%的患者髓鞘碱性蛋白（myelin basic protein）含量增高，10%的患者 IgG 增高。急性出血性白质脑炎患者脑脊液可见红细胞增高。

3. 影像学检查

（1）CT：可正常，可表现有白质斑块状低密度，也可见局限或弥散性皮质增强。

（2）MRI：较 CT 敏感，有助于早期诊断。T_2 加权像可见脑和脊髓多发性高信号病变，多呈对称，主要累及皮质下白质，小脑、基底节和丘脑也可累及。一般可增强，但环状增强罕见。

（三）鉴别诊断

需与病毒性脑炎，特别是单纯疱疹脑炎、脊髓灰质炎、Reye 综合征等相鉴别。

【治疗方案及原则】

应用大剂量皮质类固醇类激素或静滴 IgG 0.4g/（kg·d），5 天为一个疗程。常可抑制疾病发展，迅速改善神经症状。但在神经症状改善后，激素剂量不宜减量过快。大剂量皮质类固醇类激素治疗失败的患者，可考虑血浆置换治疗。

第三节 中央脑桥髓质溶解症

【概述】

中央脑桥髓质溶解症（central pontine myelinolysis，CPM）是传统的称谓，最近发现病损也可累及脑桥外组织，称为脑桥外髓质溶解症（extrapontine myelinolysis，EPM），当二者共存时称为 CPM/EPM。按发病机制可通称为渗透性髓鞘溶解症（osmotic myelinolysis）或渗透压性脱髓鞘综合征（osmotic demyelination syndromes）

【临床表现】

（一）中央脑桥髓质溶解症

一般呈双相（biphasic）病程，开始第一阶段为脑病或表现为低钠脑病，表现为癫痫发作等。当低钠被矫正后很快恢复。但于几天后再次开始恶化。

CPM 开始的症状（第二阶段）：包括构音障碍，吞咽困难（继发于皮质延髓束受累），迟缓性四肢瘫（皮质脊髓束受累），随后变为痉挛性瘫，皆由于累及脑桥基底部（basis pontis）。若病变扩展到脑桥顶盖部，可出现瞳孔和眼球运动障碍。病变大时可出现意识障碍，表现为“闭锁综合征”。当 EPM 存在时，临床表现则较混乱，EPM 的症状可混杂在 CPM 上，或先于 CPM 出现，其可能是精神、行为障碍或运动疾病。

总结：凡遇重症患者，无论是否为酒精中毒、营养不良，还是系统疾病、患者在几天内出现精神混乱、假性延髓麻痹和假昏迷（闭塞综合征），都应考虑为 CPM。

（二）脑桥外髓质溶解症（extrapontine myelinolysis，EPM）

1. 病理改变和 CPM 相同。EPM 可出现在无 CPM 的情况下，单独 CPM

病例占1/2，CPM/EPM占3/5，单独EPM占2/5。病变多为对称性，不同部位的病变年龄一致。CPM和EPM有相同的病理、发展和时间过程，不同的只是累及解剖部位和临床表现。

2. EPM累及解剖部位以多寡为序如下：脑桥，小脑，外侧膝状体，外囊，极外囊（extreme capsule），海马，壳核，大脑皮质或皮质下，丘脑，尾状核。少于10％的部位有：屏状核，内囊，中脑，内髓板，乳头体，延髓。

3. EPM的运动疾病 常见的有缄默症、帕金森综合征、肌紧张不全和紧张症（catatonia）。

EPM的运动疾病的进展，常从一种运动疾病转换为另外一种。紧张症可持续几天而后为帕金森综合征所代替，痉挛性四肢瘫持续数周后自发缓解，而随之出现紧张症。痉挛性四肢瘫伴有位置性肢体震颤和肌阵挛患者可进展成为帕金森综合征伴有指（趾）痉征，并最终成为永久性的帕金森综合征伴肌紧张不全。帕金森综合征伴锥体系功能障碍患者可于4个多月缓解，而替代以暂时性颈后仰性肌紧张不全和口下颌肌紧张不全，以及永久性的上肢局限性肌紧张不全伴痉挛性发音困难。

EPM的运动疾病是渗透压脱髓鞘综合征的可治疗情况，如多巴胺能药物治疗能改善帕金森综合征的症状。

（三）其他渗透压脱髓鞘疾病

其他和CMP/EMP相关神经系统的疾病包括大脑皮质硬化、脊髓后束受累。

【影像学表现】

脑MRI是发现CPM病变的首选，特征的CPM表现为在脑桥基底部可见T_1WI低信号和T_2WI高信号，脑桥顶盖和腹外侧部不受侵犯。T_2WI病变呈特征的形态，在横切面常为三角状，称作三叉戟征（trident），而在冠状切面其形态貌似蝙蝠翼（bat's wing）。

【临床相关疾病】

1. CMP/EMP 传统认为发生在酗酒者、营养不良患者，以后发现也可发生在其他严重疾病和某些手术后，甚至发生在患精神性多饮的初学走路的儿童。但血钠低是最常见的生化异常，但在某些有相似渗透压改变的疾病并不出现该综合征。合并CMP/EMP的常见疾病见表5-9。

2. 酗酒者见于40％的病例。可与Marchiafava-Bignami病并存，不常与Wernicke脑病并存。酒精可抑制抗利尿激素（antidiuretic hormone，ADH），从而干扰钠/水的调节，故多见。

表 5-9 合并 CMP/EMP 的常见疾病

酗酒者（普遍）
营养不良（普遍）
长期应用利尿药（经常）
精神性烦渴（急性者，罕见）
烧伤（不经常，多发生在高血钠的情况下）
肝移植后（已被认识）
垂体瘤术后（罕见）
泌尿外科手术或妇产科手术，特别在输入甘氨酸的情况下（罕见）
Wilson 病

3. 其他 2%的肝移植患者出现 CMP/EMP，是临床低估的数值，尸检发生率更高，肝移植的神经系统合并症值得研究。肾透析患者发生率低，这可能和尿素能容易地通过细胞膜作为“无效溶质”（ineffective solute）有关。糖尿病患者虽有明显的渗透压浓度改变，但发生 CMP/EMP 的几率很低（9/757）。

【病理】

（一）病变部位

病理改变主要累及脑桥基底的中央部，严重病例也累及顶盖。最初认为病理过程始于脑桥中央近中缝处（median raphe），后病变向四周扩展累及脑桥基底。病变可向上扩展及中脑，但罕有累及脊髓者。横向可累及 2 个锥体，病变局限于三叉神经起源的基础上。其中心位于围绕脑干 CSF 间隙等距离的中心点。该部位被认为是白质和灰质成分混合最多的部位，EPM 也同样出现在灰质和白质并行混合的部位。与中毒和代谢病相同，病损部位是对称和固定的。

（二）组织病理学改变

病变表现为对称的髓鞘损坏，影响病变处的所有纤维束，伴随少突神经胶质细胞丧失，无炎性浸润。

【病原和发病机制】

病原的基础是生化紊乱。1976 年发现过快地矫正慢性低钠是病原因素。后也得到动物实验的证实，还发现矫正长期的高血钠也可出现 CPM。

发病机制不详，一般认为是在有机渗透溶质（osmolytes）缺陷的情况下，过快地矫正慢性低血钠时，脑细胞特别是少突神经胶质细胞有细胞皱缩和发生脱髓鞘的危险。所以 CPM/EPM 不是发生在所有疾病的患者，而只是发生在某些疾病状态下，如酗酒和营养不良，认为这些患者有全身性的有机渗透溶质缺陷。

【治疗方案及原则】

（一）治疗

1. 对症治疗和支持治疗 目前对该综合征的认识和诊断及治疗手段提高，能及时发现轻型病例，患者可望存活和一定程度的恢复。

2. “再诱发低血钠”（reinduction of hyponatremia）治疗 最近有报告早期发现及时给予“再诱发低血钠”（reinduction of hyponatremia）治疗。在12小时静脉给5%葡萄糖2L（2000ml），使血钠从132mEq/L降低到120mEq/L，48小时内患者的症状得到近全恢复。

（二）预防

审慎矫正低血钠是主要原则。

1. 急性低血钠 矫正速度较快，很少发生CPM/EPM，但实际情况下很难确定患者是否确为急性低血钠，故皆应以慢性低血钠处理为宜。

2. 低血钠的定义（表5-10）

表5-10 低血钠的定义

（1）低血钠（hyponatraemia）：Na^+＜136mmol/L
（2）严重低血钠（severe hyponatraemia）：Na^+＜120mmol/L
（3）急性低血钠（acute hyponatraemia）：在少于48小时期间内出现低血钠，或低血钠发展速度＞0.5mmol/h
（4）慢性低血钠（chronic hyponatraemia）：在大于48小时期间内出现低血钠，或低血钠发展速度＜0.5mmol/h

紧张度（tonicity）是有效克分子渗透压浓度（effective osmolality）的同义词，总克分子渗透压浓度能诱发穿膜水运动的那部分。

3. 慢性低血钠的处理

（1）关于矫正低血钠的速度，有很多不同的推荐数值和公式。

（2）目前常用和实用的数值为：每日矫正血钠不超过10mmol/L，最近介绍不超过每日8mmol/L。开始矫正时，最好使患者稳定在轻度低钠状态，实际不可能确定绝对安全的矫正水平，应视患者具体情况和反应随时调整。

（3）最佳方法：按照患者症状的严重性，提高血清钠每3小时在1～3mmol之间（最大）。应用下列公式可计算出所选用的输入盐类的输入速度，然后每3小时测定血清的钠浓度。在无症状的患者，矫正速度不能超过10mmol/(L·d)。

$$\text{血清 }Na^+\text{ 的改变}=\frac{（\text{输用的 }Na^+ + \text{输用的 }K^+）-\text{血清 }Na^+}{\text{身体的总水量（L）}+1}$$

【临床要点】

1. 对需要静脉输液的病情严重的患者，当病情恢复不能和预期结果一致时，应考虑该综合征的可能。

2. 对需要静脉输液的病情严重的患者，出现“精神”症状时，即或MRI检查正常时也应考虑该综合征的可能。

3. 为避免该综合征的出现，纠正低 Na^+ 不宜超过10mmol/（L·d）。实际上，可能没有“安全”的纠正低钠的速度，在临床实践中，应定时和谨慎地验证纠正低钠的限定值和随时进行调整。

4. 预后不总是不良，早期发现积极治疗有恢复的可能。

5. MRI改变可能拖延出现。

6. MRI所见的严重性无预后价值。

7. EPM可能有几种不同的表现形式，临床症状能进展几天，某些症状是可治疗的。

8. 应提高对该综合征的认识，凡遇该综合征的病例应进行多学科的讨论，以期互相提高和达到共识。

第六章　癫　　痫

【概述】

癫痫发作（epileptic seizure）是大颅神经元反复的、自限性、过度的和（或）超同步化电发放，导致一过性脑功能障碍的临床表现。癫痫疾病（epileptic disorder）是指某一种以反复性癫痫发作为特征的慢性神经综合征。

我国患病率为4.4‰（1993），年发病率为35/10万（1986）。据WHO报告就年龄而言有两个高峰，即10岁以前和60岁以后。癫痫发作是多种病因引起的。主要的治疗方法为应用抗癫痫发作药控制发作。经过正规的抗癫痫药物治疗，80%的患者可以完全缓解，其余20%在适应证明确、癫痫灶定位确切的情况下可以考虑外科治疗。但癫痫患者能被正确诊断和接受正规治疗者只有50%左右。

【临床表现】

（一）癫痫发作的类型

1. 强直阵挛发作　特征为突然丧失意识，伴以躯干和四肢的肌肉伸直性强直性收缩（强直期），呼吸肌受累可出现“癫痫哭声”以及呼吸停止和青紫，其他相关肌肉受累可出现咬伤舌和尿失禁，此期患者血压增高、心律加快和流涎。肌肉强直性收缩持续短时间后出现短暂的肌肉松弛，随后变为短暂的肌肉强直性收缩和松弛交替发生（阵挛期），肌肉松弛期逐渐延长，最后肌肉强直性收缩停止，发作共持续数分钟。发作后（发作后期）患者可有短暂的意识不清和昏睡，此后可主诉头痛和肌肉酸痛，其他恢复如初。少数患者于发作前几分钟或几小时有性质不清的先驱症状，如焦虑、易激惹、注意力不集中、头痛和腹部不适感等。症状性全面强直阵挛发作多由局限性发作或有定位价值的先兆发展而来，于发作后可出现暂时性轻偏瘫（Todd麻痹）、黑朦或失语。

2. 部分性发作　首发起源于一侧半球的局限范围内神经元放电。临床上有单纯部分性发作和复杂部分性发作，单纯部分性发作为局限性，此时意识清楚；而复杂部分性发作在发作时为双侧性发放，至少在双侧额、颞叶，此时意识状态出现不同程度的障碍。

3. 局限性运动症状发作　最常见于一侧口角及上肢，因其在运动皮质代表区最大，发作可严格限于局部；也可以从局部开始，最常见于一侧口角或手指，在发作过程中逐渐扩展至整个半身，称 Jackson 发作，但不应扩展至全身。如扩展至全身应称为部分性发作继发全面发作。

4. 躯体感觉或特殊感觉发作　临床上较少见，嗅幻觉较多见，视、听感觉发作可以是单纯的闪光、亮点、音调等，也可以是结构性幻觉，如成形的幻视和成为曲调的音乐，后者更为罕见。

5. 自动症　在轻度意识障碍或无知觉的情况下出现重复性固定的简单动作，如咀嚼、吞咽、咂嘴、搓手；也可以是原有动作的继续；少见的情况下出现一些似有目的的行为，如似在做家务事。也可以表现为语言自动症。

6. 失神发作　为突然的活动中断，凝视，持续数秒，突然恢复，仍可继续原来的动作或谈话。而不典型失神的发生是短时逐渐的，发作后的恢复也是逐渐的，有数秒茫然期。两者最主要的区别在于失神发作时脑电图表现为两侧对称同步的 3Hz 棘慢复合波，而非典型失神为不规则棘慢复合波、快活动或其他暴发性活动，虽为两侧性的，但时常不对称或不同步。

7. 肌阵挛发作　为突然短暂闪电样肌肉收缩，可以为一块肌肉，一组肌肉，一个肢体或全身。常出现手中东西掉下或突然跌倒。每次发作持续时间很短不到 1 秒，但可以成串发作。

8. 失张力发作　为肌张力突然低下，导致头下垂、下颌松弛、肢体下垂，可以缓慢倒地。

（二）癫痫综合征

因脑构造性病变造成的称为症状性癫痫综合征，被认为是症状性癫痫，但病原尚未确定者称为隐源性癫痫综合征。

1. 大田原综合征（Ohtahara syndrome）　发病于小婴儿，半数以上发病在生后 1 个月以内。发作形式表现为角弓反张姿势的强直痉挛发作。脑电图表现为间隔 3～4 秒的慢波和棘波暴发。

2. 婴儿痉挛（West 综合征）　发病于 1 岁以内。以强直痉挛发作为特点。表现为快速头前屈，弯腰，两臂前伸或屈肘，双手握拳，下肢屈至腹部。发作期间脑电图为高度节律失调。

3. Lennox-Gastaut 综合征　起病于 1～7 岁，3～5 岁为高峰。有三大特点：①同一病儿有多种发作形式，包括强直发作、不典型失神发作、失张力发作及肌阵挛发作。②智力进行性衰退。③脑电图表现为慢棘慢复合波（1～2.5Hz）。

4. 良性中央回发作　具有中央颞区棘波的小儿良性癫痫，发病于 3～13 岁，以 5～10 岁为高峰。有三大特点：①非常局限的部分性运动发作，以一侧口角及手抽动为主，多在或仅在入睡后发作。②智力不受影响，青春期后自愈。③睡眠中限于一侧中央及中颞区有散在棘波。

5. 儿童期获得性癫痫性失语（Landau Kleffner 综合征） 3～9 岁发病，首发症状多为进行性获得性失语，失语为运动性言语（表达和重复）障碍，听读感觉性失语和命名困难，其他智力和学习能力无任何影响，2/3 有多动症，75%的患儿于失语后出现癫痫和 EEG 异常。部分患儿癫痫可先于失语出现，约 30%的患儿无癫痫发作。预后良好，10～15 岁癫痫停止，1/2 的患儿数月～数年言语困难恢复。多数于成年期言语恢复，只 20%遗有些许言语障碍。6 岁后发病预后好。

6. 额叶癫痫 从新生儿至成人均可发病。发作短暂，起始和终止皆突然，发作多呈丛集性和多于夜间发作，表现为多种多样的奇异的运动性动作和复杂部分性发作，常见似有目的的自动症，多有继发性全身发作。也可以表现为姿势性发作。头皮脑电图记录于非发作期很少发现异常。

7. 颞叶癫痫 主要发病于青少年期（10～20 岁）。临床表现：①口及消化道的自动症；②具有自主神经症状的单纯部分性发作，如腹部气向上冲；③特殊感觉异常，如嗅、听幻觉或错觉；④情感、认知、记忆功能障碍发作。脑电图在一侧前颞区有棘波发放，发作时为双侧额、颞叶或全脑发放。

8. 枕叶癫痫 可发病于儿童及成人。从视觉先兆开始，如半侧视野（有时为全视野）黑朦、闪光、光幻视，以及视错觉。而后双眼及头向对侧偏转，全身强直或强直阵挛发作。发放扩散至颞叶及（或）额叶，可以出现相应发作。脑电图可见头后部有棘波发放。

（三）癫痫持续状态

癫痫持续状态是在短时间内一系列重复性发作，两次发作间意识障碍不恢复或持续性发作，至少 30 分钟。年发病率为 41/10 万～61/10 万，1 岁以内及 65 岁以上发病率最高。15%的癫痫患者曾有癫痫持续状态，10%～20%的儿童癫痫患者至少曾有 1 次癫痫持续状态。9%的癫痫儿童以持续状态为首发症状。

癫痫持续状态的分类见表 6-1。

表 6-1 癫痫持续状态的分类

全面性癫痫持续状态
全面性强直阵挛癫痫持续状态
阵挛性癫痫持续状态
失神性癫痫持续状态
强直性癫痫持续状态

续表

肌阵挛性癫痫持续状态
局灶性癫痫持续状态
Kojevnikov 部分性持续性癫痫
持续性先兆
边缘性癫痫持续状态（精神运动性癫痫持续状态）
伴偏侧轻瘫的偏侧抽搐状态

【诊断要点】

（一）诊断步骤和程序

癫痫（epilepsies）是多种疾病引起的一组包括多种发作（seizures）类型的“病症”或综合征（syndromes），目前还没有诊断的金标准。对于一个有发作性（ictus）症状的患者首先应确定是否为癫痫发作（epileptic seizure）？如果是癫痫发作，是什么发作类型？属于哪种癫痫综合征？是特发性的还是症状性的？若是症状性的，其病因是什么？

（二）病史和特殊检查

1. 病史及体检　详细的病史对诊断及分型是十分重要的。但在多数患者发作时有意识障碍，自己难以叙述发作时的病史。因此，患者亲属或目击者的叙述十分重要。尽可能请他们描述发作前、发作中以及发作后的详细细节，并请患者补充发作前的感受，这有助于判断是否有先兆以及发作后的症状。每次发作持续时间一般仅 3～5 分钟，不可能持续很长时间。每次发作的表现有助于判断是单一类型的发作还是有一种以上的发作类型，后者常见于儿童患者。此外发作频率、可能的诱因、家庭史都是必须要询问的内容。

详细的神经系统检查和全身体格检查有助于发现可能的病因。

2. 实验室检查　根据病史和体检提供的线索，作有针对性的实验室检查。

（1）脑电图：脑电图检查是必需的。癫痫样波（棘波、尖波、棘慢复合波）可以作为癫痫的诊断依据，但必须结合临床。上述波形同样可见于非癫痫性疾病，甚至健康人。常规脑电图仅可在 30%～40%的患者中发现癫痫样波。必要时应作 24 小时脑电图监测或录像脑电图监测，尤其是后者对癫痫的鉴别诊断及分型有重要价值。

（2）神经影像学检查：CT、MRI、MRA 可有助于发现癫痫的病因，但对癫痫本身的诊断无任何意义。

（3）单光子断层扫描（SPECT）和正电子断层扫描（PET）：癫痫灶在发作间期呈现局部脑血流量下降和葡萄糖代谢降低，反之在发作时两者均增高。

因此可以作为外科治疗前手术定位的一种检查，但不能仅仅依靠这两种检查的结果定位。SPECT 及 PET 对癫痫本身的诊断及病因诊断没有价值，因为同样的结果可以见于多种非癫痫性疾病。

（三）病因诊断

癫痫可由多种病因引起，病因多是与年龄相关的，见表 6-2。

表 6-2 癫痫与年龄相关的病因

生后第 1 周
围生期缺氧
围生期外伤（常为颅内出血）
婴儿中枢神经系统感染
大脑畸形
低血钙
低血糖
其他婴儿代谢异常
生后第 2 周
婴儿中枢神经系统感染
颅内感染并发电解质紊乱
低血钙
核黄疸
大脑畸形
生后第 3 周至 3 个月
中枢神经系统感染
中枢神经系统感染后硬膜下积液
大脑畸形
生后 4 个月至 2 岁
热性惊厥
中枢神经系统感染
早期中枢神经系统损害后遗癫痫
脑血管病变：动脉阻塞、静脉血栓
先天性代谢异常
神经皮肤综合征
3～10 岁
良性外侧裂癫痫（功能障碍的易感作用）

续表

原发性全身型癫痫（功能障碍的易感作用）
早期中枢神经系统损害后遗癫痫
头部外伤
先天性代谢异常
神经皮肤综合征
中枢神经系统感染
中枢神经系统中毒（铅等）
11～20 岁
原发性全身性癫痫（功能障碍的易感作用）
头部外伤
早期中枢神经系统损害后遗癫痫
中枢神统系统感染（包括脑寄生虫病）
脑动静脉畸形
21～40 岁
外伤
颅内肿瘤
脑寄生虫病
慢性酒精中毒（在某些地区）
早期中枢神经系统损害后遗癫痫
脑动静脉畸形
41～60 岁
颅内肿瘤
脑寄生虫病
慢性酒精中毒（在某些地区）
头部外伤
脑血管疾病（包括血管炎）
60 岁以上
脑动脉硬化和（或）脑血管疾病
颅内肿瘤：原发性或转移性
头部外伤
代谢障碍性疾病

但是，据统计 60％～70％的癫痫患者用目前的检查手段不能发现病因。

（四）鉴别诊断

癫痫发作需与其他发作性疾病如癔病发作、猝倒发作、TIA 和偏头痛等鉴别。根据临床表现和各自的发作特点鉴别不难，必要时应行 EEG 鉴别。

【治疗方案及原则】

癫痫最主要的内科治疗是应用抗癫痫药控制癫痫发作。目前尚无对所有发作类型皆有效和能完全控制发作的抗癫痫药物。抗癫痫药只有控制发作的对症治疗效应，无消除病因和癫痫发生源的根治效应，故需长期应用。正规应用抗癫痫药才能提高疗效和减少不良反应。

（一）一般原则

1. 癫痫未确诊前或仅发作 1 次，可以继续观察，不要开始应用抗癫痫药。

2. 癫痫的诊断和治疗应在专科医生指导下进行。

3. 抗癫痫药物应根据发作类型用药，不同的抗癫痫药有不同的抗发作机制，因此某种抗癫痫药只对某一种或某几种发作类型有效。

4. 单一药物治疗原则　单药治疗已是国际公认的用药原则，单药治疗至少有 65％以上的患者可以控制发作。其优点是：①避免药物间的相互作用；②不良反应少而且容易明确；③依从性好；④费用少；⑤可以提高生活质量。

5. 一线药物应作为首选抗癫痫药使用　一线药物包括丙戊酸钠、卡马西平、苯妥英钠和苯巴比妥等。当一线药单药治疗失败时，可选用 2 个甚或 3 个一线药物联合治疗。一线药联合治疗不能满意控制的患者很少，约 5％，这少数患者且多为 Lennox-Gastaut 综合征和 West 综合征等脑病患者。对这些少数被称作耐药癫痫或顽固性癫痫或难治性癫痫患者，可选用二线药物与一线药联合应用或替代一线药单独使用。

6. 长期规则用药　为了保持稳态有效血浓度，发挥最佳疗效，应长期规则用药。抗癫痫药治疗失败多是因用药不合理和不正规所造成，有条件时应测定所用药物的血浆浓度以确定。

7. 抗癫痫药的应用需从小剂量开始，逐渐递增，一般约需时 1 周方可达到有效的血浆药物浓度。

8. 应用抗癫痫药应了解最基本的药代动力学特点，包括半衰期、有效浓度范围、达峰浓度时间等，这些与疗效、不良反应有密切关系（见表 6-3）。每次用药间隔时间应短于其半衰期，否则难以达到稳态有效浓度。只有用药时间超过 5 个半衰期才能达到稳态浓度，此时才能发挥最大疗效。判断一个抗癫痫药是否有效，需要观察 5 倍于过去发作平均间隔时间，如患者每月平均发作 2 次，至少应观察 2.5 个月。

表 6-3 一线抗癫痫药的剂量、药代动力学及主要不良反应

药物	成人初始量△(mg)	成人维持量○(mg)	儿童维持量○mg/(kg·d)	半衰期(h)	有效浓度(μg/ml)	达峰浓度时间(h)	主要不良反应	治疗的血浆浓度(μg/ml)
苯妥英钠	100	300～400	5～10	22	10～20	3～8	共济失调，视力模糊，齿龈增生，镇静	10～20
卡马西平	100	300～1200	15～20	8～22	8～12	4～8	共济失调，复视，肝损害，骨髓抑制，皮疹	4～12
苯巴比妥	30	60～180	2～6	100	15～40	2～8	镇静，认知障碍	10～40
丙戊酸钠(镁)	200	600～1800	20～30	15～20	50～100	3～8	胃肠道功能紊乱，脱发，体重增加，肝中毒	5～150

注：△从小量开始逐渐增加剂量，直到维持量或最大有效剂量；
○每个患者应有其本人的最佳剂量。

9. 儿童、老年人和孕妇以及慢性疾病长期应用其他药物的患者，在选用抗癫痫药和使用剂量时，应按具体情况确定。

10. 随时观察和定期检测患者对药物的耐受性和不良反应，并作出相应的处理。

（二）抗癫痫药物

1. 一线抗癫痫药物 按照不同发作类型和患者具体情况可选用的一线药物：

（1）全面性强直阵挛发作、局限性发作伴有或不伴有继发性全面发作：可选用的有丙戊酸钠、卡马西平、苯妥英钠。

（2）失神发作、肌阵挛和失张力发作：丙戊酸钠。

（3）混合型发作：混合多种发作类型者宜选广谱抗癫痫药丙戊酸钠。

（4）苯巴比妥（phenobarbital）：WHO 在我国和其他发展中国家应用苯巴比妥临床试验，证实在医疗条件、经济和文化发展滞后的地区，应用苯巴比妥能增高癫痫患者接受治疗的百分率，是值得推广的药物。苯巴比妥也属广谱抗癫痫药，其不良反应有影响患儿的学习能力和增加多动症等。

2. 二线抗癫痫药物

（1）新开发的二线抗癫痫药有：氨己烯酸（vigabatrin）、拉莫三嗪（lamotrigine）、加巴喷丁（gabapetin）、妥吡酯（topiramate）、噻加宾（tiagabine）、奥卡西平（oxcarbazepine）、唑尼沙胺（zonisamide）、司替戊醇（stiripentol）和左乙拉西坦（levetiracetam）。老药用为二线药的有：氧异安定（clobazam）、乙酰唑胺（acetazolamide）和氟桂利嗪（flunarizine）等。由于新二线抗癫痫药仍未证实疗效和不良反应优于一线药等，所以仍把二线药物列为一线药的辅加抗癫痫药（adjunctive therapy）。单药治疗有效的二线药物可作为一线药物治疗失败或不能耐受的替换药物。二线药物的疗效也是控制癫痫发作减少，对Lennox-Gastaut综合征和West综合征等脑病患者的智力进行性衰退等非癫痫发作症状无益。

在新二线抗癫痫药中，拉莫三嗪、妥吡酯和左乙拉西坦与丙戊酸钠同属广谱抗癫痫药；氨己烯酸因其向心性视野缺损应作为最后选用的二线抗癫痫药。拉莫三嗪和奥卡西平对肌阵挛发作效果较好。老二线抗癫痫药氧异安定和乙酰唑胺当其他药物治疗失败时，对全面和局限发作有时有效，氟桂利嗪也有用于治疗儿童期获得性癫痫性失语（Landau Kleffner综合征）。

二级抗癫痫药的剂量和不良反应见表6-4。

（2）二线抗癫痫药的适应证：二线抗癫痫药的适应证是耐药癫痫发作（drug-resistent epileptic seizures）。

表6-4 二线抗癫痫药的剂量和不良反应

药名	初始剂量（mg/d）	用药次数	递增剂量（mg/d）	维持剂量（mg/d）	不良反应
加巴喷丁	900	bid	300，间隔24h	900～3600	嗜睡，头晕，复视，共济失调，头痛
拉莫三嗪	50	bid	50，间隔2周	300～500	皮疹，共济失调，眩晕，头痛，嗜睡
左乙拉西坦	1000	bid	1000，间隔2周	1000～3000	嗜睡，疲乏，头昏，上呼吸道感染
奥卡西平	600	bid	600，间隔1周	600～2400	眩晕，构音障碍，复视，疲乏，嗜睡，恶心，呕吐，头痛，震颤，低钠血症
妥吡酯	25～50	bid	20～50，间隔1周	200～400	体重减轻，头昏，嗜睡，注意力不集中，疲乏，发热，肾结石

（三）抗癫痫药物治疗中的监测

1. 开始用药前应作脑电图、血常规及肝、肾功能检查，作为基础记录。

2. 治疗过程中应定期随访，发作频繁者应每2周、一般患者应每月随访1次。应询问发作频率的增减、发作类型有否变化、是否有不良反应以及是否按医嘱服药。

3. 肝功能　每3个月测1次肝功能。丙戊酸钠有出现致死性肝中毒的可能，应每月测肝功能1次。

4. 血常规　应每3个月测1次。用卡马西平者偶致再生障碍性贫血的出现率为2/57.5万，应定期测全血细胞。

5. 脑电图　可每6个月检查1次。发作次数增多时应及时作脑电图检查。

6. 血药浓度　有条件的医院在下列情况可以测药物血浓度：①治疗开始估计已达到稳态血浓度时，作为基础；②确定依从性；③确定剂量相关的不良反应；④多药治疗加用或停用1种抗癫痫药时；⑤未能控制或治疗中发作增多者；⑥患者具有可能使药物浓度改变的情况时，如低蛋白血症、妊娠、肾功能不全、肝功能不全、胃肠道疾患等。

（四）开始用药和终止用药

1. 第一次癫痫发作开始用药　只有强直-阵挛发作的第一次发作时需考虑开始用药，一般原则是：①先前有肌阵挛、失神或局限性发作的病史；②脑电图有癫痫样波；③存在先天性神经系统缺陷；④患者不愿再有发作，能排除因酒精和药物（如苯二氮䓬类）戒断等因素所致的偶发癫痫发作。

2. 终止抗癫痫药　停用抗癫痫药目前还没有公认的标准，应视患者的具体病情决定。一般于发作完全控制后再继续按原剂量服用2～3年方可考虑停药，青少年肌阵挛癫痫以5年为宜，儿童良性癫痫1年即可。应逐渐停药，停药的过程为0.5～1年。停药后复发率为20％～40％，多出现在停药后2年以内。

（五）癫痫的外科治疗

20％的癫痫患者药物治疗无效时，可以考虑外科治疗。

1. 适应证　①正规充分抗癫痫药物单药或多药联合治疗2年以上，证明无效者；②影像学检查颅内有结构性病变，其部位是对患者脑功能影响不严重的区域可以进行手术治疗。

2. 禁忌证　①原发性癫痫；②病灶部位位于重要脑功能区如运动皮质、语言中枢；③智商低于70；④进行性内科或神经系统病变；⑤病灶对侧半球功能障碍，包括记忆力、认知功能及心理功能。

（六）癫痫持续状态的治疗

在癫痫持续状态中80％为惊厥持续状态，如持续30分钟以上会造成全身及神经系统损害，病死率达10％～12％。所以应尽可能在短时间内控制发作。

1. 一般处理　对癫痫持续状态的患者应做紧急处理。首先应判断呼吸道是否通畅，循环功能和其他生命体征是否稳定，并作血常规及生化检查，如有异常应做相应处理。

2. 迅速控制癫痫发作　选用合适的抗癫痫药，原则是：①静脉用药；②可以快速通过血脑屏障进入大脑；③在脑内维持时间长。一般不用肌内注射，因吸收不稳定，难以维持有效血浓度。婴儿可以直肠用药。应一次用足够剂量达到完全控制发作的目的，切忌少量多次重复用药。

首选苯二氮䓬类药物。成人安定10mg静脉注射（每分钟不超过2mg）可使85%的患者在5分钟内控制发作，儿童为0.1～1.0mg/kg。应注意静脉注射速度过快可抑制呼吸。如无效可于20分钟后再用同一剂量。也可用安定40mg溶于250ml生理盐水中缓慢静滴，应注意将安定快速加于生理盐水中可成为混浊液，此时应先用10ml注射用水稀释安定，而后边摇荡输液瓶边缓慢加入稀释后的安定注射液。也可用苯妥英钠，用量为20mg/kg，静脉注射，速度不应过快，应低于50mg/min，可在10～30分钟内使41%～90%的患者控制发作。应同时监测血压及心电图。

3. 发现和处理诱因和病因　在处理发作的同时就应开始积极寻找诱因或病因，并及时做相应的处理。完全控制发作后，应建立正规抗癫痫药治疗方案，避免再发。

第七章 头 痛

头痛是神经科和其他学科最常见的主诉症状。头痛的范围是指额、颞、顶、枕部的疼痛。广义的头痛还包括面部痛。头痛作为继发于其他疾病的临床症状者称为继发性头痛；此外，原发性头痛是指以头痛为主要临床表现的综合征。

国际头痛学会（IHS）1988 年和 2004 年发表的国际头痛分类，包括头痛分类和诊断标准。HIS 的头痛分类为原发性头痛、继发性头痛、颅神经痛和面痛。本章只描述几种常见的原发性头痛。

头痛是临床上常见的症状。对神经科医师来说常遇到的问题是区别原发性头痛和继发性头痛，在进行鉴别诊断时应注意：①头痛的部位、性质、强度，发病的快慢，持续时间，频率，诱发、缓解和加重的因素，头痛前有无先兆，头痛发作时的伴随症状和所能见到的体征以及共存疾病，用药史，头痛对家庭、工作、社交的影响等。②应进行全面的体格检查。神经系统检查要严格按顺序依次进行，包括必要的精神或心理障碍检查。③进行必要的实验室检查和特殊的辅助检查，如头颅 CT 和 MRI 等。特别是已经诊断为慢性头痛的患者，有正规治疗情况下，头痛性质发生变化；既往无头痛病史，头痛在近期呈进展性；或过去有头痛，此次的发作性质有变化或出现新的体征；急性头痛伴有发热、严重剧烈的头痛，特别是有呕吐或其他颅内压增高症状时，应进行诊断性腰椎穿刺。

第一节 偏 头 痛

【概述】

偏头痛高发于中青年，以女性为多，女∶男＝4∶1。全球患病率约为12％，亚洲和非洲国家较低。

【分类】

国际头痛疾病分类第 2 版（ICHD-Ⅱ）将偏头痛分为 6 类，见表 7-1。

偏头痛中以无先兆型偏头痛最多见，约占 80％；先兆型占 15％，其他类型少见。儿童偏头痛改成为儿童周期综合征，常为偏头痛的先驱，再分为 3 个非头痛表现的亚型。以下主要介绍无先兆和先兆偏头痛。

表 7-1 ICHD-Ⅱ偏头痛分类

1.1	无先兆偏头痛（migraine without aura）
1.2	先兆偏头痛（migraine with aura）
1.2.1	典型先兆偏头痛（typical aura with migraine headache）
1.2.2	典型先兆伴非偏头痛性头痛（typical aura with non-migraine headache）
1.2.3	典型先兆不伴头痛（typical aura without headache）
1.2.4	家族性偏瘫型偏头痛（familial hemiplegic migraine，FHM）
1.2.5	散发性偏瘫型偏头痛（sporadic hemiplegic migraine）
1.2.6	基底型偏头痛（basilar-type migraine）
1.3	儿童周期综合征-常为偏头痛的先驱（childhood periodic syndromes that are commonly precursors of migraine）
1.3.1	周期性呕吐（cyclical vomiting）
1.3.2	腹型偏头痛（abdominal migraine）
1.3.3	儿童良性阵发性眩晕（benign paroxysmal vertigo of childhood）
1.4	视网膜偏头痛（retinal migraine）
1.5	偏头痛并发症（complications of migraine）
1.5.1	慢性偏头痛（chronic migraine）
1.5.2	偏头痛持续状态（status migrainosus）
1.5.3	持续性先兆不伴脑梗死（persistent aura without infarction）
1.5.4	偏头痛性脑梗死（migrainous infarction）
1.5.5	偏头痛触发癫痫发作（migraine-triggered seizure）
1.6	可能偏头痛（probable migraine）
1.6.1	可能无先兆偏头痛（probable migraine without aura）
1.6.2	可能先兆偏头痛（probable migraine with aura）
1.6.5	可能慢性偏头痛（probable chronic migraine）

【临床表现】

（一）先兆偏头痛

以青春期发病，25～29 岁患病率最高，10 岁以下少见，60 岁以上发作减少。发作次数以 2～3 次居多。约 30.6%的患者有家族史，遗传因素常来自母亲。先兆头痛约占偏头痛患者的 10%左右。

在头痛发作前 20～30 分钟出现先兆，多为视觉先兆。典型的视觉先兆开始为一中央旁视觉盲点，缓慢向视野边缘扩展呈“C”形，在扩展过程中，扩展边缘出现闪光角，使边缘呈锯齿状并有颜色，持续 20～25 分钟后消失在视野周围，这种视觉先兆被称作“堡垒幻影”（fortification spectrum）。其他先兆有：偏身感觉异常或麻木，偏身力弱或失语或难以分类的语言障碍少见。这些症状通常持续不超过 30 分钟，于头痛开始前消失，少数可贯穿于整个头痛期，偶尔头痛缓解后仍持续几天。无论先兆是否确切，几乎所有的患者都有畏光和畏声症状。

头痛部位以眶上、眶后、额颞部最常见，偶尔可出现在顶部、枕部。疼痛起先为钝痛，继而转为剧烈的搏动性疼痛，头痛程度达到顶峰，最后呈持续性头痛。可以单侧或双侧性，约 10%的患者固定在一侧发作。在未治疗的情况下头痛可持续数小时至 2～3 天。

头痛发作时，常伴恶心、呕吐、面色苍白、出汗、有排便感，少数可出现面部潮红、腹痛、腹泻等。头痛常为睡眠所终止，醒后头痛完全缓解。头痛消失后 1～2 天之内，常表现有身体及精神的疲劳感、虚弱感、抑郁感、头沉、头重等残留症状。

部分先兆性头痛在头痛出现前 1～2 天，出现情绪不稳定、食欲增加、口渴、嗜睡、欣快或抑郁、颈肩部感觉异常等先驱症状。

头痛发作的诱因有：精神疲劳，紧张，月经期，食物（如各种酒类、巧克力、坚果、奶酪）及某些药物（血管扩张剂、抗高血压药、5-羟色胺释放剂、雌激素和口服避孕药等）。

若头痛持续数天不缓解，称为偏头痛持续状态。

（二）无先兆偏头痛

无先兆偏头痛是常见的偏头痛类型，约占偏头痛的 2/3，常开始于儿童期，女多于男，约 70%的患者有家族史，除了没有先兆以外，头痛发作和先兆偏头痛相似，但发作较频繁，持续时间也比先兆偏头痛长，可达 1～3 天。在头痛前数小时或数天可以有一些非特异性前驱症状，如胃肠道症状恶心、呕吐、身体不适、精神障碍、畏光和畏声等。

（三）家族性偏瘫型偏头痛（FHM）

家族性偏瘫型偏头痛系常染色体显性遗传性疾患，临床表现为以偏瘫为先兆的偏头痛发作为特征的综合征。FHM 有很强的遗传基础，其遗传异质性至少涉及 3 个染色体 19p、1q21-23 和 1p31，50%的 FHM 家族其基因连锁至染色体 19p13。FHM 是因 CACNAIA 基因突变所致，CACNAIA 是颅神经元 P/Q 型钙通道 d/A 亚单位的基因编码，其错义突变造成 FHM。

FHM 的临床特征是：其先兆表现为程度轻重不等的轻偏瘫和偏瘫，按先兆持续时间可分为有先兆型偏头痛或先兆延长型偏头痛（可长达数天或数周），受累侧左右不定，常以一侧发生为主，并可伴有其他神经系统功能障碍症状，如视觉盲点，偏身感觉丧失，失语，意识障碍从精神混乱到昏迷，发热，脑脊液白细胞增多和脑膜刺激征等假性脑膜炎的症状和体征，脑水肿和脑电图表现为慢波活动，持续数日或数周。当这些症状出现时多被误诊为颅内感染等其他疾病。一些家族还可有小脑受累症状，如眼球震颤和进行性共济失调或发作性共济失调，MRI 可见小脑萎缩。小脑症状可先于偏瘫型偏头痛发作出现。一些家族还可有特发性震颤和癫痫发作。乙酰唑胺对 FHM 发作效果明显，但对进行性共济失调无效。

（四）儿童期偏头痛

儿童期偏头痛的临床表现和成人偏头痛差别极大，诊断和处理时应予特别注意和对待。儿童期偏头痛的特点有：

1. 儿童偏头痛患病率国外约为 5%，我国大陆 10 岁以下男女患病率只有 18.7/10 万和 66.5/10 万。

2. 40%的患儿成人期后不再有头痛发作。

3. 头痛发作持续时间短暂，多不超过 1 小时。

4. 头痛发作轻重不等，但更易表现为严重的胃肠道紊乱，如呕吐和自主神经功能紊乱症状。

5. 先兆多奇异怪诞，如为视觉先兆可表现为视物变小症、视物变大症和视物变形症，被称为爱丽丝漫游奇境综合征。

6. 罕见的偏头痛形式更多见于儿童，如精神混乱型偏头痛、基底动脉型偏头痛、FHM 和眼型偏头痛。

7. 儿童期偏头痛更常表现为发作性非头痛的其他周期性症状综合征，如周期性呕吐、复发性腹痛、阵发性眩晕和交替性偏瘫。

8. 睡眠与儿童期偏头痛关系密切。多数儿童于头痛发作后不久即入睡，醒后多数头痛明显好转，部分患儿头痛消失。睡眠持续时间 0～5 小时至 16 小时不等。

9. 儿童期偏头痛急性发作的治疗以使用一般止痛药为宜，扑热息痛为首选，不宜使用阿司匹林，因有引发 Reye 综合征的危险。止吐药不宜选用胃复安（metoclopramide），儿童使用该药更宜诱发肌张力障碍（dystonia）、麦角胺和 traiptans 对儿童偏头痛治疗的疗效和不良反应尚未确定，预防治疗和成年人相同。

（五）基底型偏头痛

极罕见，主要发生在少年或青年女性，与月经周期密切相关。先兆症状包括双侧视觉障碍，如闪光、暗点、双侧视力模糊或全盲、短暂性眩晕、讷吃、复视、耳鸣、口周和肢体远端麻木或感觉异常、共济失调，也可有嗜睡状态和跌倒发作。先兆期平均持续10～30分钟，继而出现搏动性头痛，常位于枕部，可向后颈部放射，伴恶心、呕吐，近1/4的患者头痛发作的高峰期可有意识不清，头痛可持续数小时至1天，常在睡眠后缓解，恢复完全，间歇期亦正常，偶尔多次发作后可导致基底动脉或大脑后动脉血栓形成。该型与椎-基底动脉系统缺血疾病难以鉴别。

【诊断要点】

（一）头痛的诊断

1. 病史采集。

2. 应进行全面的体格检查和神经系统检查，排除继发性头痛。

3. 进行必要的实验室检查和特殊的辅助检查，如头颅CT和MRI等，以及腰椎穿刺。

（二）原发性头痛的诊断

在排除继发性头痛的基础上，按IHS的诊断标准进行诊断。

（三）偏头痛的诊断标准（表7-2、3）

表7-2　先兆偏头痛的诊断标准

A. 至少有2次典型的发作符合B
B. 具备下列4项特征中的3项：
（1）1种或多种可完全恢复的先兆症状，包括局限大脑皮质和（或）脑干功能障碍
（2）至少1种先兆症状逐渐发展超过4分钟，或是2种或多种先兆症状连续出现
（3）1种先兆症状不能持续60分钟以上，若多于1个先兆时，持续时间可按比例增加
（4）头痛于先兆后出现，其时间间隙期应少于60分钟（可于先兆以前或与先兆同时发生）
C. 至少具备以下1项：
（1）病史和（或）身体检查和（或）神经系统检查结果能排除继发性头痛
（2）病史和（或）神经系统检查结果提示有一种继发性头痛的线索，但经进一步检查能将其排除
（3）存在一种这种疾病，但偏头痛不是首次发作，首次发作在时间上和该病的发生完全无关

表7-3　无先兆偏头痛的诊断标准

A. 至少有5次发作符合B、D
B. 头痛发作持续4～72小时（未处理或处理失败）
C. 头痛至少需具备以下2项特征：
（1）单侧
（2）搏动性质

续表

（3）严重程度为中度或重度（干扰或妨碍日常生活）
（4）步行上楼梯或相似的日常体力活动使头痛加重
D. 头痛时至少并发下列一项症状：
（1）恶心或（和）呕吐
（2）畏光和畏声
E. 需具备以下1项：
（1）病史和（或）身体检查和（或）神经系统检查结果无任何继发性头痛疾病的线索
（2）病史和（或）神经系统检查结果提示有一种继发性头痛疾病的线索，但经进一步检查能将其排除
（3）存在一种继发性头痛疾病，但偏头痛不是首次发作，首次发作时间和该病的发生完全无关

【治疗方案及原则】

（一）一般原则

1. 首先要确立正确的诊断，排除继发性头痛。

2. 认识和处理偏头痛的共存疾患，偏头痛患者的共存疾患很多，常见的有抑郁症、癫痫、哮喘、过敏性疾病、胃肠道疾病、高血压和妇科疾病如子宫内膜异位症等。

3. 教育患者认识偏头痛的疾病性质，特别应认识到该病是病因不明的反复发作性疾病，目前无根治手段，现有的处理手段包括药物只能减轻和减少头痛发作；应鼓励患者正视现实，任何不切实际和过高的期望值都将导致治疗失败。

4. 偏头痛发作受很多内在和外在因素的影响，发现和避免这些促发因素能减少和避免发作，常见的促发因素有：①内分泌：月经、排卵、口服避孕药、激素替代治疗。②饮食，各种酒类、含亚硝酸盐肉制品、谷氨酸单钠盐（味精）、门冬酰苯丙酸氨甲酯（甜味剂）、食品色素、巧克力、奶酪、饥饿。③精神因素：心理、生理和情绪压力与紧张、紧张后（如周末或假日）、焦虑、烦恼和抑郁。④外界的物理因素：炫目的光、闪光、视觉刺激、荧光、某些气味、气候变化、高纬度。⑤睡眠相关因素：睡眠过少、睡眠过多。⑥颅脑外伤、劳累、疲劳。⑦药物，特别是血管活性药物如硝酸甘油、组胺、利血平、肼苯达嗪、雷尼替丁（甲硝呋胍）、雌激素等。此外还有免疫球蛋白注射、溴隐亭和5-HT受体拮抗剂如枢复宁（ondansetron），以及选择性5-HT再摄取抑制剂类抗抑郁药物。

（二）药物治疗

偏头痛的药物治疗分治疗急性偏头痛发作及预防偏头痛发作两种。

1. 急性偏头痛发作的治疗

（1）一般镇痛药：最常用的是一般止痛药，如阿司匹林和扑热息痛（对乙酰氨基酚）。不推荐使用安替匹林，因其能导致粒细胞减少症等不良反应；更不推荐使用非那西丁，因其能造成肾脏损害导致肾衰竭（我国禁止非那西丁作为单药应用，但允许用于复方制剂中）。长期应用易造成药物滥用，也是使偏头痛转变成慢性每日性头痛的重要祸根。此外，常用于偏头痛的有非甾体消炎止痛药，如萘普索和布洛芬等。

一般止痛药宜与止吐药合用，除能改善偏头痛伴随的恶心和呕吐外，尚可促进胃蠕动，增进镇痛药物的吸收。常用的止吐药有甲氧氯普胺（胃复安）。

（2）抗偏头痛药物：

1）麦角类制剂：有酒石酸麦角胺、麦角胺-咖啡因、二氢麦角胺以及甲磺酸二氢麦角隐亭等制剂。常见的不良反应有恶心、呕吐、腹部不适、腹痛、四肢无力、肢端感觉异常及腿肌痉挛。因麦角制剂的血管收缩作用，故不宜长期应用，长期应用还可产生腹膜后纤维化导致肾衰竭。孕妇、冠心病、末梢血管病、严重高血压、肝肾疾病、甲状腺功能亢进者禁用。老年人慎用。

2）曲普坦类：为 5-HT（$5\text{-HT}_{1B/1D}$）受体激动剂，有舒马曲普坦、佐米曲普坦、那拉曲普坦和利扎曲普坦。虽疗效明显，但价格昂贵，目前不宜作为常规和广泛应用。

2. 预防发作的用药

（1）应用药物预防的指征：偏头痛发作频繁，每月＞2 次；或者发作持续时间超过 48 小时；以及疼痛严重影响学习和工作，且抗偏头痛急性发作药物无效，或药物产生严重不良反应者；或先兆期持续时间过长。

（2）常用于预防偏头痛发作的药物：预防性药物众多，表 7-4 供参考。

表 7-4 预防偏头痛发作的药物

药名	不良反应	禁忌证
β-阻滞剂（心得安，美托洛尔）	疲乏，指端冷，噩梦，抑郁	哮喘，脆性糖尿病，A-V 传导阻滞
抗癫痫药		
丙戊酸钠	体重增加，震颤，毛发缺失	肝病，血小板减少，妊娠
钙拮抗剂		
氟桂利嗪	镇静，体重增加，抑郁	抑郁，帕金森病

续表

药名	不良反应	禁忌证
维拉帕米	便秘	心动过缓，A-V 传导阻滞
抗抑郁药		
阿米替林	镇静，口干，体重增加	青光眼
可乐定	口干	

3. 药物治疗指导　偏头痛致残评定量表（migraine disability assessment，MIDAS）：是国际常规应用的偏头痛严重程度分级简易量表，常用于指导治疗和药物临床试验等。

（1）MIDAS 量表：包括 6 个问题，询问患者在过去 3 个月中头痛发作对患者日常甚或（和）工作天数的干扰和妨碍情况，以天数计分（表 7-5）。

表 7-5　MIDAS 量表

1	过去 3 个月中，你因为头痛不能工作或学习的天数?	天数
2	过去 3 个月中，你因为头痛工作或学习效率减少一半的天数（不包括第 1 天）?	天数
3	过去 3 个月中，你因为头痛不能做家务或工作的天数?	天数
4	过去 3 个月中，你因为头痛家务、工作效率减少一半的天数?	天数
5	过去 3 个月中，你因为头痛耽搁错过家庭、社会或业余活动的天数?	天数
A	过去 3 个月中，你患头痛的天数（若 1 次发作超过 1 天按 1 天计）?	天数
B	以 0～10 分计分头痛平均严重程度（0＝不痛，10＝疼痛的极限）。	天数

（2）指导治疗的分级：临床上以 MIDAS 指导治疗时，只应用 1～5 项的天数总积分，A 和 B 项仅作参考不计分，按 MIDAS 总积分天数分级标准及指导用药的原则：①轻型（1～5 天）：只服简单止痛药。②中型（6～10 天）：需使用多种药物合并用药，包括止吐药。③重型（＞11 天）：特别治疗，如 5-HT1 激动剂，并多需预防治疗。

（3）治疗无效时的对策：若治疗无效应考虑：

1）重新考虑诊断：①原发性头痛诊断错误。②两种或多种头痛类型并存（包括继发性头痛）。

2）寻求触发因素和共存疾病：①滥用或过度用药。②并存抑郁。③出现合并症。

3）更改治疗。

4）加用预防用药。

第二节 紧张型头痛

【概述】

紧张型头痛是原发性头痛中最常见的类型。以往曾称功能性头痛或官能性头痛（神经症）、肌肉收缩性头痛、紧张性头痛。发病年龄：可始于任何年龄，但40％始于儿童期及青少年期。

【临床表现】

起病多在30岁前后，女性多于男性。紧张型头痛的性质为非搏动性、钝痛、胀痛、压迫感和紧束感等。定位多为双侧，枕颈部、额颞部或全头部，以眼肌、颞肌和颈肌处不适感最重。在下午或傍晚较重，通常每天均有发生，可持续数天，数周或数月，不伴有恶心、呕吐、畏光、畏声症状，也无视觉先兆。常伴有颈部、颞肌、咬肌压痛。检查除偶然查得肌肉痉挛外，多无其他发现。患者常伴有头昏、睡眠障碍、焦虑和抑郁症状。

【诊断要点】

（一）诊断

紧张型头痛的诊断主要依靠临床表现，应排除各种器质性疾病以及抑郁或焦虑等精神或心理障碍。

（二）诊断标准（表7-6）

表7-6 发作性紧张型头痛的诊断标准

A. 至少以前有10次头痛发作需符合B～D所列标准。这种头痛发作的数目（以日计）：＜180日/年（＜15天/月）
B. 头痛持续30分钟到7天
C. 至少具备下列疼痛特征中的2项：
（1）压迫或紧束感（非搏动性）性质
（2）严重性为轻度或中度（干扰但不妨碍日常活动）
（3）两侧性
（4）行走、上下楼梯或相似的日常体力活动时头痛不加重
D. 需具备下列2项：
（1）无恶心或呕吐（厌食可出现）
（2）畏光和畏声缺如，或是只有1项
E. 至少需具备以下1项：
（1）病史和（或）身体检查和（或）神经系统检查结果无任何继发性头痛疾病的线索

续表

(2) 病史和（或）神经系统检查结果提示有1种继发性头痛疾病的线索，但经进一步检查能将其排除
(3) 存在1种继发性头痛疾病，但头痛不是首次发作，首次发作时间和该病的发生完全无关

【治疗方案及原则】

（一）综合治疗

不能单纯依靠药物治疗，应进行综合治疗，包括心理治疗、松弛疗法，注意劳逸结合、适当运动、理疗、按摩、针刺等。

（二）常用药物

1. 镇痛药物　不可长期服用及每天服用，以避免药物依赖及引起药物依赖性头痛和止痛药造成的不良反应，更不宜长期服用非处方（OTC）复方镇痛剂。

2. 抗抑郁药物　常用的有阿米替林、多塞平（多虑平）、黛力新（二盐酸氟哌噻吨和盐酸四甲蒽丙胺合剂），以及新一代的选择性5-HT重摄取抑制剂，如氟西汀、舍曲林和左洛复等。

3. 镇静和抗焦虑药　以苯二氮䓬类为首选，如艾司唑仑（舒乐安定）、劳拉西泮、硝西泮和地西泮等。

第三节　从集性头痛

【概述】

从集性头痛是原发性头痛中较罕见的类型，亦称组胺头痛、Sluder神经痛、Horton综合征等。

【临床表现】

男性多于女性，男女比为4∶1，常于30～60岁首发，头痛呈周期性和丛集性发作，周期性是指成串发作的头痛在每间隔数月、数年后复发出现，常发生于春秋季；从集性发作是指头痛每日或隔日连续发作，多持续2周～3个月，故名“丛集性头痛”。于丛集性发作期，头痛发作多在一天工作放松或发生在入睡后90分钟，第一次出现REM时将患者从睡眠中痛醒，发作在时间上有预感，头痛每次发作一般持续15分至2小时，一般在30分钟以内，一天之内可发作一到数次。头痛突然开始，没有先兆，头痛局限于单侧眶周、球后，可向额、颞、下颌放射，甚至可扩展至枕、颈部；头痛非常剧烈，呈锐痛、刀割样、爆炸样，头痛程度严重，患者常以手击头部，甚或撞头等以缓解疼痛。每次发作约持续 15 分钟至 1.5 小时，发作时常伴随同侧眼球结合膜充血、流泪、流涕、鼻塞以及 Horner 综合征，但不伴恶心和呕吐。头痛的消失同发生时一样迅速，不留后遗症。在丛集期饮酒可激发头痛发作，头痛频繁发生时 Horner 征可比头痛持续更久。

每个患者常有各自固定的丛集发作周期、丛集发作时节如春或秋季，以及在丛集发作期，头痛发作时间及持续时间与部位也十分规律，几乎固定不变。在丛集发作期，饮酒及可引起血管扩张的药物（如硝酸甘油）可诱发头痛发作。

【诊断要点】

（一）诊断

依据头痛特征的周期性和丛集发作、头痛的部位、性质及伴随症状，在排除相关疾病和其他发作原发性头痛后，并经几次丛集性头痛发作周期的观察后可以诊断。

（二）诊断标准

丛集性头痛的诊断标准如表 7-7。

表 7-7 丛集性头痛的诊断标准

A. 至少有 5 次头痛发作符合 B～D
B. 严重单侧眶部、眶上和（或）颞部疼痛，不处理持续 15～180 分钟
C. 发作频率：隔日 1 次到每日 8 次
D. 头痛时在头痛侧至少伴有下列 1 项体征：
（1）结膜充血
（2）流泪
（3）鼻塞
（4）流涕
（5）前额和面部出汗
（6）瞳孔缩小
（7）上睑下垂
（8）眼睑水肿
E. 至少需具备以下 1 项：
（1）病史和（或）身体检查和（或）神经系统检查结果无任何继发性头痛疾病的线索
（2）病史和（或）神经系统检查结果提示有一种继发性头痛疾病的线索，但经进一步检查能将其排除
（3）存在一种继发性头痛疾病，但丛集性头痛不是首次发作，首次发作时间和该病的发生完全无关

【治疗方案及原则】

（一）急性发作期处理

头痛发作时可选择的治疗手段有：吸氧、4%利多卡因滴鼻及应用曲普坦类药物，喷雾剂，皮下注射，口服一般无效。

（二）预防性药物

1. 一线预防药

（1）钙通道拮抗剂：氯桂利嗪、洛美利嗪等效果较好。长期应用应注意锥体外系不良反应。

（2）碳酸锂：开始剂量为300mg/d，在预期头痛发作开始之前数小时服用。数日后可增至300mg，1日2次（平均剂量）。不良反应有嗜睡、震颤及情绪改变、腹泻、恶心、呕吐。常见多尿、轻度口渴。避免与非甾类抗炎药物（NSAIDs）或利尿剂合用。

（3）皮质类固醇类药物：一般用于急性期，见效较快。应小剂量、静脉滴注短疗程和个体化治疗。

当采用一种药物疗效不满意时可合并应用2种或3种药物，如碳酸锂与维拉帕米常合并应用。

2. 二线预防药　若一线预防药物的疗效不满意，可试以二线预防药，甲基麦角酰胺及丙戊酸。

（1）甲基麦角酰胺：为传统预防药物，因长期应用的不良反应，尤其是腹膜后纤维化以及胸膜肺纤维化，以及禁忌证如活动性溃疡病、周围血管病、心脏瓣膜病、冠心病、妊娠、肾衰竭、肝脏疾病等，故不推荐作为常规用药。

（2）丙戊酸钠：高剂量600～800mg/d，分2～3次服用。

第四节　慢性每日头痛

【概述】

慢性每日头痛（chronic daily headache，CDH）是指频繁头痛，凡头痛超过4小时/天和超过15天/月，持续超过3个月者即可诊断为CDH。CDH不是单独的头痛病种，而是多种原发性头痛和继发性头痛的变形或混合性头痛。IHS分类不包括混合性头痛，故CDH未能列入。在诊断原发性头痛之前必须排除继发性头痛。世界范围人群的3%～5%患有慢性每日头痛或慢性近每日头痛。频繁头痛的折磨影响患者的生活质量和工作。

CHD的危险因素有肥胖，频繁头痛历史（>1次/周），咖啡，过度使用治疗急性头痛的药物，包括一般止痛药、麦角类和曲普坦类（triptans）制剂。

1/2 以上的 CHD 患者有睡眠紊乱和情绪疾病如抑郁或焦虑。

【分类】

（一）原发性慢性每日头痛（表 7-8）

原发性慢性每日头痛包括 IHS 定义的下列几种原发性头痛。其中以变异性偏头痛最常见。原发 CDH 又以每次发作的时间长短（>4 小时或<4 小时）再细分为不同的亚型。所有的原发性头痛都可合并止痛药使用过度。

表 7-8 原发性 CDH 的类型

慢性紧张型头痛
慢性偏头痛（也曾称作变异性头痛伴有或不伴有止痛药反跳）
新症每日持续头痛
慢性丛集性头痛
连续半侧颅痛（hemicrania continua）
慢性阵发性半侧颅痛
睡眠头痛
自发性刺戳样头痛（idiopathic stabbing headache）
SUNCT（短暂单侧神经痛样头痛伴结膜充血和流泪，short-lasting unilateral neuralgiform headache attacks with conjunctival injection and tearing）
颅神经痛（如三叉神经痛）

（二）继发性慢性每日头痛

所有的继发性 CDH 都可合并用药过度。其病因见表 7-9。

表 7-9 继发性 CDH 的病因

外伤后头痛（表现可与多种原发性头痛相似）
颈源性头痛（特别是 C_2、C_3 上神经根嵌顿）
颞下颌关节综合征
鼻窦疾病
动静脉畸形
动脉炎（包括巨细胞动脉炎）
硬膜下血肿
夹层动脉瘤
新生物
感染
颅内压增高
低颅压

CHD以变异性偏头痛和用药过度头痛最多见，以下重点讲解这两型CHD。

【临床表现】

（一）变异性偏头痛（transformed migraine，TM）

女性多见，原有发作性偏头痛史，多于10～20岁起病，多为无先兆的普通型偏头痛。其头痛发作随时间增长，逐月逐年加重，但先兆消失，伴随症状如恶心、畏声、畏光等却变得愈来愈轻。而月经期加重等诱发因素以及单侧头痛和胃肠道症状可持续不变。多数患者系过度滥用止痛药所致，部分患者是共存焦虑和抑郁等疾患所致。

（二）用药过度头痛（medication-overuse headaches，MOH）

女性多见，临床症状有：

1. 一般头痛症状

（1）每日或几乎每日头痛，头痛顽固。

（2）头痛的严重性、类型和定位变化不定。

（3）可预期的经常早晨头痛（2～5am）。

（4）躯体奋力或用脑过度出现头痛的阈值低下。

（5）过量使用止痛药物（>15天/月）。

（6）对止痛药出现耐受性。

（7）对预防头痛用药无效。

（8）突然中断止痛药时出现戒断症状。

（9）缓慢逐渐停用止痛药，头痛几天内自发改善。

2. 伴随症状

（1）头痛伴有乏力、恶心和其他消化道症状。

（2）烦躁，焦虑，易激惹，抑郁。

（3）情绪和认知功能缺陷。

3. 特殊症状　麦角制剂过度应用时

（1）肢体冷和（或）无力，感觉异常，心动过速，肠道激惹综合征。

（2）脉搏缓慢，高血压，头轻。

（3）肢体肌肉疼痛，下肢无力。

【诊断要点】

变异性偏头痛和用药过度头痛的诊断标准见表7-10。

【治疗方案及原则】

原发性每日头痛和继发性每日头痛按照各自的具体疾病进行处理。因原发性和继发性CDH多合并用药过度，以下只介绍过度用药的处理。

表 7-10　变异性偏头痛和用药过度头痛的诊断标准

变异性偏头痛
A. 每日或几乎每日头痛＞1 个月，＞15 天/月
B. 平均头痛时间：＞4 小时/天（若不处理）
C. 符合至少下列 1 项：
1. 发作性偏头痛病史，符合 IHS 标准
2. 头痛发作频率增加，但偏头痛的严重性和其他表现减轻的病史至少 3 个月
3. 头痛发作时除时间外其他方面符合 IHS 标准
D. 不符合新症每日持续头痛或持续性半颅痛的标准
E. 排除其他疾病
过度用药头痛（medication-overuse headache，MOH）
A. 头痛至少 15 天/月
B. 特征以过度用药时出现头痛或头痛恶化，以及停止责任药物后 2 个月头痛消退和恢复到原先头痛的形式
过度用药的定义
1. 规律地过度使用头痛药物＞3 个月
2. 用麦角制剂、曲普坦类制剂、鸦片和止痛药复合剂≥10 天/月
3. 用一般止痛药≥15 天/月
4. 所有头痛药物总用量≥15/月

注：止痛药的复合制剂多含有阿司匹林、醋氨酚（acetaminophen）和咖啡因

（一）过度用药的处理

持续数月或数年的慢性每日头痛患者治疗困难，更无任何疗法能使患者完全不再头痛。治疗目的是停用正在使用的致病责任药物以阻断恶性循环，采取预防措施（药物和非药物）以减少头痛发作，并于停止过度用药后 1～2 个月对急性头痛发作进行正规的治疗。

1. 治疗的第一步是停用致病责任药物　若是简单止痛药可迅速戒断。若责任药含有咖啡因、巴比妥、苯二氮䓬类和麻醉剂则应逐渐戒断，巴比妥突然戒断可出现癫痫发作。鸦片类突然戒断可出现恶心、呕吐、激动不安等更严重的戒断综合征。严格地讲，诊断 MOH 要求停止服用所用的药物，并随访 2 个月以观察头痛发作的频率，临床上实际患者的顺应性很差，故几乎很难做到。凡遇此情况时，可于停止用药的同时给予 60mg 泼尼松 5 天，以减少戒断性头痛和其他症状。

2. 治疗反跳性头痛和戒断综合征　停用致病责任药物会造成反跳性头痛和戒断综合征，应同时给予治疗，特别是戒断后第 7～10 天。对抗药物应视作

用责任药而定，若责任药为麦角胺或其他血管活性物质，可使用非甾体抗炎药（NSAIDS）或吩噻嗪类药，同时可使用类固醇激素；若责任药为简单止痛药时，可使用双氢麦角胺和西坦类药。

3. 预防头痛发作

（1）药物：停用致病责任药物成功后，应给予预防用药。预防用药的选择取决于撤药后复现的头痛类型，若是偏头痛则可选用三环抗抑郁药、肾上腺素能β阻滞剂、钙拮抗剂、丙戊酸钠。三环抗抑郁药，特别是不只有缓解头痛、帮助睡眠且同时有抗抑郁疗效应作首选。常用的是阿米替林10mg，睡前服用，逐渐增加量直至头痛发作减少，随访3个月逐渐减量或停用。

变异性偏头痛和用药过度头痛的预防用药见表7-11。

表7-11　变异性偏头痛和用药过度头痛的预防用药

药物种类	目标日剂量	逐渐增量的时间	不良反应
三环抗抑郁药			
阿米替林	50～100mg	1～2个月	体重增加，口干，便秘，心跳，嗜睡，头晕，疲乏
SSRI			
氟西汀	20～60mg	1个月	厌食，失眠，焦虑，震颤，无力，头晕，嗜睡
抗癫痫药			
丙戊酸钠	600mg	2～4周	恶心，嗜睡，头晕，呕吐，震颤，秃头，体重增加
加巴喷丁	900～3600mg	1～2个月	头晕，嗜睡，共济失调，思维异常，周围水肿，体重增加
神经毒素			
肉毒毒素A	25～260U/次	每3个月注射1次	注射肌肉无力，颈痛，睑下垂

停用原责任药物成功后，若患者仍需用原药物治疗头痛时，必须在停药后1～2个月后才能限制使用，且只能用于急性发作，每周最多用1～2天。

（2）枕神经刺激：双侧枕骨下埋藏刺激器治疗变异性偏头痛。

（3）非药物治疗：包括禁用咖啡和浓茶、烟、酒和其他诱发头痛的饮食，生活规律，适当运动，保持心情愉快和自我放松，充足和定时睡眠等。

4. 住院治疗　若门诊治疗无效，不安全或戒断症状严重等都应住院治疗。住院治疗除能及时和合理地治疗戒断综合征外，更可静脉给予双氢麦角胺治疗（dihydroergotamine，DHE），它可以安全、有效和短时间控制顽固性头痛。双氢麦角胺本身具有抗偏头痛效应，但连续反复使用不会造成慢性头痛和反跳性头痛。此外尚应对非头痛的其他戒断症状给予处理，如应用吩噻嗪等药物治疗。

（二）禁止滥用止痛药和用药过度

慢性头痛患者特别是紧张型头痛和偏头痛患者常过度应用或滥用解热止痛剂、麻醉药、咖啡因、麦角胺、巴比妥类药物。这些药物常以复合剂形式罩以不同的商品名以非处方用药（OTC）出售。慢性头痛患者因头痛折磨所驱动无限制地服用药物，结果是产生药物依赖性，产生慢性每日头痛。停用止痛药又产生反跳性头痛（analgesic rebound headache）和戒断综合征，表现为头痛恶化并使预防头痛的药物失效，促使患者使用更多的止痛药，从而形成恶性循环。多数头痛患者多不认识过度频繁服用止痛药的恶果，而一旦出现药物依赖后又多不愿或拒绝承认过度用药史，给诊断和治疗带来困难。能够造成反跳头痛和CDH的止痛药的确切剂量和期限难以确定，一般认为单纯止痛药每日3次，每周5天；止痛剂与咖啡因复合制剂每周3天；与麻醉药（如可待因）或麦角胺的复合剂每周2天；麦角胺和咖啡因合剂最差，每周2片足以造成反跳头痛和CDH。停止服药是唯一有效的治疗手段。停药头2周会出现头痛恶化等戒断症状，随后改善，可代以作用机制不同的止痛药，控制使用治疗头痛。精神或躯体依赖严重的患者需住院进行脱毒疗法。

第五节 其他原发性头痛

一、SUNCT综合征

【概述】

SUNCT综合征的全称为“持续时间短暂的单侧神经痛样头痛发作，伴有结膜充血和流泪”（short-lasting，unilateral，neuralgiform headache attacks with conjunctival injection and tearing，SUNCT），如此冗长的名称虽把疾病的特征、症状包揽无遗，但难以记忆，更难以应用。为此选其英文名称的几个字头，简称为“SUNCT”。

SUNCT综合征隶属三叉神经自主神经头痛（the trigeminal autonomic cephalgias，TACs）的一种，TACs是一组单侧三叉神经分布区域的疼痛，同时伴有突出的同侧颅自主神经症状，这种疾病还包括丛集性头痛、阵发性半侧颅痛（paroxysmal hemicrania）和连续性半侧颅痛（hemicrania continua）。

【临床表现】

SUNCT综合征不多见，可能是因对其认识不足。发病年龄在50岁左右。患者在整日头痛的基础上出现程度严重的阵发性头痛，疼痛局限于三叉神经第一支分布区，阵发性头痛发作时伴有颅部自主神经症状。

头痛一般在三叉神经分布的眼支最重，特别是在眼眶部，或眼眶周围、前额和颞部。头痛发作只限于单侧。疼痛的严重性介于中度到重度。疼痛性质多描述为刺痛、烧灼性痛或电击样痛。头痛发作时间短暂，持续时间介于5～250秒（平均49秒），偶可持续更长些。阵发性头痛发作突然，在2～3秒内达到最大强度，然后维持在最大强度1分钟后作用突然停止。多数患者于发作间隙期毫无症状，部分患者于间隙期可有头钝痛。

急性头痛发作时伴随多种头颅的自主神经症状，最多伴有的症状包括同侧结膜充血和流泪；较少见的有同侧鼻充血、流涕、眼睑水肿、眼睑下垂、瞳孔缩小、面部发红和出汗。头痛发作时不伴有恶心、呕吐、畏光、畏声和烦躁不安等。

多数患者碰触三叉神经分布区可触发疼痛发作，偶尔碰触三叉神经分布以外的区域也能触发发作，如面的其他部位、头皮，剃胡须、吃饭、咀嚼、刷牙、谈话、咳嗽、颈部运动可触发发作，但有些患者能借连续旋转头部以减轻或中断发作。与三叉神经痛不同的是患者无“不应期”（refractory period），即不停碰触可连续触发疼痛发作。

【诊断要点】

1. 诊断依靠典型的临床表现。

2. 诊断标准　2004年IHS的诊断标准和说明：SUNCT综合征的特征是持续时间短暂的单侧神经痛样头痛发作，发作时间极短暂、伴有突出的流泪和同侧结膜充血，是区别于其他头面痛综合征的特点。

（1）诊断标准（表7-12）：

表7-12　SUNCT综合征的IHS诊断标准（2004年）

A. 至少有20次发作符合B～D标准
B. 单侧眼眶、眶上或颞部刺痛或波动性疼痛，持续5～240秒
C. 头痛伴随同侧结膜充血及流泪
D. 发作频率每日3～200次
E. 能排除其他相关疾病*

注：*病史、体检和神经系统检查未发现IHS头痛分类中的任何继发性头痛（第5～12项疾病）；或病史和（或）体检和（或）神经系统检查虽然怀疑这些疾患的可能性，但经适当诊查后已经排除，或这些疾患虽存在，但SUNCT综合征首次发生与该疾患并无时间上的密切关联

（2）说明：

1）SUNCT综合征在第1版《国际头痛疾病分类》出版后才被报告，在

最近10年内已被确认。

2）患者可只有结膜充血或流泪，或其他颅部自主神经系统症状，如鼻腔充血、流涕或眼睑水肿。

3）SUNCT可能是附录中描述的短暂单侧神经痛性头痛发作，伴颅自主神经症状的亚式（short-lasting unilateral neuralgiform headache attacks with cranial autonomic symptoms，SUNA）。

4）文献中报道最常类似SUNCT的疾患是位于颅后窝或累及垂体的病变。

5）SUNCT合并三叉神经痛：有报告SUNCT患者同时重叠发生三叉神经痛。这些患者应给两个诊断。因将二者从临床上区分开来很困难。

3. 鉴别诊断

（1）存在自主神经症状和只限于三叉神经第一支，有助于与三叉神经痛鉴别（表7-13）；而发作时间短暂、疼痛的频繁性和阵发性得以与丛集性头痛（典型疼痛持续2～30分钟，每日定时1次）和发作性阵发性半侧颅痛（典型发作持续2～30分钟）相鉴别。

表7-13 SUNCT和三叉神经痛的区别

临床表现	SUNCT	三叉神经痛
性别（男：女）	2.1：1	1：2
疼痛部位	V1	V2/3
严重程度	中度～重度	极严重
持续时程	5～250秒	<1秒
自主神经症状	突出	无或极轻微
不应期	无	完全
卡马西平	部分	完全

（2）若诊断不能肯定可进行治疗试验：消炎痛（indomethacin）能排除消炎痛反应性头痛，如发作性阵发性半侧颅痛；抗癫痫药如拉莫三嗪和加巴喷丁对SUNCT有时有效，但常不如对三叉神经痛那样完全。然而，在作出原发性SUNCT诊断之前，应作MRI检查以排除颅内占位病变，特别是位于颅后窝和蝶鞍附近的肿瘤。

【治疗方案及原则】

抗癫痫药物能部分缓解疼痛发作，证实有效的有卡马西平、拉莫三嗪和加巴喷丁，但效果不如抗癫痫药治疗三叉神经痛显著。

二、霹雳头痛

【概述】

霹雳头痛（thunderclap headache，TCH），又称作蛛网膜下腔出血样头痛（subarachnoid hemorrhage-like headache）。良性霹雳头痛（benign thunderclap headache）为突发的剧烈头痛，症状和颅内动脉瘤破裂的头痛相似。按新分类标准已被独立列为独立的头痛类型，应单独诊断。

【诊断要点】

1. 诊断标准（表 7-14）

表 7-14 TCH 的诊断标准

A. 严重头疼痛，符合标准 B 和 C
B. 需符合下列 2 项特征：
(1) 突然发病，<1 分钟内头痛达到最严重强烈
(2) 持续 1 小时至 10 天
C. 其后几周或几个月无无规则的复发发作(1)
D. 能排除其他疾病(2)

注：(1) 发病后 1 周内可能再次复发；

(2) 应作腰椎穿刺和脑脊液检查，以及头颅影像学检查，结果必须正常

2. 鉴别诊断

(1) TCH 作为原发性头痛的证据欠缺，故临床工作中应紧急和详尽地寻找发病原因，排除继发性头痛。

(2) 继发性 TCH 头痛：TCH 常是颅内严重的血管性疾病的临床表现，特别是蛛网膜下腔出血，其他必须要排除的疾病还有脑出血、脑静脉窦血栓形成、未破裂的血管畸形（多为动脉瘤）、夹层动脉瘤（颅内及颅外）、高血压危象、中枢神经系统血管炎（CNS angiitis）、可逆性 CNS 血管病和垂体卒中。其他可造成 TCH 的器质性病因有第三脑室胶样囊肿、自发性低颅压，以及急性鼻窦炎（尤其是气压性创伤性）。

(3) 只有在排除所有器质性病因后才可诊断为原发性霹雳头痛（primary thunderclap headache）。

【治疗方案及原则】

部分患者对尼莫地平治疗有效。

三、睡眠头痛

【概述】

睡眠头痛综合征（hypnic headache syndrome）又称“闹钟”头痛（alarm clock headache）。

【临床表现】

睡眠头痛是一罕见的良性、复发性头痛病，多发生于老年人，女性多见。头痛独特地只发生在夜间睡眠时，多于夜间1～3点时发生，白天午睡时也可发生。睡眠头痛的疼痛程度一般为轻至中度，但约20%的病人报告严重的疼痛。约2/3的病例为双侧疼痛。头痛发作通常持续15～180分钟，但亦有持续更久的例子。不伴有自主神经系统症状。头痛发作频率高，每周多于4次。有报告咖啡因与锂盐对头痛有效。

【诊断要点】

诊断标准（表7-15）

表7-15 睡眠头痛的诊断标准

A. 头痛为钝痛，符合标准B～D
B. 只有在睡眠中发生，头痛使病人从睡眠中醒来
C. 至少需具下列2项特征：
(1) 每个月内发作＞15次
(2) 痛醒后持续≥15分钟
(3) 首次发作在50岁之后
D. 无自主神经系统症状，且下列症状最多不超过1项： 恶心、畏光和畏声
E. 能排除其他疾病*

注：*应排除颅内疾患。为有效处理病人，应与三叉自主神经头痛（trigeminal autonomic cephalalgias）鉴别开来

【治疗方案及原则】

碳酸锂被认为是最有效的药物。其他报告有效的药物还有咖啡因、氟桂利嗪（flunarizine）、异搏定（verapamil）、消炎痛（indomethacin），以及加巴喷丁（gabapentin）和乙酰唑胺（acetazolamide）。

第八章　神经皮肤综合征

神经皮肤综合征是一组遗传或先天性疾病，特征为多系统和器官发育不良及新生物形成，主要累及神经系统、皮肤和眼。最常见的有同属斑痣性错构瘤病（phacomatosis）的神经纤维瘤病、结节性硬化和脑-面血管瘤病，与脑-视网膜瘤（Von Hippel-Lindau disease）。

第一节　神经纤维瘤病

【概述】

临床上最常见的神经纤维瘤病分为下列两型：神经纤维瘤病 1 型（neurofibromatosis type 1，NF-1），又名周围性神经纤维瘤病或 von Recklinghausen 病。神经纤维瘤病 2 型（neurofibromatosis type 2，NF-2），又名中枢性神经纤维瘤病或双侧听神经瘤综合征。

【临床表现】

（一）皮肤表现

牛奶咖啡斑是具有诊断价值的皮肤表现，呈浅褐色，于生后或婴幼儿期即可发现，多分布于躯体和肢体。其他还有全身性雀斑样棕黄色斑点和面积更大、颜色更深的皮肤色素沉着。

（二）神经系统表现

1. 神经纤维瘤　纤维瘤的大小和数目不等，多时可达数千个，最多见于皮肤，也可见于深部周围神经、神经根和支配内脏器官或血管的自主神经。神经纤维瘤由神经元、施万细胞、成纤维细胞、血管和肥大细胞组成。神经纤维瘤为良性，也可变性为肉瘤。周围神经终末的神经纤维瘤可发展成血管丛样，并造成肢体和躯体其他部位组织的过度增长或节段性肥大，称为神经纤维瘤象皮病。神经纤维瘤压迫所在部位的组织如神经根、马尾或脊髓时，可出现相应的临床症状和体征。

2. 其他神经系统肿瘤　可有视神经胶质瘤、星状细胞瘤、听神经瘤、神经鞘瘤和脑膜瘤。

3. 其他神经系统表现　可有巨头畸形、学习能力和注意力缺陷、智能和言语能力缺陷、癫痫发作等。还可见阻塞性脑血管病和烟雾病。

（三）眼部表现

色素虹膜错构瘤也称为Lisch结节。是虹膜上半透明的黄褐色小结节样突起，于裂隙灯下才能见到。色素虹膜错构瘤只见于NF-1，具有诊断价值。

（四）骨骼表现

神经纤维瘤病的特征性骨骼表现有：

1. 单侧眼眶后上壁缺陷。

2. 单侧颅骨人字缝处缺陷，伴同侧乳突发育不良。

3. 硬膜扩张，伴椎管增大和锥体后部塌陷。

4. 脊柱后侧凸。

5. 假关节。

6. “螺旋带”状肋骨畸形。

7. 长骨增大。

（五）其他

嗜铬细胞瘤和肾动脉的神经纤维瘤；恶性疾病，如肉瘤、白血病、肾Wilms瘤、神经节胶质瘤和神经母细胞瘤；甲状腺癌和甲状旁腺功能亢进；下丘脑的胶质瘤和错构瘤；肺间质性或囊性病变以及恶性病变。

【诊断要点】

（一）症状和体征

神经系统、皮肤和骨骼等多脏器发育异常和新生物形成，以及受累器官和组织结构和功能障碍所表现出的原发或继发性症状和体征，其中较有诊断价值的症状和体征有：多发性牛奶咖啡斑和全身性雀斑样色素斑、多发性神经纤维瘤和丛状神经纤维瘤或神经纤维瘤象皮病、虹膜错构瘤、双侧听神经瘤以及家族史。

（二）辅助检查

神经影像学检查如CT和MRI对发现中枢神经系统肿瘤，特别是双侧听神经瘤对诊断FN-2具有决定性价值；常规X线检查对发现和诊断骨骼病变价值较大。对NF-1较有诊断价值的发现有蝶状骨发育不良和长骨皮质变薄伴有假关节形成。裂隙灯检查发现虹膜错构瘤对诊断NF-1价值极大，发现后囊下晶状体混浊对诊断NF-2有价值。脑干听觉诱发电位检查有助于早期发现听神经瘤。

（三）NF-1的诊断标准

以下6项应具备2项以上：

1. 6个或更多牛奶咖啡斑，咖啡斑的大小随年龄而异。

（1）青春期前：需＞5mm。

（2）青春期后：需＞15mm。

2. 腋窝或腹股沟处雀斑样色素斑。

3. 2个或更多的神经纤维瘤，或1个丛状神经纤维瘤。

4. 一级亲属中患NF-1。

5. 2个或更多虹膜错构瘤。

6. 骨关节病变。

（1）蝶状骨发育不良。

（2）长骨皮质变薄，伴有或不伴有假关节形成。

（四）NF-2的诊断标准

1. 双侧第Ⅷ对颅神经纤维瘤（MRI、CT或病理组织学证实）。

2. 单侧第Ⅷ对颅神经瘤和一级亲属中有患NF-2者。

3. 患有下列疾病中的2个且一级亲属中有患NF-2者：神经纤维瘤、脑或脊膜瘤、施万细胞瘤、胶质瘤、青少年后囊下晶状体浑浊。

【治疗方案及原则】

1. 纤维瘤病本身目前无特殊预防或阻止病情进展的手段。

2. 纤维瘤病具有多系统和器官病变、合并症、原发和继发性构造性增殖或缺损与因此产生的相应功能性障碍，以及累及从精神到躯体症状和体征的多样性和个体患者临床表现的多变性。所以对该病的处理应强调多学科联合，早期发现和个体化治疗。

3. 手术治疗应按患者的临床表现、病情的轻重和早晚、年龄、对功能有无影响和影响的程度、病变危及生命与否等因素综合考虑。若为颅内肿瘤和压迫脊髓的肿瘤应予手术，而皮下神经纤维瘤若不影响美容和功能可暂不处理。

4. 心理治疗。

第二节 结节性硬化

【概述】

结节性硬化是一遗传性疾病，呈进行性、家族性常染色体显性遗传或散发形式的病例皆可见到，是一以多脏器组织构成缺陷性病变为特征的临床综合征。“硬化性结节”是该综合征的特征性中枢神经系统的组织病理变化，其大小和数目不一，主要分布在大脑皮质和脑室壁。这些结节属于错构瘤，结节中心为不典型的胶质细胞，外周为巨细胞所包裹，位于室管膜下和脑室侧孔的结节则多发展为巨细胞瘤。

【临床表现】

（一）皮肤表现

1. 色素减少或黑色素减少性斑痣 生后即可出现。大小不一，常呈岑树的树叶状，称为叶状白斑。

2. 面部血管纤维瘤 习惯上称为皮脂腺腺瘤。多于4岁左右时出现。对称分布于鼻周的双颊，呈蝶状。

3. 其他皮肤表现 鲨鱼皮斑、甲下纤维瘤、微小纤维瘤和牛奶咖啡斑。

（二）神经系统表现

1. 癫痫和智能减低 癫痫和智能减低多同时存在。婴儿期多表现为肌阵挛性痉挛发作，伴有或不伴有脑电图高节律不整。儿童和成人多表现为全身性强直-阵挛、简单性部分发作或复杂性部分发作。

2. 其他神经系统表现 皮质、皮质下、脑室壁的结节性错构瘤，室管膜和脑室侧孔的巨细胞瘤以及偶见的颅内巨动脉瘤和动脉扩张等，按照各自病变的解剖定位和性质可产生相应的症状和体征，如大脑半球、锥体外系和小脑病损、梗阻性脑积水和颅内出血的症状和体征。脑干和脊髓受累极为罕见。

（三）眼部表现

1. 视网膜晶状体瘤（phakomas） 视网膜晶状体瘤是先天性错构瘤，见于50％的患者。有两型：①钙化性错构瘤，位于视盘和其附近，呈桑葚突起，白色或灰黄色。②扁平形错构瘤，位于视网膜周围，圆或椭圆形，表面平滑，白色或鲜肉色。

2. 其他表现 视神经错构瘤、虹膜色素减少病变、视神经萎缩、视野缺损和白内障等。

（四）其他器官表现

1. 肾脏 错构瘤（血管平滑肌脂肪瘤）、多囊肾、肾细胞癌。

2. 心脏 心脏横纹肌瘤。

3. 肺 肺淋巴血管平滑肌瘤病。

4. 骨骼 掌和指或趾骨硬化和囊性病变。

5. 其他 脾的错构血管瘤、肝血管瘤、乳齿釉斑牙等。

【诊断要点】

（一）症状和体征

1. 婴儿发现皮肤色素减少性斑痣应疑及该病，若同时存在婴儿痉挛，临床上应高度怀疑此病。

2. 对儿童和成人，临床诊断该病的三联症是面部血管纤维瘤、癫痫和智能低下。

3. 以上两种情况，若再发现有视网膜晶状体瘤和颅内脑组织错构瘤的影像学和组织学证据，则可确诊此病。

（二）辅助检查

1. 影像学检查　头颅X线平片和CT有助于发现钙化的颅内错构瘤，CT和MRI更有助于发现等密度和等信号的颅内错构瘤。影像学检查也有助于发现和诊断肺、心、肾病变。

2. 脑电图检查　脑电图有助于诊断婴儿痉挛和其他形式的癫痫发作。

（三）诊断标准

1. 一级特征表现

（1）面部血管纤维瘤。

（2）多发性指（趾）甲下纤维瘤。

（3）大脑皮质结节（组织学证实）。

（4）室管膜下结节或巨细胞性星形细胞瘤（组织学证实）。

（5）突入脑室内的多发性室管膜下钙化结节（组织学证实）。

（6）多发性视网膜星形细胞瘤。

2. 二级特征表现

（1）一级亲属中患有确诊的结节性硬化。

（2）心脏横纹肌瘤（组织学或影像学证实）。

（3）其他视网膜错构瘤或色素缺失斑。

（4）脑内结节（放射学证实）。

（5）非钙化性室管膜下结节（放射学证实）。

（6）鲨鱼皮斑痣。

（7）前额斑痣。

（8）肺淋巴血管平滑肌瘤（组织学证实）。

（9）肾血管平滑肌脂肪瘤（影像学或组织学证实）。

（10）多囊肾（组织学证实）。

3. 三级特征表现

（1）黑色素减少斑痣。

（2）叶状白斑皮肤病变。

（3）多囊肾（影像学证实）。

（4）不规则分布的乳齿或恒齿釉斑。

（5）多发性直肠错构瘤性息肉（组织学证实）。

（6）多发性骨囊肿（影像学证实）。

（7）肺淋巴血管平滑肌瘤（影像学证实）。

（8）大脑白质异位症（影像学证实）。

（9）牙龈纤维瘤。

（10）其他器官的错构瘤（组织学证实）。

（11）婴儿痉挛。

根据以上三级特征的临床表现，将结节性硬化分为确诊、可能和可疑三类：

确诊结节性硬化：①1 项一级特征表现；②2 项二级特征表现；③1 项一级特征表现，附加 2 项三级特征表现。

可能结节性硬化：①1 项二级特征表现，附加 1 项三级特征表现；②3 项三级特征表现。

可疑结节性硬化：①1 项二级特征表现；②2 项三级特征表现。

【治疗方案及原则】

1. 结节性硬化本身无特殊治疗。

2. 婴儿痉挛和其他形式癫痫发作的处理　与非结节性硬化的癫痫发作处理相同。

3. 皮肤病变　如面部血管纤维瘤或大的鲨鱼皮斑，影响美容时可考虑手术。梗阻性脑积水需短路引流手术治疗。

4. 心、肾、肺等器官的病变，应按具体情况请相应的内、外专科医生处理。

第三节　脑-面血管瘤病

【概述】

脑-面血管瘤病又称为脑-三叉血管瘤病或 Sturge-Weber 综合征。多为散发病例。家族病例少见。

【临床表现】

（一）皮肤表现

面部血管痣呈紫红色，其分布主要局限于单侧三叉神经皮肤支配区范围内，多见于前额部，三叉神经第一支支配区，偶有半侧面部受累，罕有超过中线累及对侧者或向下延伸累及颈部者。面部血管痣多定位于眼部病变的同侧、脑病变的对侧。

（二）神经系统病变

1. 癫痫发作　可为简单局限性发作、复杂局限性和（或）原发或继发性全身性强直-阵挛性发作，罕有婴儿阵挛发作。抗癫痫药物治疗效果不良。

2. 其他神经系统表现　智能低下、轻偏瘫、偏身萎缩。

（三）其他表现

1. 青光眼和牛眼（buphthalmos）　皆为眼内压增高，后者为生前眼内压增高造成的眼积水和突眼。

2. 其他　同侧偏盲、虹膜残缺、晶状体浑浊或脱位。

【诊断要点】

（一）症状和体征

面部血管痣、癫痫和青光眼共存，是具有诊断价值的症状和体征。

（二）辅助检查

1. 影像学检查

（1）头颅X线平片：有助于发现颅内钙化。具有诊断价值的特征发现是大脑皮质表面的钙化影像，表现为以枕、顶和颞叶为主的曲线形、双轨状沿脑回走行的钙化带。此外，还可见脑表面小动脉和脑内小血管的钙化影像。头颅X线平片也有助于发现颅骨左右不对称、岩骨锥体高突、颅骨板障增厚和鼻窦和乳突气泡增大等。

（2）头颅CT：有助于发现颅内钙化和单侧脑萎缩。

（3）头颅MRI：无助于发现颅内钙化。增强MRI对确定软脑膜血管瘤的范围有一定价值。不推荐作为常规检查手段。

（4）脑血管造影：用于发现毛细血管、静脉和静脉窦畸形。

2. 脑电图检查

（1）无论有无癫痫发作的临床证据，脑电图检查发现有癫痫波电活动时皆有诊断价值。

（2）有大脑皮质钙化时，于病变侧记录的脑电图表现为广泛的低电压，于病变对侧可能发现癫痫样活动。

（三）诊断标准

脑-面血管瘤病的个体变异是脑和面的血管瘤分别单独出现，诊断标准应包括这些顿挫型，分类诊断标准如下：

1. 1型（脑面型）

（1）面和软脑膜皆有血管瘤，可有青光眼（Sturge-Weber综合征）。

（2）组织学或典型的放射学发现证实的颅内血管瘤。

（3）癫痫发作或脑电图癫痫样电活动。

2. 2型（面型）　面部血管瘤，但无颅内病变，可有青光眼。

3. 3型（脑型）　软脑膜血管瘤，但无面部血管痣，可有青光眼。

【治疗方案及原则】

（一）面部血管痣

激光手术美容整形。

（二）癫痫发作

抗癫痫药物控制发作；若癫痫发作难以控制且颅内病变广泛时，可行脑叶或大脑半球切除术。

（三）其他

青光眼应定期检查，视情况给予药物和手术等相应的治疗。颅内血管瘤可发生血栓形成和出血，不宜常规使用抗血小板凝集药、抗凝药物或抗出血药物作为预防性治疗。

第九章 脊髓疾病

第一节 急性脊髓炎

【概述】

急性脊髓炎（acute myelitis）亦称急性横贯性脊髓炎（acute transverse myelitis），是指一组病因不明的局灶性脊髓炎性疾病，呈急性发病，临床表现为运动、感觉和自主神经功能障碍。病因明确的脊髓炎如系统性红斑狼疮、抗磷脂综合征、Sjögren 病、结核、梅毒等脊髓损害均为特异性骨髓炎，不属本节范畴。迟发型放射性脊髓病、脊髓梗死等称脊髓病。

【临床表现】

临床多为急性，症状在数小时或数日内进展至高峰；或呈亚急性，症状在1～2 周内达高峰。本病可发生于任何年龄，以青壮年多见。男女发病无明显差异，全年散在发病，以冬末春初或秋末冬初较为常见。

（一）先驱症状

病前 1～4 周常有发热、全身不适等上呼吸道或消化道感染病史，或有外伤、疲劳受凉等诱因。部分患者先有腰背痛、束带感或根性疼痛、下肢麻木、无力等先驱症状。

（二）脊髓症状

因脊髓病变累及的节段和范围不同，其症状和体征各异。脊髓全长的任何节段均可受累，以胸段最常见（74.5%），其次为颈段（12.7%）和腰段（11.7%）。胸段尤其 $T_{3\sim5}$ 节段最易受损，因其处于血管供应末端。病变范围多侵犯脊髓几个节段的全部结构，称为横贯性脊髓炎；亦可为局灶性，病损只累及部分脊髓结构，呈半侧脊髓分布，出现脊髓半侧综合征（Brown-Sequard 综合征）、脊髓前动脉分布或脊髓后柱分布。病变逐步向上发展者称为上升性脊髓炎。以胸段损伤为例，急性脊髓炎的常见症状有：

1. 运动障碍　起病初期为两下肢无力，行走困难，迅速发展成完全性截瘫，两下肢弛缓性瘫痪，肌张力降低，腱反射减弱或消失，腹壁反射、提睾反射、足跖反射消失，病理反射阴性。此现象称为脊髓休克。脊髓休克的发生机制尚不十分清楚。脊髓休克期的长短取决于脊髓损害的程度、速度和有否并发症。尿路和肺部感染、压疮以及营养不良等并发症可使脊髓休克期延长。休克期一般持续 3～4 周，随着脊髓休克期的消失，腱反射、肌张力和肌力逐渐恢复；痉挛状态也随之出现，表现为肌张力增高、腱反射亢进、浅反射消失（腹壁和提睾反射）和出现病理反射。严重脊髓全横断患者于外界或内在（如膀胱充盈）受刺激时可出现屈曲反射，或称脊髓总体反射。长期的脊髓休克状态，常常提示预后不良。

2. 感觉障碍　常是急性脊髓炎的首发症状，或与运动障碍同时发生，表现为病变水平以下所有深、浅感觉减退或消失，以痛觉障碍最为明显，部分患者在感觉缺失区上缘 1～2 个节段皮肤有感觉过敏区，在病变节段皮肤有束带样感觉异常。少数脊髓损害较轻者，感觉障碍水平可不明显。脊髓损害限于半侧者可表现为脊髓半切综合征，即病灶水平以下同侧深感觉障碍和锥体束征以及对侧浅感觉障碍。

3. 自主神经功能障碍

（1）膀胱功能障碍：在脊髓休克期，一切反射均消失，膀胱无充盈感，逼尿肌松弛，表现为无张力性膀胱和尿潴留，此时膀胱充盈可达 1 000ml 以上仍无尿意，但当膀胱继续过度充盈，将出现充盈性尿失禁，又称假性尿失禁。随着脊髓休克期消失，逐渐出现反射性膀胱，其膀胱容量小和膀胱张力亢进，临床表现为反射性和周期性排尿，但无尿意，尿急但残余尿少。

（2）肠道功能障碍：脊髓休克期常出现便秘或大便潴留，也可因肛门括约肌松弛而出现大便失禁；此外，肠道蠕动功能减弱或消失还可出现腹胀等肠麻痹现象。恢复期患者排便功能可逐渐恢复正常，但病情严重的痉挛性屈曲性截瘫患者还常有便秘；长期弛缓性瘫痪者括约肌松弛，肠蠕动减少而无排便反射和排便能力。

（3）其他：脊髓自主神经系统受损，可引起病变平面以下皮肤干燥、菲薄、无汗，热天可因无汗影响散热而出现体温升高，瘫痪肢体还可出现浮肿、水疱形成、趾甲脆裂，以及性功能障碍。

（三）临床表现

不同脊髓节段的临床表现各有特点：

1. 颈段脊髓炎　颈上段（颈$_4$ 以上）病变，运动障碍表现为四肢上运动神经元瘫痪，伴有呼吸肌和膈肌麻痹，出现呼吸困难。颈膨大病变表现为两上肢弛缓性瘫痪和两下肢上运动神经元性瘫痪，也可伴有颈$_8$～胸$_1$ 侧角细胞受损的 Horner 综合征，表现为同侧瞳孔缩小、眼球内陷、眼裂变小和同侧面部少汗。

2. 腰段脊髓炎　两下肢弛缓性瘫痪、腱反射消失、肌肉萎缩和两下肢感觉障碍，而胸腹部正常。

3. 骶段脊髓炎　马鞍区（会阴部）感觉障碍，肛门及提睾反射消失，无肢体运动功能障碍和锥体束征。

4. 上升性脊髓炎　病变由脊髓低节段向上迅速发展至颈段及延髓，瘫痪和感觉障碍亦从足向上扩展，出现颈以下感觉障碍、四肢瘫痪、呼吸肌麻痹、吞咽困难和发声障碍。

【诊断要点】

（一）诊断

急性起病，迅速出现脊髓横贯性损害症状，病变平面以下深、浅感觉障碍、运动瘫痪和自主神经功能障碍。

（二）脑脊液检查

大多数患者脊髓腔通畅，脑脊液无色、透明，白细胞数正常或轻度增高（10×10^6～100×10^6/L），以淋巴细胞为主；蛋白含量正常或轻度增高（0.5～1.0g/L），糖及氯化物正常。

（三）脊髓 MRI

正常或病变脊髓节段水肿、略增粗，脊髓内显示斑片状长 T_1、长 T_2 异常信号，T_1 加权像呈不太清晰的长 T_1（低）信号，T_2 加权像呈清晰的长 T_2 信号（高），信号比较均匀，GD-DTPA 增强扫描呈斑片状强化。

（四）诊断标准和排除标准

1. 诊断标准

(1) 急性发病的脊髓运动、感觉和自主神经功能障碍。

(2) 症状和体征累及双侧，但不一定对称。

(3) 有明确的感觉平面。

(4) 能排除脊髓外压迫疾病。

(5) 脊髓内炎症的证据，包括脑脊液白细胞增高或 IgG 指数增高，以及 MRI 的脊髓内钆增强影像。

(6) 若发病早期无炎性证据，必要时可于病后 2～7 天内复查腰椎穿刺和 MRI。

(7) 发病后病情进展在 4 小时到 7 天达到顶峰。

2. 排除标准

(1) 10 年内有脊髓放射治疗史。

(2) 临床表现呈脊髓前动脉血栓形成。

(3) MRI 于脊髓表面显示异常的流空现象，符合动静脉畸形。

(4) 有结缔组织疾病的血清学或临床证据（类肉瘤病、Behcet 病、

Sjögren综合征、系统性红斑狼疮、混合性结缔组织病等)。

(5) 有感染性疾病的神经系统表现：梅毒、Lyme病、HIV、人T-细胞亲淋巴病毒-1 (HTLV-1)、支原体感染，以及病毒感染如单纯单纯疱疹病毒-1、单纯疱疹病毒-2、水痘-带状疱疹病毒、Epstein-Barr病毒、巨细胞病毒、人疱疹病毒-6和肠道病毒。

(6) 脑MRI异常，提示多发性硬化。

(7) 临床视神经炎的历史。

(五) 鉴别诊断

本病应与急性硬脊膜外脓肿、脊髓出血、急性脊髓压迫症、吉兰-巴雷综合征及其他原因的脊髓病或脊髓炎相鉴别(见排除标准)。

【治疗方案及原则】

本病尚无病因治疗，治疗原则为减轻脊髓损害，防治继发感染和并发症，早期康复训练。

1. 调整免疫功能，减轻脊髓水肿和炎性反应，可用皮质类固醇激素(甲强龙或地塞米松)静脉滴注，或应用静脉注射IgG治疗。

2. 抗感染 预防呼吸道、泌尿系感染和压疮的发生。

3. 康复和物理治疗 应早期进行，针刺、推拿均可应用。

第二节 脊髓空洞症

【概述】

脊髓空洞症是一种发展缓慢的进行性脊髓疾病，发生率为25/10万～34/10万。主要病理改变为空洞形成和胶质增生，空洞内有透明液体或黄色液体，其成分和蛋白含量与脑脊液基本相同，洞壁由环形排列的胶质细胞及胶质纤维组成。在脊髓的横断面上空洞大小不一，大者侵及该平面脊髓的大部分，周围仅由剩下的薄层脊髓组织围绕。在脊髓的纵轴上，空洞可局限于数个节段或纵贯脊髓全长，最常发生的部位为下颈段及上胸段。空洞位于延髓者，称为延髓空洞症。脊髓空洞症的病因及发病机制尚未明确。

【临床表现】

发病年龄多见于20～30岁，也可见于儿童和青少年。男性多于女性，起病隐袭，患者难以确定起病日期，常因无痛性烫伤或外伤才被发现，病情进展缓慢，亦可稳定多年不发展，呈间歇性加重。临床症状取决于空洞的部位、大小、受损的结构及空洞症的类型。

(一) 分类

1. 根据空洞与脊髓中央管的关系分为两种类型：①交通性脊髓空洞症：空洞与中央管相通，系由原发性脊髓中央管扩张所致，常合并枕大孔区异常。②非交通性脊髓空洞症：空洞与脊髓中央管不相通，常继发于其他脊髓疾病。

2. 改良 Barnett 分类　根据脊髓空洞症的病理和可能的发病机制，分为 4 种类型：

(1) Ⅰ型：脊髓空洞症伴有枕大孔堵塞和中央管扩张。①脊髓空洞症伴有Ⅰ型 Chiari 畸形。②脊髓空洞症伴有枕大孔区其他堵塞性病变。

(2) Ⅱ型：脊髓空洞症不伴枕大孔区堵塞性病变（特发型）。

(3) Ⅲ型：脊髓空洞症继发于其他脊髓疾病（获得性）。①脊髓肿瘤（通常为髓内肿瘤）。②外伤性脊髓病。③脊髓蛛网膜炎和硬脊膜炎。④继发于脊髓压迫（肿瘤和脊椎病）或脊髓梗死（动静脉畸形等疾病）引起的脊髓软化。

(4) Ⅳ型：单纯性脊髓积水（脊髓中央管扩张），常伴有脑积水。

（二）临床表现

1. 感觉障碍　节段性分离性感觉障碍：病变脊髓节段相应躯体和肢体痛、温觉缺失，而触觉及深部感觉正常或相对保留，这是脊髓空洞症具有一定诊断价值的特征性症状。有以下两种常见的形式：①半侧短上衣样：这是由于空洞位于脊髓颈下段及胸上段偏向一侧的后角基底部，损害来自一侧后根而尚未交叉的痛、温觉纤维，出现同侧上肢和胸背上部躯干的分离性感觉障碍。②短上衣样：这是由于空洞位于脊髓颈下段及上胸段的中央部位，损害脊髓前连合两侧相互交叉的痛、温觉传导纤维，引起两上肢及两侧胸背躯干上部的分离性感觉障碍。

病变破坏或压迫一侧脊髓丘脑束和后索时，可出现传导束型感觉障碍，很罕见。

2. 自发性疼痛　痛觉缺失区出现刀割样、烧灼样等难以忍受的自发性疼痛或感觉异常，这是由于后角胶质受病变刺激所致。

3. 运动障碍　脊髓空洞症多有下运动神经元瘫痪体征，表现为一侧或两侧手部肌肉及前臂尺侧肌肉萎缩、无力等下运动神经元瘫痪体征，可累及上肢和肩胛带肌肉。这是由于颈下段和胸上段空洞及胶质增生累及前角细胞所致。若病变压迫或破坏皮质脊髓束时，也可表现为病变以下一侧或两侧上运动神经元瘫痪体征。

4. 自主神经和营养障碍　由于痛觉缺失及自主神经（脊髓侧角）受损可出现以下表现：

(1) 一侧或两侧上肢皮肤发绀、菲薄或过度角化、增厚、多汗或少汗，局限性皮下组织萎缩，大疱性皮疹，肢端青黑色素沉着，指甲粗糙。

(2) 肢体痛觉缺失区常有新、旧烧伤瘢痕或因烫伤及其他损伤引起的顽固性溃疡，甚至指、趾关节末端发生无痛性坏死、脱失，构成莫旺（Morvan）综合征。

(3) 神经源性关节病（Charcot 关节）：由于营养障碍及关节痛觉缺失引起关节磨损、萎缩和畸形；关节肿大、活动度增加，运动时有摩擦音而无痛觉。约 25%～30%的患者有这种关节损害，大部分为上肢关节，以肘关节最常见。

(4) 霍纳（Horner）综合征：表现为病侧瞳孔缩小，眼裂变窄、眼球内陷，面部出汗减少，这是由于颈$_8$～胸$_1$ 节段侧角细胞受损所致。

(5) 膀胱、直肠功能障碍：在疾病晚期可出现。

5. 其他症状和合并症　脊髓空洞症患者常合并其他神经系统和非神经系统发育异常和疾病。2/3 的患者合并 Arnold-Chiari 畸形；另外，脊髓内胶质瘤、枕大孔肿瘤和囊肿以及蛛网膜炎也偶可并发，这些神经系统并发症使得脊髓空洞症的临床表现复杂和不典型。

非神经系统发育异常和先天性畸形有：发际下移、颈短、脊柱侧凸、后凸、脊柱裂、弓形足、颈肋、漏斗胸和高腭弓等。

(三) 延髓空洞症

延髓空洞症单独发生者少见，多由脊髓空洞症向上延伸，偶达脑桥及中脑。由于空洞常不对称，故症状和体征通常为单侧型，特征性症状和体征是三叉神经下行根受损引起同侧面部中枢性痛、温觉障碍；舌下神经核受损引起舌肌萎缩、肌束震颤、伸舌偏向病侧；疑核受损引起一侧软腭和声带麻痹，出现吞咽困难及声嘶；内侧纵束、前庭小脑通路受损可引起眩晕、眼球震颤、步态不稳；面神经核受损则出现面神经周围性瘫痪。

【诊断要点】

1. 特征性的临床表现。

2. MRI　是确诊本病的检查手段，不仅可准确地定位、确定其大小，还可了解有无 Arnold-Chiari 畸形和其他并发的神经系统疾病。若疑及有脊髓瘤的可能，应行钆（gadolinium）加强成像检查。

X 线检查可发现脊柱侧凸、Charcot 关节、颈枕区、脊柱和肢体等部位的骨骼畸形。

3. 鉴别诊断　本病应与颈段脊髓肿瘤、颈椎关节病、脊髓出血和肌萎缩侧束硬化相鉴别。

【治疗方案及原则】

本病尚无特殊疗法，目前临床所采用的治疗措施有以下几种：

1. 症状的对症治疗 疼痛患者的除痛治疗。对痛觉缺失患者，防止外伤及烫伤等。对有脊柱和肢体畸形者，应由专科医生施以矫形等处理。

2. 手术治疗 对空洞的放射治疗效果不肯定，对少数早期患者可能有缓解疼痛等效果。对严重患者可考虑手术治疗，手术治疗按具体情况可行单纯抽吸空洞囊液和持续引流，合并 Arnold-Chiari 畸形、脊髓内肿瘤等时应一并手术处理。

第三节 脊髓亚急性联合变性

【概述】

脊髓亚急性联合变性（subacute combined degeneration of the spinal cord）是由于维生素 B_{12} 缺乏造成的神经系统变性疾病，因累及脊髓后索和侧索而得名。临床表现为痉挛性瘫痪、感觉性共济失调、周围神经损害征等。

维生素 B_{12} 构成的甲基和腺苷辅酶是细胞代谢必需的重要辅酶，甲基钴胺素辅酶参与核酸代谢和 DNA 的合成；腺苷钴胺素是髓鞘合成和修复所必需，也是丙酸盐前身降解物的清除系统。故维生素 B_{12} 缺乏势必造成造血和神经系统等多器官疾患。

维生素 B_{12} 缺乏最常见的原因是：①胃肠道疾病，如萎缩性胃炎、胃大部切除术、幽门梗阻、原发或继发性小肠吸收不良综合征和回肠切除等。②摄入不足或需要量增加。③药物：钙螯合剂、氨基水杨酸和双胍制剂。④化学品：一氧化氮、消遣滥用和牙科医生使用。⑤恶性贫血。⑥其他：如先天性甲基钴胺素缺乏。

【临床表现】

本病多见于中老年人，男女发病率无差异，起病为亚急性或慢性，呈进行性加重。主要临床表现有：

（一）神经系统症状

早期为周围神经受累，若不经治疗随后将出现脊髓受累的临床症状。

1. 周围神经症状 呈多发性神经炎表现，早期症状为肢体末端出现对称性和持续性感觉异常，如麻木、蚁走感、刺痛、烧灼样等，严重时可伴肢体无力，下肢受累较早和较重。客观检查肢体远端出现袜子和手套样痛、温、触觉减退或消失，肌张力减低，腱反射减弱，轻度肌萎缩和腓肠肌压痛等。

2. 脊髓症状 脊髓病损于脊髓后索，随后出现脊髓侧索病损的表现，以胸段脊髓累及为重。脊髓后索受累的表现包括：双足趾的振动觉、关节位置觉、运动觉等深感觉障碍，继之向上发展累及踝关节、膝关节及其他关节，行走不稳，踏地如踩棉花感，夜晚光线不足时更为严重。少数患者的双手动作亦笨拙，扣纽扣困难，神经系统检查发现两下肢深部感觉障碍和感觉性共济失调征。当脊髓侧索病损累及皮质脊髓束时，将出现下肢肌张力增高、腱反射亢进、病理反射阳性等脊髓性痉挛状态。病变进一步发展可上、下延伸累及颈段和腰骶段脊髓，出现相应的上肢症状、排尿和性功能障碍。

3. 其他神经系统受累的症状　①视神经症状：5%的患者出现视神经炎和视神经萎缩症状，表现为视力减退，中心暗点，视野缩小，甚或失明。黄蓝色盲也可见。②精神症状：常见的有遗忘、兴奋、易激怒、情绪不稳、抑郁、淡漠、情绪低落和认知功能轻度障碍。严重病例可表现为精神病、重度痴呆和神志障碍，如妄想、幻觉、躁狂、定向力丧失、反应迟钝、嗜睡甚或昏迷。病变主要累及大脑白质，脑电图表现为弥散性慢波。

（二）其他系统症状

1. 贫血症状　多发生于神经系统症状之前，少数出现在神经系统症状之后，表现为倦怠、乏力、面色苍白、头昏、面部及下肢浮肿、心慌、活动后呼吸困难、心脏扩大、心脏有杂音、脾脏肿大。

2. 消化道症状　表现为食欲不振、腹胀、腹泻和舌炎等消化不良症状。

【诊断要点】

（一）病史

中年以上患者出现原因不清的脊髓侧索、后索及周围神经损害。

（二）有诊断价值的检查

1. 血清维生素 B_{12} 及其代谢物测定　正常血中维生素 B_{12} 含量为 103～517pmol/L（140～700pg/ml)，如低于 103pmol/L（140pg/ml）有诊断意义。但应指出，2.5%的正常人血清维生素 B_{12} 低于正常范围和高同型半胱氨酸之可能。

2. 治疗试验　维生素 B_{12} 治疗后神经系统症状改善，最后才能诊断神经系统病损是因维生素 B_{12} 缺乏所引起。

（三）辅助检查

1. MRI 检查　于脊髓后柱和侧柱 T_2 加权像可见增强信号，经治疗后可恢复。

2. 脑脊液检查　多数正常，脊髓腔通畅，少数患者蛋白含量轻度增高。

3. 胃液分析　胃酸减少，游离酸度为零。但胃酸缺乏不是必有的，少数患者胃液中仍有游离胃酸。

4. 血液和骨髓检查　20%的患者有严重贫血，周围血象可见巨红细胞，呈巨红细胞高血红蛋白性贫血，白细胞中度减少，常出现巨多叶中性粒细胞，血小板减少，血清总胆红素增高。骨髓检查可呈巨幼细胞贫血性改变。治疗试验于注射一次维生素 B_{12} 或肝浸膏10天后，网织红细胞显著增多，有助于贫血的临床诊断。

（四）鉴别诊断

应与多发性神经炎、脊髓压迫症、脊髓型颈椎病、多发性硬化及梅毒性脑膜脊髓炎相鉴别。

【治疗方案及原则】

（一）维生素 B_{12} 治疗

应及时给予大剂量维生素 B_{12} 治疗。开始维生素 B_{12} 1 000μg，肌内注射每日1次，持续2~3周；后改为每周1次持续1个月；再改为每月1次，持续1年。最后定为维生素 B_{12} 100μg 肌内注射每个月1次，持续终身。用药注意事项：①因维生素 B_{12} 缺乏的病因多不能解除，所以应终身用药；②维生素 B_{12} 缺乏的病理生理机制多由于内因子缺乏等吸收障碍，故不能以口服维生素 B_{12} 替代肌内注射给药；③维持治疗应用剂量大于100μg/d 不会起到更大的效应，因多余量的维生素 B_{12} 将从尿中排出。

（二）原发疾病的治疗

查出造成维生素 B_{12} 缺乏的病因，给予相应的治疗。

（三）其他辅助治疗

1. 多种维生素　可同时给予其他维生素B族和维生素C。单独应用叶酸可使症状加重，使用时应慎重。

2. 其他　胃酸缺乏者给予口服胃蛋白酶或饭前口服稀盐酸合剂。贫血患者，于开始治疗2个月内，当红细胞数逐步增长时，应辅以铁制剂。饮食应富含维生素 B_{12} 的食物，如肝、肾、肉类、牛奶、鸡蛋和大豆。

3. 对症治疗　对痛性感觉异常可用苯妥英钠和卡马西平。肢体肌张力增高和痉挛可用地西泮、妙钠、巴氯芬。

第十章　周围神经病

第一节　三叉神经痛

【概述】

三叉神经痛（trigeminal neuralgia）又称痛性抽搐（tic douloureux），系指三叉神经分布区内短暂反复发作的撕裂样疼痛。三叉神经痛的年发病率为5.5/10万～15.5/10万，患病率约为45.5/10万。发病原因尚不明确者称为特发性三叉神经痛，凡由三叉神经行径中的肿瘤、炎症、脱髓鞘性疾病、血管性疾病及颅骨疾病等病因所致者，称继发性三叉神经痛。本节将重点阐述特发性三叉神经痛。

【临床表现】

（一）一般情况

各种年龄均可发病，但90％的特发性三叉神经痛患者的发病年龄在40岁以上，女性略高于男性，女∶男＝3∶2。95％以上的病例为单侧发病，只有极少数病例为双侧发病。40岁以下双侧发病者应考虑多发性硬化之可能。

（二）疼痛的部位

绝大多数病例的疼痛位于一侧三叉神经分布区的第2支（上颌神经）或第3支（下颌神经），只有少数病例（＜5％）位于第1支（眼神经）。

（三）疼痛的性质

疼痛常呈刀割样、撕裂样、电灼样或针刺样。疼痛呈发作性，常突然开始，骤然终止，每次发作持续数秒至1分钟不等。疼痛常由某一痛点开始，并沿受累神经分布区放散，偶尔可从三叉神经的一支扩散至另一支的分布区。

（四）疼痛的诱发因素

疼痛虽无先兆，但可因进食、咀嚼、洗脸、刷牙、剃须、说话、咳嗽等活动诱发。常因恐惧疼痛发作，不敢做上述动作。大约半数病例在病侧鼻部、口角、颊、唇、舌或齿根部有疼痛的触发点，或称“扳机点”。

（五）伴发症状

疼痛发作时可出现面部潮红、球结膜和鼻黏膜充血、流泪和流涕等症状。

因颜面的反复搓揉以缓解疼痛，可出现病侧面部皮肤粗糙、擦伤和眉毛脱落。吮唇、咀嚼等亦可使部分病例缓解疼痛。有的病例受累区域感觉过敏（hypersthesia）或面部痉挛，反复发作及疗效不佳者多伴有情绪障碍，如抑郁和焦虑等。

【诊断要点】

1. 有疼痛发作的典型临床表现，发作间期正常。

2. 神经系统检查正常，没有三叉神经损害的体征，无感觉支分布的面部感觉减退、角膜反射消失、运动支受累的咀嚼肌萎缩和张口下颌偏斜等。

3. 鉴别诊断 原发性三叉神经痛的诊断主要依靠病史和体格检查，确诊必须与下列疾病鉴别：

（1）继发性三叉神经痛：疼痛的发作与原发性三叉神经痛相似，但发作期间常有持续性钝痛，出现扳机点者少见。神经系统检查常有三叉神经受损的体征。颅骨X线摄片、CT/MRI或（和）脑脊液检查，可见三叉神经受损的部位和病因。

（2）三叉神经炎：常因病毒感染（如HSV-1）、鼻窦炎、下颌骨骨髓炎、酒精中毒、三氯乙烯及铅中毒等所致，疼痛多呈持续性，压迫神经分支可使疼痛加剧，有三叉神经受累体征。

（3）Raeder三叉旁综合征（Raeder paratrigeminal syndrome）：常由颅凹肿瘤、鞍旁肉芽肿、外伤等所致，部分病例原因不明。多为一侧额颞部上颌和眼眶周围疼痛，可呈偏头痛样发作、Horner综合征及动眼、滑车、展神经受损的症状和体征。颅脑CT/MRI或（和）CSF检查对明确诊断很有帮助。

（4）疱疹性神经痛或疱疹后神经痛（postzoster neuralgia）：因带状疱疹病毒感染所致。病损多位于一侧三叉神经眼支，有疱疹病毒感染史，呈钝痛、灼痛或撕裂样疼痛，麻木和感觉丧失是常见的症状和体征。部分病例以受累区内疼痛为首发症状，数天后才出现皮肤疱疹，密切观察甚为重要。

（5）舌咽神经痛：疼痛常位于病侧舌根、软腭、扁桃体、咽部及外耳道等处，可向下面部放散。进食、说话和吞咽等活动可诱发疼痛发作，扁桃体可有压力痛，1%丁卡因（dicaine）咽部、扁桃体及舌根部喷涂可缓解疼痛。

（6）牙痛：多有牙病史，受累牙及相邻部位有叩痛或（和）压痛，咀嚼、进食冷或热的食物可加剧疼痛。多呈持续性钝痛，口腔检查和X线摄片有助诊断。

（7）非典型面痛（atypical facial neuralgia）：病因未明，多为一侧或双侧面颊部或鼻-颊角部深在的持续性钝痛。年轻女性多见，常伴有抑郁、焦虑症状，各种镇痛剂效果不佳，但对抗抑郁和焦虑的治疗有效。

【治疗方案及原则】

治疗目的是缓解疼痛，减少复发，争取根治。常用的治疗方法有：

（一）药物治疗

1. 卡马西平（carbamazepine） 为首选治疗药物，70%～80%的病例可缓解疼痛。开始 0.1g，每日 2～3 次，口服。以后逐渐增加剂量，一般 0.6～0.8g/d，最大量不超过 1.2g/d。眩晕、走路不稳、皮疹、白细胞减少和肝损害等是常见的不良反应，应注意观察。

2. 苯妥英钠（phenytoin） 有效率为 20%～50%，可以单独应用或与卡马西平联合应用。0.3～0.4g/d，分 3～4 次口服，头晕、嗜睡、齿龈增生、共济失调等是常见的不良反应。

3. 巴氯芬（baclophen） 有效率为 70%，常用于不能耐受卡马西平治疗的病例，开始 5mg，每日 3 次，口服。以后逐渐增加剂量达 30～40mg/d，最大量不超过 80mg/d，头晕、头痛、嗜睡、乏力、恶心等是常见的不良反应。

4. 其他药物 包括奥卡西平（oxcarbazepine），又称曲莱（trileptal），开始 0.2g，每日 1 次，以后逐渐加量，可达 0.2g，每日 2～3 次，不良反应与卡马西平类似，但可出现过敏反应和低钠血症。丙戊酸（valproic acid，600～1200mg/d）、加巴喷丁（gabapentin，600～1200mg/d）、拉莫三嗪（lamotrigine，150～600mg/d）、氯硝西泮（clonazepine，0.5～8mg/d，逐渐加量）、$VitB_{12}$（1 000～3 000μg/次，每周 2～3 次，肌内注射）等可酌情选用。

（二）射频热凝疗法

采用立体定向控温技术，对三叉神经根或三叉神经半月节行加热凝固，破坏三叉神经的痛觉纤维，产生镇痛作用。适用于经药物治疗失败或难以耐受药物的不良反应者。

（三）手术治疗

包括三叉神经脊髓束切断术、三叉神经感觉根部分切断术、颅内或颅外三叉神经周围支切断术及三叉神经微血管减压术等。三叉神经微血管减压术缓解疼痛的效果可达 70%。常用于药物治疗效果不佳时，特别是晚期病例。

（四）神经阻滞治疗

采用无水酒精、甘油或 $VitB_{12}$ 等注入三叉神经的分支或半月节内，使之凝固坏死，阻断痛觉传导，达到镇痛作用。该法虽然操作简便安全，但镇痛作用维持时间较短，易于复发。

（五）伽玛刀（γ-刀）治疗

对药物治疗和神经阻滞治疗无效者可试用，但确切疗效有待进一步评价。

第二节 贝耳麻痹

【概述】

贝耳麻痹（Bell palsy）是突发的单侧面神经周围性瘫痪疾病，其病因不清。发病率为20/10万～42.5/10万，患病率为258/10万。

【临床表现】

（一）一般情况

各种年龄均可发病，但以青、壮年多见，特别是有糖尿病、高血压、多发性硬化、孕妇及围生期患者的患病率更高。病前常有受寒或感冒、疲劳史。面肌无力前几小时到1～2天，可有患侧耳后或乳突区或下颌角疼痛，随后出现一侧面神经麻痹，并于数小时至5天内达到高峰。有报告在灭活流感疫苗鼻腔内接种后30～60天，该病的发病率增高，可能是免疫反应，或是激活潜伏在面神经节的单纯疱疹或带状疱疹病毒所致。

（二）面神经管综合征

贝尔麻痹的主要临床表现是面部表情肌无力，严重程度各异。严重的病例除面肌完全瘫痪外，还可表现或检查发现如下面神经管综合征的全部或部分症状和体征：

1. 面部表情肌麻痹　表现为病侧额纹变浅或消失，不能皱额和蹙眉；眼轮匝肌麻痹，眼裂变大，闭合不全或不能，令其闭眼时眼裂不能闭合，眼球向上外方能转动，露出白色巩膜，称为贝耳（Bell）现象。由于口轮匝肌和面颊肌麻痹，病侧鼻唇沟变浅，口角下垂，示齿时口角歪向健侧，鼓腮漏气，漱口漏水，吹口哨不能，咀嚼时食物常滞留于齿颊之间。

2. 岩浅大神经受累　病侧泪腺分泌减少，角膜干燥。是因膝状神经节以上受累所致。

3. 鼓索神经受累　病侧舌前2/3味觉丧失，唾液分泌减少。是因茎乳孔以上受累所致。

4. 镫骨肌神经受累　病侧听觉过敏或（和）耳鸣，听反射异常。是因镫骨肌分支以上受累所致。

（三）伴发症状

少数病例病侧的三叉神经分布（1支或多支）有感觉过敏（hypersthesia），机制尚不清楚。

【诊断要点】

（一）诊断

根据贝耳麻痹的临床表现，并能排除中枢性面神经麻痹、Ramsay-Hunt综合征、中耳和乳头感染、脑桥病变和吉兰-巴雷综合征，即可作出诊断。

（二）实验室检查

当病史、体格检查及病情演变过程不符合贝耳（Bell）麻痹病情时，应选择必要的实验检查项目等，以排除颅内病因所致的面神经瘫。

（三）鉴别诊断

依据病史和体格检查，排除其他原因所致的面神经麻痹甚为重要。需要鉴别的主要疾病包括：

1. 中枢性面神经瘫 急性期面神经瘫的肌无力只累及单侧下半部面肌无力，实际上也有轻度的面上半部面肌无力。个别患者可同时合并贝耳（Bell）麻痹，诊断时应倍加注意。

2. 雷-亨综合征（Ramsay-Hunt syndrome） 是膝状神经节的带状疱疹病毒感染所致。症状和体征与贝耳（Bell）麻痹相同，只是乳突部疼痛较重，耳廓部和外耳道会发生疱疹或其遗留的疤痕，部分患者由于合并同侧位听神经受累，常有眩晕和听力障碍。少数带状疱疹感染只造成面瘫，但不出现疱疹，称为无疹性单纯疱疹（zoster sine herpete），临床难以诊断。

3. 吉兰-巴雷综合征（Guillain-Barré's syndrome，GBS） 常以双侧性面神经麻痹为首发症状，多很快出现其他颅神经损害，四肢运动、感觉和自主神经功能障碍，CSF呈蛋白-细胞分离改变。

4. 莱姆病（Lyme 病） 为蜱传染的螺旋体感染性疾病。常有单侧或双侧面神经麻痹及其他颅神经损害。

5. 脑桥小脑角综合征 多由听神经瘤、感染、血管性疾病等引起位听神经、面神经损害，可累及展神经、舌咽神经、迷走神经、舌下神经和小脑，出现相应的临床症状和体征。颅脑MRI对确定诊断很有价值。

6. 中耳炎、迷路炎及乳突炎等 除原发疾病外，可出现病侧面神经麻痹，头颅X线摄片或CT检查可证实诊断。

7. 结节病（sarcoidosis） 80%的结节病患者可出现一侧或双侧面神经麻痹，如果年轻人出现双侧面神经麻痹应高度疑诊本病，并行相关的实验室检查。

8. 糖尿病性颅神经病。

9. 其他 颈静脉球瘤（glomus jugulare tumors）、结缔组织疾病如干燥综合征、硬皮病和红斑狼疮等、各种血管炎、多发性硬化、局限性结核性脑膜炎、面神经的原发性肿瘤等，都可出现一侧急性面神经麻痹，应注意鉴别。

【治疗方案及原则】

（一）药物治疗

1. 皮质类固醇　有减轻神经水肿和减轻疼痛的功效。50～60mg/d，一般选用泼尼松（prednisone），连续5～6天，然后逐渐减量，每天递减5～10mg，5～6天减完停药。

2. 抗病毒治疗　疑由病毒感染所致的贝耳麻痹，应尽早使用无环鸟苷（acyclovir）200～400mg，每日5次，口服，至少10天，有过敏史者慎用，有肾功能不全者禁用。已有病毒感染所致的贝耳麻痹，应尽早应用无环鸟苷。泛昔洛韦吸收快，血清浓度高，是无环鸟苷的替代药物。

3. 其他药物　包括维生素B组药物（$VitB_{12}$、$VitB_1$）、地巴唑等也可酌情选用。

（二）辅助治疗

1. 眼保护　注意眼部卫生，应给予消炎眼药水或眼膏，滴眼或涂眼保护性眼罩，以预防暴露性角膜炎。

2. 物理治疗　方法的选择宜个体化。早期以红外线透热最常用。

3. 运动疗法　包括增进病侧面肌运动，限制健侧面肌牵拉，可采用增强肌力训练、自我模仿训练和按摩疗法等治疗。

4. 低频脉冲电疗和针灸治疗　一般应于发病2周后治疗，一旦面肌麻痹恢复或基本恢复后，必须停止治疗。

（三）手术治疗

早期面神经管减压术仍有应用，但一般不推荐。病后半年至1年内仍恢复较差者，可酌情施行神经吻合术。后遗有面肌痉挛者，可用肉毒素（botulimum toxin）局部注射治疗。

（四）预后

发病后3周内85%的病例功能恢复较大，其余病例在3～6个月内也有功能恢复。经过治疗后，70%的病例在1～2个月内可完全恢复，20%的病例基本恢复，10%的病例功能恢复较差。少数患者可遗留面肌瘫痪或（和）痉挛、病理性面肌联合运动和鳄泪综合征等后遗症状。

第三节　吉兰-巴雷综合征

【概述】

吉兰-巴雷综合征（Guillain-Barré syndrome，GBS）也称急性炎性脱髓鞘性多发性神经病（acute inflammatory demyelinating polyneuropathy，AIDP），属自身免疫性疾病。临床表现为迅速进展而大多数可恢复的四肢对称性弛缓性瘫痪，可累及颅神经和呼吸肌。脑脊液常有蛋白-细胞分离现象，病前常有非特异性感染或预防接种史等。

【临床表现】

（一）一般情况

1. 发病年龄　可发生于任何年龄，我国以儿童及青壮年较多。

2. 发病季节　四季散发，我国夏秋季多见。

3. 发病地区　农村多见。

4. 病前诱因　病前1～4周常有感染史，如上呼吸道、胃肠道感染史、疫苗接种史、手术史等。

（二）发病形式

急性或亚急性起病，多数患者发病2～4周内病情达到高峰。

（三）神经系统表现

1. 运动障碍　①运动障碍范围：四肢大致对称性弛缓性无力，多自双下肢开始，逐渐上升，或四肢同时无力，四肢远端常较重。可波及躯干肌，严重患者可累及支配肋间肌及膈肌的神经，导致呼吸肌麻痹。②运动障碍形式：下运动神经元性瘫痪，肌张力减低，腱反射减退或消失，病理反射阴性。早期肌萎缩常不明显，严重患者可出现肌肉萎缩，一般以肢体远端较明显。

2. 颅神经障碍　30%～53%的患者可有颅神经麻痹。成人以双侧面神经麻痹常见，依次为咽喉肌麻痹、眼肌麻痹和舌肌麻痹；儿童以舌咽、迷走神经麻痹常见。展、动眼、舌下、副及三叉神经皆可受累。

3. 感觉障碍　约80%的患者有感觉障碍，可表现为：①主观感觉异常，四肢麻木、肌肉疼痛和蚁走感等。②客观感觉障碍，多表现为肢体远端感觉异常，如手套、袜套样感觉减退或过敏，可有肢体远端深感觉减退。主观感觉异常重于客观检查异常。

4. 自主神经系统功能障碍　2/3的患者可有交感神经及副交感神经功能不全的症状，如心动过速、体位性低血压或血压增高、面部潮红、全身发热、腹部压迫感、出汗异常。括约肌一般不受影响，因卧位和腹肌无力，偶可发生暂时性排尿困难甚至尿潴留。

（四）病程与预后

一般起病后症状迅速发展，约半数患者2周内达高峰，可在2～3天内使原来健康的人变得卧床不起，甚至需要人工辅助呼吸。通常在症状稳定1～4周后开始恢复。GBS的危险性较高，在条件完备的医院病死率为3%～5%，主要死亡原因是呼吸窘迫综合征、辅助呼吸意外以及感染和心肺功能衰竭。

【诊断要点】

（一）临床特点

1. 病前1～4周有感染史，起病时无发热。

2. 急性或亚急性起病。

3. 四肢大致对称性弛缓性瘫痪，腱反射消失或减退。

4. 感觉功能多正常或轻度异常。

5. 可伴有颅神经损害、呼吸肌麻痹、自主神经功能障碍，但括约肌功能多正常。

（二）辅助检查

1. 脑脊液检查　典型的脑脊液改变是蛋白-细胞分离现象。半数患者蛋白在起病第1周内可正常，第2周增高，第3周增高最明显。蛋白增高程度不一，通常为1.0～5.0g/L。细胞数一般少于10个/mm^3，偶尔可达到50个/mm^3，以单核细胞为主。

2. 电生理检查　早期肢体远端的运动神经传导速度可正常，但此时F波的潜伏期已延长，随着病情的发展多数患者的运动神经传导速度明显减慢，常超过60%～70%，波幅可正常。

3. 心电图　部分患者可有窦性心动过速，T波低平甚至倒置。

4. 其他检查　有条件可作抗神经节苷脂抗体、粪便培养空肠弯曲杆菌以及抗空肠弯曲杆菌、巨细胞病毒、E-B病毒等的抗体检查。

（三）特殊类型GBS的临床特点及诊断

1. 急性运动性轴索型神经病（acute motor axonal neuropathy，AMAN）是GBS的一种亚型。特点为儿童多见、夏秋季多见、农村多见，病前常有感染史。主要表现为四肢对称性弛缓性瘫痪，也可累及颅神经和呼吸肌，但多数患者无感觉异常。电生理检查为运动诱发波幅明显降低，F波潜伏期正常或轻度延长，而运动传导速度正常或轻度减慢。病因与空肠弯曲杆菌感染有关。诊断主要依靠临床表现和电生理学诊断。由于轴索损害，大部分患者恢复较慢。

2. Miller-Fisher综合征　简称Fisher综合征，也是GBS的一种亚型。特点为眼肌麻痹、共济失调、腱反射消失三联症，可伴有面神经麻痹，如伴有肢体肌力减低，也极轻微。可有躯干及肢体感觉异常。脑脊液有蛋白-细胞分离现象。临床病程、电生理学及病理学表现均与GBS相同。

3. 全自主神经功能不全　病前可有感染史，特点为急性或亚急性起病，四肢无汗，皮肤干燥，体位性低血压，便秘，瞳孔不等大，瞳孔反射消失，唾液、泪液分泌障碍，阳痿，无张力性膀胱，心率固定等。脑脊液可有蛋白-细胞分离现象。本病预后良好，经过一段时间治疗后可完全恢复或基本恢复。

4. 慢性炎性脱髓鞘性多发性神经病（CIDP） CIDP和GBS的临床表现有很多相同之处，病程逐步进展超过8周。CIDP病前多有非特异性病毒感染，脑脊液也出现蛋白-细胞分离现象；发病缓慢，呈慢性进行性或复发发作病程，神经干粗大和对皮质类固醇激素治疗反应良好是其特点。

（四）鉴别诊断

1. 急性脊髓灰质炎 也为急性肢体弛缓性瘫痪，但起病时常有发热，肌肉瘫痪多为节段性，瘫痪肢体多明显不对称，无感觉障碍，肌萎缩出现较早。患者常未服或未正规服用脊髓灰质炎疫苗。脑脊液蛋白及细胞数均增多，肌电图呈失神经支配现象，而运动神经传导速度可正常，或有波幅减低。

2. 重症肌无力全身型 可表现为四肢对称性弛缓性瘫痪，但一般起病较慢，症状有波动，晨轻暮重，疲劳试验及新斯的明试验阳性，脑脊液正常。重复电刺激波幅下降15%以上。乙酰胆碱受体抗体阳性。

3. 低钾型周期性瘫痪 发作时肢体对称性弛缓性瘫痪，既往有类似发作史，病前常有过饱、过劳、饮酒史。多无感觉障碍及颅神经损害，脑脊液正常，发作时多有血钾水平降低及心电图呈低钾样改变，补钾后症状迅速缓解。

4. 急性脊髓炎 高位脊髓炎可有四肢瘫痪，脊髓休克期肌张力呈弛缓性，有感觉障碍平面和大小便功能障碍。随着时间的推移，病变水平以下肌张力逐渐增高，腱反射亢进，病理反射阳性，也可出现脊髓总体反射。脑脊液细胞数、蛋白正常或轻度增高。

5. 其他疾病 如肉毒中毒、白喉、卟啉症、艾滋病、糖尿病、酒精中毒和基底动脉梗死等所致的肌肉瘫痪和周围神经病，以及外源性毒性物质中毒特别是药物如海洛因、化学物质如正己烷、砷、铊，以及长期肠道外营养患者的低磷血症诱发的GBS样综合征等。

【治疗方案及原则】

GBS的治疗关键是强化护理及并发症的预防和处理。

（一）保持呼吸道通畅和维持呼吸功能

GBS的主要危险是呼吸肌麻痹，需要保持呼吸道通畅。当有呼吸肌麻痹和吸氧困难时，应尽早行气管切开和人工辅助呼吸。呼吸肌麻痹的抢救是增加治愈率、减少病死率的关键。

（二）鼻饲饮食

舌咽、迷走神经麻痹患者因有延髓麻痹，宜及早应用细的鼻饲管，以免食物误入气管而至窒息或肺部感染，如病情允许，进食时和进食后30分钟宜取坐位或半坐位，喂食后用温开水把鼻饲管冲洗干净。

（三）血浆交换疗法

是治疗 GBS 最有效的方法之一。每次交换血浆量按 40ml/kg 或 1～1.5 倍血浆容量计算，血容量恢复主要依靠 5%人血白蛋白。轻度、中度和重度患者每周应分别做 2、4 次和 6 次。主要禁忌证是严重感染、心律失常、心功能不全和凝血功能异常。

（四）大剂量人体免疫球蛋白

是治疗 GBS 很有效的另一手段。用量：每日 0.4g/kg，静脉点滴，连续应用 5 日。禁忌证是免疫球蛋白过敏、高球蛋白血症或先天性 IgA 缺乏患者。

（五）肾上腺皮质激素

规范的临床试验未能证实肾上腺皮质激素治疗 GBS 的疗效，应用甲基泼尼松龙冲击治疗 GBS 也没有发现优于安慰剂对照组。因此，AIDP 患者不宜首先推荐应用大剂量激素治疗。

（六）辅助治疗

可用 ATP、辅酶 A、B 族维生素等营养神经的药物。可应用抗生素治疗和预防感染。

（七）康复治疗

应保持瘫痪肢体于功能位，经常被动活动，尤其防止足下垂。肌力开始恢复时应及时主动和被动结合，活动宜早，在力所能及的情况下尽量活动。可配合针灸、按摩及理疗。

第四节 慢性炎性脱髓鞘性多发性神经病

【概述】

慢性炎性脱髓鞘性多发性神经病（chronic inflammatory demyelinating polyneuropathy，CIDP）又称慢性炎性脱髓鞘性多发性神经根神经病，是一组获得性自身免疫性周围神经脱髓鞘疾病，临床特征表现为慢性进行性或复发性肢体近端和远端肌肉萎缩、无力，伴有或不伴有感觉障碍，病程超过 2 个月。脑脊液可显示蛋白-细胞分离现象，电生理检查提示周围神经脱髓鞘性改变。病理特点是多灶性脱髓鞘及髓鞘再生同时存在，神经变粗呈葱头样改变。大多数患者对皮质类固醇激素治疗反应良好。部分患者可遗留不同程度的后遗症。

【临床表现】

（一）发病年龄

可发生于各个年龄段，以中青年多见。

（二）发病形式

隐袭起病，少数患者发病呈亚急性。病前可有非特异性病毒感染症状，病程进展持续达 2 个月以上。

（三）临床症状和体征

1. 运动障碍　表现为大致对称性四肢无力，肢体近端及远端可同时受累，以近端受累较重，可伴有不同程度的肌肉萎缩。腱反射减弱或消失。呼吸肌受累少见。

2. 感觉障碍　常见的主诉有麻木、刺痛、紧束、烧灼或疼痛感。客观感觉检查可发现有感觉丧失，不能辨别物体，不能完成协调动作，以肢体远端较重。

3. 颅神经障碍　16%～60%的 CIDP 患者可出现颅神经受损，常波及面、展、三叉、舌咽和迷走等颅神经，表现为面肌无力、复视、咀嚼无力、讷吃、吞咽困难等。

4. 其他　可表现为动作性或姿势性震颤、自主神经功能障碍。但括约肌受累少见。

（四）病程与预后

病程进展过程常在 2 个月以上，根据其病程特点临床上可分为 4 种类型：即慢性单相型、慢性复发型、阶梯式进展型、慢性进行型，其中以慢性复发型及慢性进行型多见。长期进展和复发患者严重影响生活质量。

【诊断要点】

（一）临床特点

诊断主要基于临床表现和电生理检查，脑脊液检查和神经活检更能增加诊断的准确性。

（二）诊断标准

1. 必备条件

(1) 临床周围神经病的表现：①进行性肌无力达 2 个月或以上；②运动和（或）感觉功能障碍，累及一个肢体以上，肢体无力为对称性或大致对称性远端和近端肌无力；③腱反射减弱或消失；④不能用其他已知的病因解释。

(2) 电生理检查：

1）4 个脱髓鞘的基本电生理标准：①运动神经传导速度减慢；②运动传导阻滞或异常时间离散（temporal dispersion）；③运动远端潜伏期延长；④潜伏期延长的微小 F 波或 F 波缺如。

2）参考电生理诊断标准（Bergh，2004）（表 10-1）：

表 10-1 电生理诊断标准（Bergh，2004）

项目	定量异常
A. 2个运动神经，至少符合下列2项	
传导速度	30%
远端潜伏期	150%
F波潜伏期	150%
传导阻滞	50%
异常时间离散	30%
B. 另1个神经（符合A），还需符合下列标准的1项	
F波缺如	在2个神经具有远端阴性波
	CMAP 波幅>20%
传导阻滞	50%在1个神经

注：①定量异常是正常值的上限或下限的百分率值；②CMAP：复合肌肉动作电位（compound muscle action potential）；③异常时间离散（temporal dispersion）：异常时间离散定义为近端和远端复合肌肉动作电位的时程增加>15%

2. 辅助检查

（1）脑脊液：脑脊液蛋白升高，细胞数多正常。少数患者可出现寡克隆 IgG 区带。

（2）周围神经活检：感觉神经表现为典型的脱髓鞘病变或丧失。可有多灶性节段性脱髓鞘和髓鞘再生，施万（Swan）细胞增生和伴有轴索变性。少数患者有 IgG 和 C_3 补体沉积。感觉神经病患者的大直径感觉性纤维丧失出现早和突出，无神经节神经炎（ganglioneuritis）。

（3）MRI：钆增强 MRI 可发现神经近端或神经根增大，反映马尾或臂丛的活动性炎症和脱髓鞘。臂丛异常包括 T_2 相的不规律肿胀和信号增强。

（4）治疗试验：治疗试验有助于诊断，若神经病情稳定或改善都认为治疗有效，治疗有效可考虑 CIDP。

（三）鉴别诊断

1. GBS 见 GBS 章节。

2. 多灶性运动神经病（multifocal motor neuropathy，MMN） 起病隐袭，缓慢或阶梯进展；临床上以运动神经受累为主，大多数表现为非对称性肌肉远端肌无力和萎缩，以上肢为著。通常无明显的感觉障碍，颅神经受累较少，电生理表现为多灶性神经传导阻滞。血中抗 GM1 抗体可阳性。皮质类固醇激素治疗一般无效，故有人认为 MMN 是 CIDP 的变异型。

3. POEMS 综合征 又称 Crow-Fukase 综合征。多以进行性多发性神经病为其特点，典型的症状包括多发性神经病（P）、器官肿大（O）、内分泌病

(E)、M-蛋白或骨髓瘤（M）、皮肤病变（S）所致的肢体远端皮肤粗糙和色素沉着、多毛以及乳晕变黑。

4. 系统性红斑狼疮　表现为四肢感觉、运动障碍，但尚伴有发热、关节痛、面部蝶形红斑等，辅助检查提示内脏器官受累，血中抗双链 DNA 抗体、抗 Smith 抗体阳性，血和骨髓可查到狼疮细胞。

5. 单克隆丙种球蛋白周围神经病　临床和病理表现与 CIDP 难于区别，但血中可检测到 M-蛋白，病程比较良性，无多发性或孤立性骨髓瘤的证据。病因不详。

6. 其他周围神经损伤　如各种药物、化学品中毒、代谢、遗传和肿瘤所致的周围神经病，特别是卟啉病、糖尿病、肾衰竭、内分泌疾病、血管炎和遗传性运动和感觉神经病，以及肌病或脊髓前角细胞疾病。

【治疗方案及原则】

（一）CIDP 的一线治疗

皮质激素（corticosteroids)、血浆置换和静脉大剂量人免疫球蛋白。

（二）一线用药

1. 肾上腺皮质激素　泼尼松（prednisone），1～1.5mg/(kg·d)，随后按临床情况改为隔日治疗，维持 2～3 个月；若症状改善可逐渐递减用药剂量，每 2～4 周减量 5～10mg/d。如患者症状恶化，可增加剂量或改用 IVIg 或血浆置换治疗。肾上腺皮质激素疗效出现较晚，数周后方开始显效，至 3～6 个月达到最大效应。

2. 大剂量人体免疫球蛋白（IVIg）　0.4g/(kg·d)，连续 5 日为一个疗程，临床症状改善明显。一旦症状复发，重复使用仍有效。注意和预防不良反应的发生，肾功能和心功能障碍者慎用，近来有发生缺血性卒中不良反应的报道。

3. 血浆置换疗法　目前也被认为是治疗慢性炎性脱髓鞘性多发性神经病较有效的方法，效果与大剂量人免疫球蛋白相似，但多因设备、经济条件限制，未能普遍应用。

（三）二线药物

细胞毒性药物和干扰素也可用于 CIDP，特别是在一线药物治疗无效时使用。常用的药物有环磷酰胺、硫唑嘌呤及环孢素等。在以上药物的使用中，应注意肝功能、肾功能和血常规等副作用的监测。

（四）合并用药

对治疗无反应的患者可试用血浆置换和静脉大剂量人免疫球蛋白联合应用。最近有使用大剂量环磷酰胺（cyclophosphamide）治疗无反应病例的报道，临床症状和电生理异常皆获得改善。

第十一章　肌肉和神经肌肉接头疾病

第一节　重症肌无力

【概述】

重症肌无力（myasthenia gravis，MG）是自身免疫性神经肌肉接头疾病，是因抗乙酰胆碱受体（acetylcholine receptor，AchR）抗体介导的免疫机制造成肌肉运动终板损害，影响神经肌肉传导所致的疾病。MG 的特征性临床表现是肌无力的疲劳性和波动性。

【临床表现】

（一）临床特征

重症肌无力的临床特征是：骨骼肌肌无力的波动性（fluctuating nature），也称作易疲劳性（excessive fatigability），肌无力活动后加重、休息后减轻的随意肌无力，多表现为晨轻暮重。病程也呈波动性进展，持续长时间的肌无力波动就称作“缓解”或“恶化”。肌无力多由眼外肌受累开始，其次易受累的是面肌和口咽肌，肢体和颈肌肉无力也常见，但多与眼肌和口咽肌无力合并存在，单独影响肢体的肌无力很罕见，肌无力以近端为重，重症患者呼吸肌也可累及。

临床表现为眼睁开费力、困难，视物成双，眼不易闭紧，面部表情不自然，甚至有苦笑面容，说话久后就构音不清，鼻音重，咀嚼费劲，吞咽困难，甚至呛咳，四肢无力，且以近端为重。

（二）分类

MG 可按发病年龄、肌肉受累的部位和严重性分类、有或无抗 AchR 抗体和病原等进行分类：

1. 按发病年龄的分类　暂时性新生儿 MG：是由于患有 MG 的母亲通过胎盘将母亲体内的 AchR 抗体输送给新生儿所致。仅 10%～15%的婴儿于生后几小时表现有 MG 的临床症状，包括肌张力低下、呼吸困难等。症状一般于 1～3 周自发性消退，症状严重和影响呼吸者需要支持和吡啶斯的明等药物治疗。

2. 按 AchR 抗体阴性或阳性的分类

（1）血清阳性 MG（seropositive MG）：是获得性自身免疫 MG 中最常见的一型。仅 85%的全身型 MG 患者和 50%～60%的眼肌型 MG 患者，放射免疫试验 AchR 抗体阳性。该型 MG 的临床和基础研究最多，本文只介绍血清阳性 MG。

（2）血清阴性 MG（seronegative MG）：约 10%～20%的 MG 患者无 AchR 抗体，该亚组称为血清阴性 MG（seronegative MG）。血清阴性 MG 患者的致病抗体尚未查明，已知 20%～50%的患者有肌肉-特有酪氨酸激酶（muscle-specific tyrosine kinase，MuSK）抗体，表现有不同的临床和治疗反应，如肌无力的定位和肌萎缩、对免疫抑制治疗反应不良等。除 MuSK 抗体外，还可查出其他体液因素，如可逆转的抑制 AChR 功能的 IgG 抗体，以及间接抑制 AChR 功能的非 IgG 因素（可能为 IgM）。

3. 按严重性的分型（Osserman 分型）

（1）眼肌型 MG：疾病只局限于眼肌。

（2）全身性 MG：按其严重程度再分为轻型和中型两种。

（3）严重性 MG。

（4）MG 危象伴有呼吸衰竭。

4. 病原的分类

（1）获得性自身免疫 MG：是最常见的类型。

（2）暂时性新生儿 MG。

（3）药物诱发性 MG：代表药是 D-青霉胺诱发 MG，其临床表现和典型的获得性自身免疫 MG 相同，血清 AchR 抗体也呈阳性，但停药后能缓解和恢复。其他诱发 MG 样无力的药物还有箭毒、氨基糖苷类、奎宁、普鲁卡因胺和钙通道阻滞剂。

（4）先天性 MG（AchR 缺乏症，慢通道综合征和快通道综合征）：是一组突触后神经肌肉传导遗传性疾病，有其特征的发病年龄、病理、电生理和治疗。

【诊断要点】

（一）诊断

1. 重症肌无力的诊断靠肌无力的临床特点、药物试验和电生理检查，在必要和有条件时，可作 AChR 抗体和肌肉活检检查，在排除其他肌无力的疾病下可以诊断。

2. 新斯的明或氯化腾喜龙（edrophonium）试验　新斯的明 1.5～2mg 和阿托品 0.4mg 肌内注射后 20 分钟（持续 1～2 小时），或氯化腾喜龙静脉注射后 30 秒（持续几分钟），患者的肌无力会得到明显改善。

3. 电生理检查　肌电图特征为低频（3 或 5Hz）神经刺激诱发的肌肉动作电位波幅呈进行性减低（>15%）。若检查至少 3 个神经支配的肌肉（正中神经的鱼际肌，尺神经的小鱼际肌，副神经的斜方肌），90%的患者可有此现象。单纤维肌电图显示 Jitter（颤抖）增宽（>55μs 的波>10%）。

4. 免疫学检查　特征是患者血清中乙酰胆碱受体（AChR）抗体增高。全身性肌无力的 MG 患者 85%～90%阳性。抗体滴度的高低和无力的轻重之间无关。

5. 肌肉活检的病理学检查　特征是神经肌肉接头处突触后膜简单化，皱褶减少、变平坦，乙酰胆碱受体数量减少，有补体激活、免疫复合物存在。

6. 其他检查

（1）甲状腺功能亢进：5%的 MG 患者可发现甲状腺功能亢进的临床和化验室证据。

（2）胸腺瘤：15%的 MG 患者胸部 X 线片（10°斜位）可发现胸腺瘤，特别是 40 岁后的患者。纵隔 CT 发现率会更高。

（3）血清免疫学异常：MG 是神经肌肉接头处乙酰胆碱受体的自身免疫性疾病，故常可伴有其他自身免疫性疾病，如甲状腺炎、胰岛素依赖型糖尿病、干燥综合征（Sjögren syndrome）等，故应作相应的检查。另外，部分患者的抗核抗体、类风湿因子也阳性。

（二）鉴别诊断

周围神经病如吉兰-巴雷综合征等、肌病如多发性肌炎等、其他神经-肌肉接头处疾病如突触前膜肌无力综合征（Lambert-Eaton 综合征）和肉毒中毒等所致的肌无力、有机磷中毒等。药物所致的 MG 常见的有在用青霉胺治疗风湿或类风湿过程中，或在用 α-干扰素治疗肝炎过程中可能出现重症肌无力表现，这无论在临床、药理学、电生理、免疫学或免疫病理学上均与重症肌无力非常相似。但当停药后，这些表现就会消失。

（三）重症肌无力危象

1. 定义　是指重症肌无力患者本身病情加重或治疗不当引起呼吸肌无力所致的严重呼吸困难状态，重症肌无力危象的总发生率为 15%。

2. 分型　重症肌无力危象患者，用腾喜隆试验可鉴别肌无力危象的类型。

（1）肌无力危象：由于重症肌无力本身加重、安全系数降低、呼吸肌无力而致呼吸困难，则为肌无力危象，在重症肌无力危象中约占 95%。

（2）胆碱能危象：在重症肌无力的治疗过程中，若因胆碱酯酶抑制剂用量过大，乙酰胆碱在神经-肌肉接头处积聚过多，持续作用于乙酰胆碱受体，使突触后膜持续去极化、复极化过程受阻，其绝对和相对不应期延长，神经-肌肉接头处发生胆碱能阻滞而致呼吸肌无力状态。这在重症肌无力危象中约占4%。

(3) 反拗性危象：又名无反应性危象。顾名思义，此种危象对胆碱酯酶抑制剂治疗无反应。其发病机制等不如前两型清楚。在重症肌无力危象中约占1%。

【治疗方案及原则】

MG的治疗应个体化，视患者的年龄、全身健康情况、疾病的类型、疾病的严重性、疾病进展的快慢、并发疾病和合并症的有无等因素制定。

(一) 单纯眼型

初次起病的重症肌无力患者，尤其是小儿，其中1/4可于2年内自发缓解。初次起病可先单纯用胆碱酯酶抑制剂治疗观察，以期自发缓解，若胆碱酯酶抑制剂治疗1～3个月确实无效，则再考虑用免疫抑制药物。

(二) 全身型重症肌无力

胸腺瘤患者和年轻的早期全身性MG患者是手术指征；局限于眼肌患者，血清AchR抗体阴性患者，不推荐手术治疗。手术后80%无胸腺瘤的患者症状可获得缓解。但症状改善在手术后几年方可逐渐出现。

(三) 胆碱酯酶抑制剂治疗

1. 适应证　适用于除胆碱能危象以外的所有重症肌无力患者。

2. 副作用　胆碱酯酶抑制剂有毒蕈碱样 (M)-和烟碱样 (N)-胆碱系两方面的作用。

(1) N-胆碱系作用：当用量适当时，对重症肌无力起治疗作用，使肌力增加；当过量时，轻者表现为肌束震颤，重者可因脑内胆碱能神经元持续去极化性传导阻滞，而表现为不同程度的意识障碍甚至昏迷。

(2) M-胆碱系作用：在治疗重症肌无力中纯属副作用。重者可因心跳骤停、血压骤降而致死亡。故在治疗过程中，一般不宜用M-胆碱系拮抗剂；因轻度M-胆碱系作用有时可能是其严重副作用的先兆或预报，应引起患者和医生的警惕。

3. 常用的胆碱酯酶抑制剂

(1) 新斯的明：

1) 药理作用：甲基硫酸新斯的明溶液稳定性好，供注射。但口服后大部分于肠内破坏，只有未被破坏的部分被吸收，故口服有效剂量为注射剂量的30倍。一般注射甲基硫酸新斯的明0.5mg，口服需用溴化新斯的明15mg。对肢体无力的效果较好。

2）副作用：它对胃肠和膀胱平滑肌的作用也较强。但在治疗重症肌无力有效剂量时，对心血管和虹膜的作用较不明显。

3）口服：口服约15分钟起效，30～60分钟作用达高峰，持续约2～6小时后迅速消失。故日量及每2次用药的时间间隔需因人而异。自45mg每日3次（135mg/d）到每2小时1次（日量一般不超过180mg），一般在进餐或作特殊体力劳动前15～30分钟可口服15mg。

（2）溴化吡啶斯的明（1-甲基-3-氨基吡啶溴化物的二甲基氨基甲酸酯）：

1）制剂：胆碱酯酶抑制剂的糖衣片含60mg。

2）作用：有起效温和、平稳、作用时间较长（2～8小时）和逐渐减效等特点，故一般投药间期为6～8小时。对延髓支配的肌肉无力效果较好。

3）用量：治疗重症肌无力可口服60～180mg，每日2～4次，病情严重者可酌情加量。病情一旦控制，作用可维持过夜。

4）合并用药：对某些病例可与溴化新斯的明合用，一般白天和晚上用吡啶斯的明而早晨用溴化新斯的明。

5）副作用：很缓和，一般无须加用阿托品。因会加强吗啡及其衍生物和巴比妥类的作用，合并应用时应注意。必要时可用硫酸阿托品，以对抗其M-胆碱系副作用。

不同的药物替换时，其剂量折算见表11-1。

表11-1 常用的胆碱酯酶抑制剂

药 名	常用量	作用持续时间	主要作用肌群	折算剂量（mg）	用法
甲基硫酸新斯的明	1.0～1.5mg/次	30～60分钟	四肢	0.5	注射
溴化新斯的明	22.5～180mg/d	3～6小时	四肢	15.0	口服
美斯的明	60mg/d	4～6小时	四肢	5.0	口服
溴化吡啶斯的明	120～720mg/d	2～8小时	球部	60.0	口服

4. 胸腺摘除术后用量问题　在胸腺摘除后一短时期内，个别患者对胆碱酯酶抑制剂处于超敏状态。当患者于术后所用胆碱酯酶抑制剂的量即使与术前相同甚至更小时，也有过量甚至发生胆碱能危象的可能。建议：术后用术前半量，第3天改回全量。

5. 胆碱酯酶抑制剂只起对症治疗作用，并不能改变其根本的免疫病理过程。

（四）大剂量免疫球蛋白静脉点滴

静脉点滴，0.4g/(kg·d)，连续5天为一疗程。

（五）血浆交换治疗有效

第1周隔日血浆交换1次，每次交换量2 000ml，其中血浆1 600ml，血浆代用品400ml。以后每周1次，直至病情完全缓解。

（六）环孢素

用量：4mg/(kg·d)，有效血浓度为100～200μg/ml，3～12个月为一疗程。

（七）硫唑嘌呤

用量：2mg/(kg·d)，以总量10g为一疗程。

（八）肾上腺皮质激素

一般认为大剂量、短期的副作用较小剂量、长期者为小，且程度较轻；小剂量递增法，既不能减轻，更不能消除，而只能推迟其加重，故现多用大剂量冲击疗法。约90%有效，肾上腺皮质激素大剂量冲击疗法早期可致症状加重，可能与肾上腺皮质激素对神经肌肉接头的直接抑制作用有关。因大剂量可引起心律失常，故仅限于在医院内使用本疗法，以便及时作心电图或除颤。

1. 用法和用量　先用静脉点滴，3～4小时/次：甲泼尼龙1g/(次·天)，3天；500mg/(次·天)，3天；250mg/(次·天)，125mg/(次·天)，3天；以后改为口服甲泼尼龙：60mg/(次·天)，晨顿服；每3天减1次，每次减半量，如30mg/d，3天；16mg/d，3天；8mg/d，3天；4mg/d，3天。而后停用。

2. 冲击疗法的副作用　可有历时短暂的头痛、头晕、倦怠、面部潮红、口苦或金属味、视物模糊、心悸、荨麻疹、周围浮肿、关节痛、一过性低或高血压、一过性高血糖、低或高血钾、钠潴留、轻度钙增高、血小板减少、胃肠道出血、急性胰腺炎、精神病等。

但个别有发生心脏停搏和心律失常而死亡的报道，发生潜在感染的扩散，偶可引起致命性休克。

为了防止严重副作用的发生，治疗前应严格掌握适应证，测定并保持血钾、钠、钙和磷等电解质于正常范围，精神状态正常，无胃肠道溃疡和心血管病史，血压正常，排除有潜在感染的可能。每次点滴历时至少30分钟，点滴完后24小时内进行心电监护，在冲击期间和冲击后24小时内应保持电解质平衡。

（九）危象的治疗

1. 治疗的原则　治疗呼吸衰竭，维持生命体征以及治疗和预防感染，等待患者的自发恢复，一般需时数天到数周。

2. 辅助呼吸是关键　患者多需气管插管并给予正压呼吸机维持呼吸，同时停用胆碱酯酶抑制剂。

3. 预防和治疗感染　多见的为肺部感染，另外，肌无力危象患者同时有吞咽困难，易造成口腔分泌物吸入，应加强护理和感染的预防。

4. 胆碱酯酶抑制剂　人工呼吸开始后立即停用胆碱酯酶抑制剂，直至患者发热和其他感染症状消失，以及自发呼吸恢复和无须呼吸机辅助时，方可再开始使用胆碱酯酶抑制剂。

5. 血浆置换术治疗　有条件时可以应用。

（十）肌无力加重的预防

MG本身不能预防，但避免下列因素可预防症状恶化：

1. 情感压力，情绪激动。

2. 高温。

3. 发热。

4. 疾病（特别是感冒、呼吸道感染、肺炎和牙周脓肿）。

5. 外伤和手术。

6. 低血钾（如应用利尿剂、呕吐等）。

7. 过劳，特别是过度的体力劳动。

8. 药物

（1）抗生素：包括氨基糖苷类抗生素，如链霉素、双氢链霉素、卡那霉素、庆大霉素、新霉素、紫霉素、杆菌肽、多粘菌素等，抑制乙酰胆碱产生和释放的制剂应慎用，有肾功能不全者应禁用。

（2）抗肌肉痉挛药物：如治疗运动疾病的trihexyphenidyl。

（3）β-肾上腺素能阻滞剂：如心得安、噻吗心安，甚至滴眼也会使重症肌无力加重。

（4）肌肉松弛剂：如箭毒和D-筒箭毒碱。

（5）去极化药物：如十甲季胺、丁二酰胆碱。

（6）膜稳定剂：如乙酰内脲类、奎宁、奎尼丁、普鲁卡因胺、异搏定等。

（7）锂制剂：如碳酸锂。

（8）青霉胺。

（9）吗啡和镇静剂等呼吸抑制剂应慎用。

（10）肾上腺皮质激素和甲状腺素可使病情暂时恶化。

此外，灌肠可能致重症肌无力病人猝死，其机制不详，应避免。尚应避免、感冒、情绪过分波动等。

第二节 周期性瘫痪

【概述】

周期性瘫痪是以反复发作骨骼肌弛缓性瘫痪为特征的一组疾病，持续数小时至数周，发作间期正常。部分患者有家族遗传史。发作时大都伴血清钾含量改变，按照血清钾浓度的不同分为低血钾型、高血钾型和正常血钾型。国内以低血钾型最为常见。

一、低血钾型周期性瘫痪

【临床表现】

（一）临床表现

本病为常染色体显性遗传性疾病，我国以散发性多见。多在青少年期发病，男性多于女性，随年龄增长而发作次数减少。诱发因素包括过度劳累、饱餐、寒冷、焦虑、月经前期、酗酒等。一般多在饱餐后睡眠中发病，肌无力常自下肢开始，后延及上肢，双侧对称，以近端为重。神志清楚，呼吸、吞咽、咀嚼、发音、眼球活动常不受影响，但严重病例也可累及呼吸肌甚至死亡。膀胱、直肠括约肌功能正常。部分病例发作时心率缓慢，室性早搏，血压上升。发作自症状开始后1～2小时达最严重程度，一般持续6～24小时，有时长达1周以上。发作前可有肢体疼痛、感觉异常、口渴、多汗、少尿、潮红、嗜睡、恶心等。肌无力恢复时往往瘫痪最早的肌肉先恢复。发作间期正常。发作频率不等，一般数周或数月1次。个别病例每天均有发作，也有数年1次，甚至终生仅发作1次。少数患者在患病多年后，发生主要影响肢带肌群的缓慢进行性肌病。部分患者在剧烈运动后休息时或饱餐后出现肢体发重、小腿胀感，肌肉出现痉挛样感觉时，若能立即做缓慢而连续轻微的热身运动，可以避免或减轻一次发作，这种现象称为“动作消退”（working-off）现象。

甲亢性周期性瘫痪属低血钾型，日本人和中国人群中多见，男性居多。本病的发作与甲亢的程度无关。其临床表现和单纯低血钾型者类同，但心律失常者略多，其发作频率较高，每次持续时间较短。常在数小时至1天之内。甲亢控制后发作次数减少。

（二）实验室检查

1. 血清钾测定　发作期血清钾常低于3.5mmol/L，最低可达1～2mmol/L。

2. 心电图检查　可呈典型的低钾性改变，U波出现，P-R间期、Q-T间期延长，S-T段下降等。

3. 肌电图检查 提示电位幅度降低，数量减少，完全瘫痪时运动单位电位消失，用电方波直接刺激肌纤维或刺激支配某病肌的周围神经，均不能引起受累肌肉的反应。静息膜电位低于正常。

4. 诱发试验 口服葡萄糖 2g/kg 体重，同时给予普通胰岛素 10～20U 皮下注射，2～3 小时内可诱发瘫痪发作；如此诱发试验未能引起发作，可在运动和食盐负荷后再重复，即氯化钠 2g 水溶后口服，每小时 1 次，共 4 次。产生瘫痪后，测定有血清钾低下，口服钾盐 2.5～7.5g 后好转，可诊断为低血钾型周期性瘫痪。阴性结果不能排除此诊断。有血清钾低下的患者，禁忌作葡萄糖胰岛素诱发试验。

【诊断要点】

（一）诊断

根据其典型的周期性发作的四肢弛缓性瘫痪，或伴有躯干肌无力，实验室检查有血清钾改变和心电图、肌电图异常，应用特殊药物可诱发瘫痪或使发作缓解者即可诊断，有家族史者更易诊断。

（二）鉴别诊断

1. 散发病例应排除甲亢、原发性醛固酮增多症、肾小管性酸中毒、应用噻嗪类利尿剂、皮质类激素等。但这些均有原发病的其他特殊症状可资鉴别。

癔病性瘫痪无腱反射及肌肉电反应的改变。

2. 急性炎症性脱髓鞘性多神经根炎（GBS）常与第一次发作的周期性瘫痪相混淆，GBS 病程较长，脑脊液细胞蛋白分离，电生理改变为神经传导速度减慢，F 波传导速度减慢。

3. 在我国四川地区由于钡中毒所致的肌肉瘫痪称为“痹病”。急性钡中毒时可有四肢瘫痪、眼睑下垂、发音及吞咽困难，常为工业中毒，有可能长期接触钡的地区应考虑本病的可能。

【治疗方案及原则】

（一）急性发作期的治疗

10%氯化钾或 10%枸橼酸钾 40～50ml 顿服，24 小时内再分次口服，总量为 10g。如仍不愈，可继续服用 10%氯化钾或 10%枸橼酸钾 30～60ml/d，直到好转。低钾麻痹多能自发恢复，无须也不宜静脉补充钾盐，过快补钾造成高血钾，同样可导致骨骼肌、呼吸肌和心肌麻痹，甚至造成死亡。

（二）预防发作

平时应少食多餐，忌高碳水化合物饮食，并限制钠盐。避免过饱、受寒、饮酒、过劳等激发因素。发作频繁者于间歇期可口服 10%氯化钾或 10%枸橼酸钾 10ml，每日 3 次，或口服乙酰唑胺 250mg，每日 4 次；及（或）螺旋内酯固醇 20mg，每日 3～4 次。

二、高血钾型周期性瘫痪

【临床表现】

高血钾型周期性瘫痪少见，为常染色体显性遗传。麻痹发作时血钾较平时增高。肌肉的病理改变与低血钾型周期性瘫痪相同。

多数在 10 岁以前起病，以男性多见，饥饿、寒冷、剧烈运动和钾的摄入可以诱发，通常在白天发病，肌力弱常从下肢开始，以后累及躯干、上肢，严重者可累及颈肌和眼外肌。一般瘫痪程度较轻，常伴有肌肉疼痛性痉挛。发作时间短暂，大多不超过 1 小时。发作一般较低血钾型周期性瘫痪频繁。进行轻度体力活动或摄食可能使发作顿挫或推迟。部分病例伴有轻度肌强直现象，如手浸于冷水时间稍长后动作僵硬、进食冷饮后舌发僵等。故本病又称肌强直性周期性瘫痪。大多数患者在 30 岁后逐渐终止发作。少数在病程多年后发生缓慢进展的肌病。个别患者有持久的心律不齐。

【诊断要点】

（一）诊断

依靠病史的典型症状和家族史；发作时血清钾升高，心电图与肌电图改变，可资诊断。

（二）实验室检查

1. 血清钾和尿钾检查　血清钾增高，可达 7～8mmol/L。有的仅较发作前增高，而仍在正常范围。尿钾排量增加。

2. 心电图检查　可呈高钾改变，高尖 T、VAR 导联 T 波倒置或消失、QRS 增宽、S 波变深、S-T 段降低。

3. 肌电图检查　可见强直电位。

4. 诱发试验　氯化钾 2～10g 口服，常可诱发或使瘫痪加重。血钾增高的患者禁忌此试验。

（三）鉴别诊断

醛固酮缺乏症、肾功能不全、肾上腺皮质功能低下和药物性高血钾性瘫痪需鉴别。

【治疗方案及原则】

大多数发作轻，持续时间短，无须特殊处理。病情较重者可静脉注射葡萄糖酸钙或氯化钙 1～2g，也可静脉滴注 10%葡萄糖 500ml 加普通胰岛素 10～20U，以促进细胞内糖原合成和 K^+ 自血浆进入细胞内。预防发作，高碳水化合物饮食，乙酰唑胺 250mg，每日 2～4 次饭后服。或氯噻嗪 50mg，每日 2

次。

三、正常血钾型周期性瘫痪

正常血钾型周期性瘫痪又称钠反应性正常血钾型周期性瘫痪，本病罕见，为常染色体显性遗传。多数在10岁以前起病，常于夜间或清晨醒来时发现四肢或部分肌肉瘫痪，甚至发音不清、呼吸困难等。每次发作持续时间较长，大多在10天以上，个别长达3周。发作时可伴轻度感觉障碍。本病患者常极度嗜盐，限制食盐摄入或给予钾盐可诱发。肌活检见线粒体显著增多，体积也增大。大剂量生理盐水静脉滴注可使瘫痪好转。一部分患者在间歇期给9-α-氟氢可的松，每日0.1～0.2mg和乙酰唑胺250mg，每日2～4次，可预防发作。

第三节 特发性炎性肌病

【概述】

特发性炎性肌病是一组原因不明的炎性肌病，常见的有多发性肌炎（PM）、皮肌炎（DM）和包涵体肌炎（IBM）三种。这三种肌炎虽都表现为肌无力，但在临床表现、电生理发现、病理组织学改变、免疫学标志和治疗等方面皆不同。此外，特发性炎性肌病还包括嗜伊红细胞肌病、骨化性肌病、局灶性肌炎和巨细胞性肌炎等，因少见而于此不作介绍。

过去将DM看作是有皮疹表现的PM，现已明确DM和PM有不同的病理发病机制，PM是免疫系统攻击肌肉抗原造成的肌病；而DM是补体介导的免疫损害侵犯肌内膜血管和真皮微血管系统，而出现肌病和皮肤病损。

【临床表现】

（一）多发性肌炎

患者女性较多，女：男为2：1。多于35岁以后发病，青春期前发病者少见。

1. 肌病症状　为亚急性起病，逐渐进展，历时数月不再进展，此后症状持续数年病情变为静止，症状可有特发性改善。累及四肢近端肌肉，表现为对称性肩和骨盆带肌无力，故其早期症状为抬上臂梳头困难和上楼梯时抬腿困难；累及颈肌表现为不能维持头部的直立位。远端肌肉受累较晚，眼睑和眼球运动不受累，头颅部肌肉受累主要表现为吞咽困难，一般不造成发音和构音障碍。呼吸肌很少受累。多数患者有中等程度肌痛或肌肉压痛。休息和活动时均有肌痛。无感觉障碍，腱反射正常。

2. 全身症状　可有体重下降和发热，但不明显。最常见的为关节痛，但无客观的关节和滑膜炎表现。雷诺现象有时很明显。一般无内脏病变，但一些患者可有肺间质病变和肺纤维化，心肌炎也可发生。PM 可合并系统性红斑狼疮、系统性硬化、各种血管炎等结缔组织病或为其临床表现之一。

严重患者其受累肌群可有肌萎缩和肌挛缩。伴横纹肌溶解、肌球蛋白血症及暴发性肾衰竭，但极罕见。

（二）皮肌炎

可见于所有年龄组的患者，包括儿童。发病率高峰在青春期前和 40 岁左右。女性多于男性。在 40 岁以后发病的患者中，10%的病例合并恶性肿瘤，多为肺或乳腺癌。

1. 肌病症状　肌病的病程和症状与 PM 相似，但其肌无力影响行走比 PM 严重，有皮肤损害和合并全身疾病。肌肉和皮肤可发生钙盐沉着和钙化。

2. 皮肤损害　典型的是面、颈和四肢伸侧红斑。若于指、肘、膝关节上有高出皮面的红或紫红色，其上附有鳞屑的皮损，则称为 Gottron 斑。特征性上睑部紫红色皮疹，个别可出现甲床毛细血管改变，尤于有雷诺现象的患者。这些改变包括毛细血管袢扩张或扭曲，有时还可见无血管区。儿童皮肌炎与成人者相似，但其血管受累较突出。皮肤病损可先于肌病出现，甚或只表现为皮肤受损症状，称为无肌病性皮肌炎，只表现为肌病症状而无皮肤损害者罕见。10%的 IBM 患者呈现硬皮病和皮肌炎的双重表现。

40%的儿童和青少年患者皮肤和肌肉可发生钙盐沉着和钙化，成人患者罕见。皮肤钙化表现为坚硬的黄色或肉色结节，多于骨突出处的表面，偶尔钙化结节穿破皮肤表面造成继发感染。

3. 全身症状　常累及肺和食管，心脏受累较少。关节痛多见。合并全身疾病的发生率较 PM 患者低，发热和不适只见于急性期。但并发恶性肿瘤的发生率极高，肿瘤中最常见的是乳腺和肺，卵巢癌和胃癌的发生率高于常人，直肠和结肠癌的发生率较低。

（三）包涵体肌炎

男性患者多于女性，发病年龄晚，一般大于 30 岁，以 50 岁以后发病最常见，儿童罕有患病者。家族性 IBM 罕见，病程进展缓慢，一般病程呈进展性发展超过 6 个月。

1. 肌病症状　与 PM 相似，但肌无力除累及肢体近端肌肉外，也累及肢体远端肌肉。更特征的肌无力是屈指长肌无力，表现为屈指无力；以及以屈腕无力为重的腕伸屈无力，被认为是有诊断价值的临床表现。吞咽困难和 PM 同样常见。

2. 全身症状　IBM 与 PM 一样可合并各种免疫介导疾病，如系统性红斑狼疮、皮肌炎、干燥综合征。一般不合并恶性肿瘤。尚有合并糖尿病和周围神经炎者。

【诊断要点】

（一）临床特点

特发性炎性肌病的诊断：①临床表现：肌病的特征，其他器官受累和合并症。②血化验检查，特别是血清肌酶升高。③肌电图检查。④肌肉活检的病理组织学检查。⑤排除可造成肌无力的其他疾病。依靠以上5项内容，也能区分PM、DM和IBM。

（二）实验室检查

对诊断特发性炎性肌病有参考价值的化验检查：

1. 血清肌酶水平　血清中肌酸激酶（CK）、果糖二磷酸醛缩酶、肌红蛋白、乳酸脱氢酶、天冬氨酸转氨酶和丙氨酸转氨酶水平皆增高。这些酶增高只提示肌肉细胞有破坏性活动。实际上最常用的是肌酸激酶，当其增高5～10倍时有参考诊断价值。CK水平可正常或轻度增高，CK等血清酶水平增高与否取决于疾病的阶段，即疾病是否处于活动阶段。

2. 红细胞沉降率增高。

3. 肌红蛋白尿　有时可出现。

4. 类风湿因子　见于50%以上的特发性炎性肌病患者。

5. 抗核抗体　见于不足50%的特发性炎性肌病患者。

6. 白细胞计数增高　见于50%以上的特发性炎性肌病患者。

（三）电生理检查

1. PM和DM的肌电图改变相同，为肌肉“激惹性”增高的表现，典型表现为低波幅、短时程的多相电位和完全募集；可见纤颤和正相波，但无肌束震颤。神经传导速度正常。

2. IBM的电生理特征是混合有神经源性和肌病性肌电图改变。表现为插入电位活动增加、纤颤电位、束颤电位、短时程电位、长时程电位，以及在同一肌肉表现为短时程电位和长时程电位共存。

（四）影像学检查

肌肉的MRI不作为常规检查，但对无肌无力的炎性肌病患者有辅助诊断价值；MRI对区别皮质激素性肌病和连续性炎性肌病有一定价值；MRI和肌电图都可用于指导选择肌肉活检的取材部位。

（五）肌肉活检

肌病的诊断以及三种肌病的鉴别，最后都要依赖肌肉活检的病理组织学发现，但病理学检查有时正常，这是因为肌病病损可能是局部或暂时性分布所致。一般活检标本取材三角肌和股四头肌。

1. PM　健康的肌肉纤维周围有 $CD8^+$ T 淋巴细胞浸润。可见肌纤维坏死和再生。

2. DM　小血管炎性病变、肌肉炎性浸润和肌束周围萎缩；皮肤活检可发现表皮萎缩、基底细胞液化和变性、血管扩张以及真皮淋巴细胞浸润。

3. IBM　单核细胞侵入非坏死肌纤维、镶边空泡肌纤维、坏死的肌纤维、成组的萎缩纤维，肌细胞内可见淀粉样物质沉积，或电镜检查可见15～18nm的管状细丝包涵体。另外，还可见肌纤维肥大、不整边红纤维。家族性 IBM 的炎性表现和空泡肌纤维较少。

（六）鉴别诊断

应与其他以肌无力为特征的疾病鉴别：

1. 胶原性血管病　包括多发性肌炎、皮肌炎、风湿性多肌痛、颞动脉炎、类风湿性关节炎、系统性红斑狼疮、结节性多动脉炎、硬皮病。

2. 神经源性肌无力　特征为非对称性肌无力，肢体远端受累，腱反射异常，感觉改变或颅神经受累，常提示神经源性损害。

3. 失神经性病变　如肌萎缩性侧索硬化。

4. 神经肌肉病　重症肌无力和 Lambert-Eaton 肌无力综合征，以肌源性损害为主的应想到进行性肌营养不良的肢带型、Becker 型。周围神经病包括急性炎性多神经病、CIDP 和卟啉病等。

5. 营养和代谢性疾病　甲状腺功能亢进或减退以及甲状旁腺功能亢进（任何原因引起的高钾血症），均可致近端肌无力，血清 CPK 升高和肌电图的肌源性改变。阿迪森病、库欣病、原发性醛固酮增多症和任何原因的低血钙症，均可致肌无力。类固醇性肌病常缓慢起病，并伴其他类固醇增多的症状。尿毒症、肝功能衰竭、吸收不良综合征、高或低钙血症、高或低钾血症、高或低钠血症、低镁和低磷酸盐血症、周期性瘫痪、维生素 D 和 E 缺乏。某些代谢性肌病可见于肉毒碱缺乏状态、肌苷酸盐脱氨酶缺乏症、McArdle 病和肉毒碱棕榈酰基转移酶缺乏，患者在剧烈运动后出现肌溶解及其他症状，如肌肿胀、压痛和痉挛。血清 CPK 和尿肌球蛋白水平明显升高。

6. 感染性疾病　引起慢性肌炎的感染包括弓形虫病、旋毛虫病、热带肌炎和某些病毒，尤其是柯萨奇病毒、流感病毒、人类免疫缺陷病毒（HIV）和其他病毒，传染性单核细胞增多症、立克次体、血吸虫、细菌毒素（如葡萄糖球菌、链球菌、梭状芽胞杆菌）。

7. 药物有关的中毒　包括酒精、安妥明、可卡因、秋水仙碱、色甘酸、环孢素、吐根碱、gemfibrozyl、羟氯奎、左旋色氨酸、美降脂、青霉胺、

Zidoindine（AZT）。药物引起的横纹肌溶解如拜斯亭。

8. 癌瘤　癌性神经病、神经肌病、Lambert-Eaton 综合征、肌炎、微栓塞。

9. 贮存病（酶缺乏症状）①糖原：McArdle 综合征（肌磷酸化酶）、磷酸果糖激酶、脱支酶（又名淀粉 1,6-葡萄糖苷酶）、分支酶、磷酸甘油酸激酶、甘油磷酸变位酶、乳酸脱氢酶。②脂：肉毒碱（原发性或继发性）、肉毒碱棕榈酰基转移酶。③嘌呤：肌苷酸脱氨酶。

【治疗方案及原则】

（一）一般治疗

急性期应休息、理疗，大幅度被动运动能保持肌肉功能及避免挛缩。应禁烟，有呛咳时应抬高头位。用抗酸药 H_2（组胺）拮抗剂，以提高尿液的 pH。

（二）PM 和 DM 的药物治疗

1. 肾上腺糖皮质激素　标准的经验性治疗是肾上腺糖皮质激素。泼尼松（泼尼松）起始剂量为单剂给 1～2mg/(kg·d)。常在用药后 1～2 周内肌力改善，且血清 CPK 水平下降。高剂量肾上腺糖皮质激素应维持到肌力正常后3～6 周。症状一旦缓解，肾上腺皮质激素应逐渐减量，全疗程约需 2 年。在病情控制极好的情况下可考虑隔日给药。

肾上腺糖皮质激素治疗失败的可能原因是：初始剂量不当、撤药太快、诊断错误，合并恶性肿瘤、难治性肌病或类固醇性肌病。肾上腺糖皮质激素加量后，肌力好转者提示有疾病活动。若肾上腺糖皮质激素减量后肌力好转，则提示类固醇性肌病。

难治性或需持续大量用肾上腺糖皮质激素的患者，可每日口服硫唑嘌呤，每周静脉注射或口服氨甲蝶呤，或每 1～4 周静脉注射环磷酰胺，应定期血常规检查。

2. 静脉大剂量免疫球蛋白治疗　效果不肯定，可能有暂时的疗效。

3. 血浆置换术治疗　临床试验未能证实有效。

（三）IBM 的药物治疗

肾上腺糖皮质激素或其他免疫抑制药治疗以及血浆置换术治疗皆无效，静脉大剂量免疫球蛋白治疗只对少数患者有较小的效应。

第四节　进行性肌营养不良

【概述】

进行性肌营养不良为一组原发于肌肉的遗传变性疾病。主要临床特征为慢性进行性加重的对称性肌肉萎缩和无力。多数学者主张按遗传类型进行分类，包括：①性连隐性遗传性肌病：假肥大型肌营养不良，良性假肥大型肌营养不良。②常染色体显性遗传性肌病：面-肩-肱型肌营养不良，强直性肌营养不良等。③常染色体隐性遗传性肌病：肢带型肌营养不良等。然而，有些肌营养不良症的遗传类型尚未肯定，故一般根据遗传方式、发病年龄、萎缩肌肉的分布、病程和预后，分为不同的临床类型。

病理改变为肌纤维大小不一，萎缩与代偿性肥大镶嵌存在，有坏死与再生，坏死纤维呈空泡增多、颗粒变性、絮状变性和吞噬现象。有大而圆形不透明的肌纤维。结缔组织及脂肪大量增生。面-肩-肱型肌营养不良可见小角状纤维，肌纤维间和肌束间的间质内可见炎细胞，此为对坏死肌纤维的反应。假肥大型肌营养不良免疫组化染色，可见抗肌萎缩蛋白大量缺失。

【临床表现】

（一）假肥大型肌营养不良

为性连隐性遗传，男孩发病，女孩仅为携带者，而患病极为罕见。假肥大型肌营养不良的基因位点在 X 染色体短臂上，由 Xp21-Xp223 序列基因缺陷所引起，该区的基因具有制备肌萎缩蛋白的功能，此蛋白为一种细胞骨架蛋白，位于肌细胞膜内层。在假肥大型肌营养不良患者，肌纤维缺乏抗肌萎缩蛋白，引起肌细胞膜功能障碍，使大量的游离 Ca^{2+}、高浓度的细胞外液和补体成分进入肌纤维内，导致肌原纤维断裂、坏死和巨噬细胞吞噬而发病。

本病的发病率约为 1/3500 男婴，发病年龄为 1～10 岁，平均 2.8 岁，小孩开始走路时间延迟，2～3 岁以后动作笨拙，跑、跳均不及同龄儿，逐渐出现步行易跌，登楼梯和蹲下后起立困难。平地走路时足跟不能着地，腹部前凸，胸后仰而头前伸，双肩过度外展，走路时躯干左右晃动，呈鸭步。由于腹肌和髂腰肌无力，病孩由仰卧位起立时，必须先翻身转为俯卧位，然后以两手支撑下肢逐渐将躯干伸直而站起，此种特殊的起立过程称为 Gower 现象。四肢近端肌萎缩，90%左右伴有双腓肠肌假性肥大，多数患儿伴心肌损害。病程逐渐发展，15 岁以前即不能起立，困于轮椅，最后完全丧失活动能力，25～30 岁以前死于心力衰竭、肺炎、压疮等合并症。肌电图检查为典型的肌原性损害。血清肌酸激酶（CK）、乳酸脱氢酶（LDH）水平可显著增高，醛缩酶和谷草转氨酶也可增高。尿中肌酸增加，肌酐减少。

女性基因携带者也可见腓肠肌轻度假性肥大，肢体轻度力弱，血清 CK 水平轻度增高，肌活检可见萎缩肌纤维和肥大肌纤维镶嵌存在，免疫组化染色可见某些肌纤维抗肌萎缩蛋白缺如。

（二）良性假肥大型肌营养不良

除发病年龄较晚、进展较慢之外，其余均与假肥大型肌营养不良症相似，其基因位点也在 Xp21，造成抗肌萎缩蛋白缺失，由于是局部缺失，因此病情较轻。发病率约占性连遗传肌营养不良症的 10%。平均发病年龄 11 岁，腓肠肌假性肥大，两下肢近端无力，经 1～30 年的发展逐渐从下肢至上肢近端，25～30 岁左右不能行走，50～60 岁死亡。心肌受累比例小，肌电图检查为肌原性损害。血清 CK 和 LDH 水平可显著增高。

（三）Emery-Dreifuss 肌营养不良

亦称为强脊综合征，为性连隐性遗传肌病。其基因位点在 Xq28，发病年龄多在 10 岁以前，但也有青少年或成年发病者。首先出现上肢近端肌无力，双上肢及胸带肌肉受累，进而累及骨盆带及下肢远端肌肉。有时面肌也受累，同时出现肘部屈肌、颈部深肌和腓肠肌挛缩，患者处于头部后仰位。20 岁以后多数患者病情稳定，肌萎缩停止，可坚持一般工作。但此型肌营养不良常伴心肌损害，由于心律失常、传导阻滞而造成猝死。血清 CK 水平中度增高。

（四）面-肩-肱型肌营养不良

常染色体显性遗传，其突变基因可能位于 4 号染色体上。10～20 岁发病，面肌无力，表情淡漠，无额纹，上睑稍下垂，闭眼不全，鼻唇沟消失，吹气力弱，因口轮匝肌假性肥大而嘴唇增厚微翘，上臂、肩胛部肌肉萎缩，两臂上举困难，检查时发现垂肩、“翼状肩”和“游离肩”。常有胸大肌萎缩，因此锁骨和第 1 肋骨显得突出。偶尔见到腓肠肌和三角肌假性肥大。一般不影响远端肌肉，病程进展缓慢，有时很长时间停止进展，多不伴心肌损害，智力正常，血清酶轻度增高，肌电图和肌活检有一定诊断价值。

（五）肢带型肌营养不良

常染色体隐性遗传，迄今已发现三种遗传方式：

1. 染色体 13q-连锁的严重儿童型常染色体隐性遗传的肌营养不良，发病年龄 3～12 岁，以骨盆带肌无力萎缩为首发症状，表现为步履缓慢，鸭步，上楼梯、起蹲困难。以后累及颈部、胸部肌肉。面肌、眼外肌、咽喉肌肉不受侵犯。经常伴有腓肠肌假性肥大。此外，尚伴有心动过速、心脏肥大、心脏传导阻滞等。血清 CK 水平常显著增高，肌电图检查为肌源性损害。

2. 染色体 15q 连锁常染色体隐性遗传的肌营养不良，发病年龄 4～15 岁，平均 8 岁。肌无力同时累及肩胛带和骨盆带肌肉，12～44 岁间丧失行走能力，血清 CK 水平明显升高，心肌一般不受累。病程进展缓慢。

3. 染色体 5q 连锁晚发型常染色体显性遗传的肌营养不良，发病年龄18～35 岁，肌无力同时累及胸部和盆带肌肉，上肢远端和小腿也可累及。约 20 年后才丧失独立行走能力。血清 CK 水平中等度升高。

（六）眼咽型肌营养不良

本病少见，为常染色体隐性遗传，散发病例很少，发病年龄多在 40 岁以后，首先出现不对称性眼外肌无力或眼睑下垂，以后逐步出现轻度面瘫、咬肌、颞肌无力和萎缩、吞咽困难及构音不清。少数病例吞咽困难及构音障碍先于眼睑下垂数月至数年，少数家族出现肩胛带和骨盆带肌肉轻度力弱和萎缩。血清 CK 水平正常或轻度升高。肌电图检查为肌原性损害。

（七）远端型肌营养不良

为一组异质性遗传性疾病，临床表现复杂，目前认为有下列 3 型：

1. Welander 肌病　常染色体显性遗传，男女之比为 1.5：1，发病年龄 20～77 岁，平均 47 岁。首发症状为双手的精细动作不灵活，常先累及拇指、示指而后延及其他手指。下肢远端受侵较晚，比例占 17%左右，表现为行走困难，不能足跟站立。四肢近端受侵约占 14%。病程缓慢进展达数十年，不影响寿命。肌电图和肌活检均显示肌原性损害。

2. Markesberg-Griggs 肌病　常染色体隐性遗传，发病年龄多在 35 岁以后，多见于芬兰。病变主要侵犯胫前肌，逐渐延及伸趾长肌，极少数侵及下肢近端肌肉。双手小肌肉不受累，血清 CK 可轻度升高，肌肉活检可见空泡形成，超微结构见空泡内有管状或丝状包涵体。

3. 早发型　发病年龄在成年早期，又分为两型，Ⅰ型首发症状为双下肢远端力弱，最常见腓肠肌萎缩、力弱。早期表现为上楼梯困难，不能快步或跑步，不能单足跳跃，某些患者晚期才出现双足小肌肉萎缩和胫前肌萎缩。双手及近端肌肉仅在少数人轻度受累。多数患者腱反射正常，有些患者膝、跟反射消失。血清 CK 水平明显升高，可达正常的 10 倍以上。Ⅱ型临床特征为双下肢远端受侵，以双胫前肌为主，表现为足下垂。晚期腓肠肌可能受累，双足小肌肉常在早期受侵。血清 CK 轻度升高。

【诊断要点】

（一）诊断

主要依赖于典型的临床特征，包括发病年龄、性别、家谱分析、肌肉萎缩及肌无力受累的范围、病程和有关实验室检查（血清酶测定、心电图、肌电图和肌活检）。一般为隐袭起病，进行性加重，肢体近端肌无力，性连或常染色体显性或隐性遗传，血清 CK、LDH、GOT、GPT 升高，肌电图呈肌原性改变，肌活检可见肌原性坏死性肌病。有条件者应作肌肉活检和各类型的基因诊断。

（二）鉴别诊断

1. 假肥大型肌营养不良需与青少年性脊肌萎缩症（Kugelberg-Welander

进行性肌萎缩）相鉴别，后者为青少年起病，四肢近端肌萎缩貌似肌病，但有肌束震颤，肌电图与肌活检呈神经原性改变。

2. 肢带型肌营养不良相鉴别者如下：

（1）多发性肌炎：可有四肢肢带肌无力，血清 CK 增高，但受累肌肉常有酸痛与压痛，肌肉活检为炎性坏死性改变。

（2）运动神经元病：常以上肢远端首先受侵，逐步累及近端，血清酶活性改变不明显，肌电图与肌活检呈神经原性改变。

【治疗方案及原则】

尚无特效治疗，一般以支持疗法为主，近来尝试肌细胞移植，并进行基因治疗的研究。产前基因诊断应当提倡。凡有阳性家族史者，做好遗传咨询是预防本病的关键。

第十二章　线粒体脑肌病

【概述】

线粒体脑肌病（mitochondrial encephalomyopathies）是由于线粒体 DNA（mitochondrial DNA，mtDNA）突变，或核基因（nuclear gene）或核 DNA（nuclear DNA，nDNA）改变所致的线粒体呼吸链功能障碍的一组疾病，该组疾病累及身体多种系统。需高能量供应的器官最易受累，如中枢神经系统和骨骼肌，其次为心、胃肠道、肝、肾等器官。

常见的综合征和名称缩写如下：

1. KSS　Kearns-Sayre 综合征。

2. MELAS　线粒体脑肌病伴乳酸中毒和卒中样发作（mitochondrial encephalomyopathy，lactic acidosis and strokelike episodes）。

3. MERRF　肌阵挛癫痫伴破碎红纤维（myoclonic epilepsy with ragged red fibers）。

4. MNGIE 或 MEPOP 线粒体周围神经病、胃肠型脑病（mitochondrial neuropathy gastrointestinal encephalopathy），或称线粒体脑肌病伴多发周围神经病、眼肌麻痹和假性肠梗阻（mitochondrial neuropathy gastrointestinal encephalopathy with polyneuropathy ophthalmoplegia and pseudo-obstruction）。

5. NARP　周围神经病、共济失调、色素变性视网膜炎（neuropathy ataxia and retinitis pigmentosa）。

6. Leber 遗传性视神经病（leber's hereditary optic neuropathy，LHON）。

7. PEO　进行性眼外肌麻痹（progressive external ophthalmoplegia）。

【临床表现】

（一）一般情况

发病年龄：

1. 婴儿　脑病、Leigh 病。

2. 儿童　MELAS，MERRF，KSS，Leigh 病，肌病和心肌病。

3. 成人　PEO，中枢神经系统。

（二）中枢神经系统

1. 共济失调　MELAS，MERRF，NARP，Leigh 病。

2. 癫痫发作 MELAS，MERRF，肌阵挛癫痫。

3. 运动疾病。

4. 肌阵挛 MERRF。

5. 肌紧张障碍 MELAS，Leber病，耳聋-肌紧张障碍。

6. 脊髓 痉挛状态的肌张力障碍（spastic dystonia）。

7. 偏头痛样发作 MELAS，肌病。

8. 认知功能障碍

（1）纹状体坏死：Leigh病。

（2）智能低下：Leigh病。

（3）精神运动衰退：MELAS，KSS，婴儿脑病。

（4）痴呆：MELAS，MERRF，KSS，PEO。

9. 发作性脑病（卒中样发作） MELAS，MERRF，肌病，Leigh病。

（三）肌病

1. 肌无力。

2. 横纹肌溶解症 隐形遗传综合征。

3. 疲乏和运动耐受不能 PEO于休息时可伴有血清乳酸水平增高。

（四）多发性神经病

1. mtDNA NARP，MERRF，肌病+糖尿病。

2. 常染色体 感觉性共济失调，Alpers病。

（五）自主神经功能障碍（MNGIE）

（六）眼科病变

1. 眼肌麻痹和上睑下垂（眼外肌受累） KSS，PEO，MNGIE，MELAS（罕见）。

2. 视觉丧失

（1）皮质：MELAS。

（2）色素视网膜病：KSS，NARP，MNGIE，Leigh病，MELAS。

（3）视神经病：Leber病，NARP，Leigh病。

（4）白内障。

（七）耳聋 KSS，其他。

（八）全身其他系统

1. 身材矮小 MELAS，MERRF，Kearns-Sayre。

2. 糖尿病。

3. 心脏病

（1）传导阻滞：KSS。

（2）心肌病。

4. 胃肠道和肝疾病

（1）假性肠梗阻（pseudoobstruction）：MELAS，软骨-毛发发育不良。

（2）肝功能衰竭：婴儿型。

（3）肝脑综合征。

（4）肝性脑病。

（5）Alpers 病。

5. 新生物　嗜络细胞瘤、平滑肌瘤病（leiomyomatosis）、肾细胞癌和 B 淋巴瘤。

6. 其他　乳酸酸中毒、发作性恶心和呕吐、甲状旁腺功能低下、近端肾单位功能障碍、肾小球肾病、全血细胞减少、胰腺外分泌功能障碍和精神疾患，特别是抑郁症。

【常见的线粒体脑肌病综合征】

（一）伴进行性眼外肌麻痹（PEO）的线粒体病

PEO 的主要临床表现有慢性进行性眼外肌麻痹，睑下垂伴或不伴肢体无力，也可伴发神经系统和其他系统的临床症状及化验室异常，呈散发性。其中典型形式是 Kearns-Sayre 综合征。

1. Kearns-Sayre 综合征（KSS）　由固定的三联症组成，即 20 岁以前发病、慢性进行性眼肌麻痹和色素视网膜病。此外，还必须具备下列症状之一：心脏传导阻滞（常需起搏器）、小脑性共济失调或脑脊液蛋白含量超过 100mg/L。RRF 几乎见于所有的病例。血和脑脊液乳酸和丙酮酸含量增高，但无症状。一些患者有原发性甲状旁腺功能低下。尸检所有病例能发现脑海绵状变性，与之相当，在 CT 或 MRI 上可见白质性脑病和基底节钙化。心脏疾患可造成猝死，起搏器可延长生命。糖尿病合并脑病可造成发作性昏迷。辅酶 Q 可逆转某些心电图异常。

2. 线粒体周围神经病、胃肠型脑病（MNGIE）　也称作线粒体脑肌病伴多发性周围神经病、眼肌麻痹和假性肠梗阻（MEPOP）。MNGIE 见于儿童期，临床表现为终生营养吸收障碍，后期可出现胃肠道假性梗阻和营养不良。PEO 几乎见于所有的患者，另一特征症状是感觉运动性多发性神经炎，部分患者学习不良和难以胜任工作。

（二）无眼肌麻痹多系统神经系综合征

1. 线粒体脑肌病伴乳酸中毒和卒中样发作（MELAS）　常于 40 岁以前发病，儿童期和青少年期发病最多，临床表现有癫痫发作、卒中样发作及其造成的亚急性脑功能障碍，可致精神衰退和痴呆、间发呕吐、乳酸酸中毒及近端肌无力性肌病等其他异常。CT 和 MRI 显示病变范围和主要脑血管分布区不一致，故此梗死和局部代谢疾患有关。10%的病例可见 KSS 特征性症状。MELAS 呈母系遗传。

2. 肌阵挛癫痫伴 RRF（MERRF） 临床表现特征是儿童期或青少年期发病的肌阵挛、小脑性共济失调、肌阵挛样癫痫发作和线粒体肌病，及其他线粒体脑肌病常见的神经系统和化验室异常。同 MELAS 和 LHON 一样，母系亲属中可无症状或只有部分临床综合征，如马颈圈样分布的脂肪瘤和心血管疾病。CT 和 MRI 可表现为小脑萎缩，也可呈现白质脑病。尸检发现类似 Friedreich 共济失调，并有海绵状变性的成分。

3. 周围神经病、共济失调、色素变性视网膜炎（NARP）和母系遗传的 Leigh 病 NARP 的临床特征为近端肌无力、感觉性周围神经病、发育迟缓、共济失调、癫痫发作、痴呆和色素变性视网膜炎。NARP 为母系遗传。

母系遗传的 Leigh 病也有和 NARP 相同的突变。但是多数 Leigh 综合征是由核 DNA 突变所致。所以该综合征可呈常染色体隐性性连锁或母系遗传。成年病例多为散发。婴儿病例可于生后数月或婴儿早期发病，喂食困难、哭声微弱、呼吸困难是早期症状。随后可出现听力障碍、共济失调、肢体无力、智力衰退，脑干功能障碍和癫痫发作，眼球震颤很常见。年长发病患者可有 PEO 肌紧张不全或共济失调，年幼患者的多于婴儿或儿童期死亡，伴有 NARP 的患者多于 1 岁前死亡，偶有存活至 30 岁以前的病例。

4. Leber 遗传性视神经病（LHON） 主要临床表现为无痛性、亚急性双侧视力丧失，伴中央盲点、色盲和视神经萎缩。临床表现和其他线粒体疾病很少有相似之处，最早是因母系遗传而分类为线粒体病的。多数病例不伴有中枢和周围神经病损。极少数病例可伴发临床或 MRI 阳性的其他神经系统表现，伴发 Charcot-Marie-Tooth 综合征亦有报道。平均发病年龄 23 岁（6～60 岁）。男性多于女性（4∶1）。特殊的 mtDNA 突变可产生很多临床变异，如 LHON 附加肌紧张不全、亚急性视神经病和脊髓病。

（三）mtDNA 突变的全身系统综合征

身体所有组织皆依赖氧化磷酸化代谢，所以皆可受 mtDNA 突变的影响。虽多数综合征以神经系统损害为主要表现，但亦有以其他系统损害为主的综合征。患者多因非神经系统症状就诊，故熟悉其他系统的表现颇具重要性。

眼肌麻痹最常见，事实上从眼睑、角膜、眼外肌到枕叶皮质整个视轴皆可受累。心脏受累也极普遍，且多为致命性损害，包括心肌病、传导障碍和阻滞、Wolff-Parkinson-White 综合征和高血压。内分泌障碍也很常见，糖尿病发生率最高，因胰岛细胞代谢异常活跃，故最易受氧化磷酸化紊乱的影响，临床上常合并感觉神经性耳聋。胃肠道表现为假性肠梗阻、肝病和体重减轻。肾病的突出表现是一型非选择性远端肾单位疾患，并伴有氨基酸尿、磷酸尿和糖尿，与 Fanconi 综合征类似。乳酸酸中毒和酸碱平衡紊乱或肾小球病，是患者就诊肾脏科的常见原因。Pearson 综合征是胰腺外分泌功能障碍为主的疾患，表现为脏高铁红细胞低增殖贫血、全血细胞减少和脾纤维化及萎缩。其他形式的成高铁红细胞贫血，再生障碍性贫血也和遗传与获得性 mtDNA 突变有关。多发性脂肪瘤其胸部有马颈圈样特征性分布，是核苷酸 8344 位点的 mtDNA 突变。突出的肺表现是 Leigh 病和 MERRF 重症病例的中枢换气异常。精神障碍特别是抑郁症可伴发于 mtDNA 的多发减失。在低钾周期性瘫痪和复发性肌球蛋白尿患者也发现多发 mtDNA 减失。外因也可引起 mtDNA 突变，例如抗病毒药齐多夫定（zidovudine）可造成肌肉 mtDNA 减失，而出现获得性线粒体肌病。

【诊断要点】

（一）临床特点

诊断依靠特征的临床表现、母系遗传史，并辅以相应的化验室、病理组织学和肌肉生化酶分析或复合体测定等。

（二）辅助检查

线粒体脑肌病不同的综合征可合并的化验室检查异常（以发生多寡为序）：骨骼肌活检中 RRF，血清和脑脊液中乳酸水平增高，肌电图肌性电位改变，神经传导可见轴突性和脱髓鞘性神经病。听力图检查示感觉神经性耳聋，基底节钙化或 MRI 局限性信号异常，磷-31 磁共振光谱学异常，生化检查中氧化磷酸化过程缺陷及分子遗传学中 mtDNA 突变的证据。临床常用的辅助化验室和影像学检查有：

1. 乳酸和丙酮酸（lactate & pyruvate）　动脉血和静脉血皆增高，血浆正常时脑脊液即可出现异常。乳酸/丙酮酸比率：高（>50∶1）时提示呼吸链代谢阻断，正常儿童一般较高。休息时乳酸高多见于 PEO，纯 PEO 罕见，提示可有疲乏症状。运动后乳酸和丙酮酸更增高。正常时不能排除线粒体病，例如 NARP 和 MILS。

2. 血清 CK　正常时可轻度增高。增高可见于 PEO 和上睑下垂，肌无力。极高见于线粒体 DNA 损耗。

3. 肌肉活检　果莫里三色染色（Gomori trichrome stain）于 85%的病例可见 RRF，多见于 MELAS、MERRF、KSS 和交叉型。RRF 代表肌纤维膜的异常线粒体增殖。阴性肌肉活检不能排除线粒体病。

4. 神经影像学　常见的表现有：

（1）Leigh病：双侧壳核、苍白球和尾状核高信号。

（2）MELAS：后大脑半球卒中样病变，基底节钙化。

（3）KSS：中央白质弥散性改变，基底节钙化。

（三）鉴别诊断

因线粒体脑肌病临床表现的多样性，应与有相似临床表现的疾病鉴别，如进行性眼外肌麻痹者应与眼肌型进行性肌营养不良鉴别；肌病应与进行性肌营养不良、脂质累积病等鉴别；脑肌病的MERRF、MELAS与脑血管疾病、肌阵挛癫痫、脊髓共济失调等鉴别，有鉴别价值的有身材矮小、智力迟钝、乳酸性酸中毒症、RRF。

【治疗方案及原则】

本病无特效治疗。一般予以支持和对症治疗，大剂量维生素特别是B_1和B_2、细胞色素C、L-肉碱（L-carnitine）、辅酶Q和艾地苯醌（idebenone）均可试用。可试用需氧训练（aerobic training），以增加运动耐受和降低血清乳酸水平，MELAS患者可试用二氯乙酸盐（dichloroacetate）。

第十三章　发作性睡病

【概述】

发作性睡病是原因不明的过度睡眠疾病，典型病例伴有猝倒症和其他REM睡眠现象，如睡眠麻痹和睡前幻觉。

【临床表现】

（一）临床症状

1. 过度嗜睡（excessive sleepiness）　特征为反复发作短时间的打盹或瞌睡（一般少于1小时），典型的是瞌睡10～20分钟，醒后获得清新感，但2～3小时内又开始不可克制的睡感，再次陷入瞌睡，如此整日反复瞌睡不断。瞌睡一般发生在使人厌倦的场合。

2. 不可抗拒的睡眠发作（irresistible sleep attacks）　睡眠发作是突然出现和不可抗拒的睡眠，发生在正常从不能发生的情况下，包括考试、商业谈判、吃饭、走路或开车，甚或谈话时。睡眠发作发生在整日嗜睡的背景下。

3. 猝倒症（cataplexy）　猝倒是发作性睡病的特征和独特的临床表现。表现为强烈的情感引起的双侧肌张力突然丧失。意识保持清醒，记忆维持正常和呼吸完整。猝倒发作一般持续很短，介于几秒到几分钟，能立即和完全恢复。肌张力丧失的严重性和累及的范围变异很大，从轻度无力感伴有头下垂，到完全性全身软瘫、倒落在地。猝倒总是由情感激动所诱发，一般为愉快或兴奋的成分。呼吸和眼球运动肌肉不受累。过强的情感有时可连续诱发另一次猝倒发作，称为猝倒持续状态（status cataplecticus）。猝倒持续状态一般持续数分钟，可持续长达1小时，但罕见。有时猝倒发作后即刻进入睡眠。

4. 伴随症状　包括和睡眠相关的症状，包括入睡前幻觉、睡眠麻痹、自动行为和夜间睡眠紊乱。

（1）入睡前幻觉（hypnagogic hallucinations）：是指睡眠开始时发生的生动逼真的感性经验，常逼真地察觉到人或物的出现和存在，包括视觉、触觉、运动觉和听觉现象。伴随的情感常为害怕或恐惧。常有的幻觉经验有火灾被困、被攻击，或在空中飞翔等。多数患者有入睡前幻觉。

（2）睡眠麻痹（sleep paralysis）：是在睡眠和觉醒转换期出现的暂时性全身不能活动，或不能说话。睡眠麻痹持续时间很短，1分钟到几分钟，自发或经他人轻触而终止。

睡眠麻痹和入睡前幻觉皆发生在睡眠开始 REM 期，这两个症状定义为辅助症状，与猝倒症和过度嗜睡一起称为发作性睡病的四联症。

5. 其他症状

(1) 遗忘。

(2) 自动行为 (automatic behavior)：系未察觉有嗜睡时的自动行为，表现为不适当的活动和对突然的环境改变呈调节不良。

(3) 上睑下垂，视物模糊和复视。

(4) 夜眠中断，伴经常觉醒。

(二) 发病年龄和病程

最常发生在 10～20 岁，高峰在 14 岁左右。平均发病年龄为 23.4 岁或 24.4 岁。

猝倒发作、入睡前幻觉和睡眠麻痹，随时间的推移而频率逐渐减少。然而，白天的过度嗜睡持续终生。

(三) 合并症

由于嗜睡和猝倒能在任何情况下发生，故可造成意外事故，特别是在开车、操作危险设备时，可发生在家中，也可发生在常规职业工作中。

嗜睡的严重社会后果可导致婚姻不合，或丧失工作；青年人更可造成学习和教育困难，丧失接受高等教育的机会。

【诊断要点】

(一) 多导睡眠记录图 (polysomnography，PSG)

白天记录表现为睡眠潜伏期缩短，少于 10 分钟，以及睡眠开始 REM 期有特征表现。整夜 PSG 显示短于 10 分钟的睡眠潜伏期和睡眠开始的 REM 期 (sleep-onset REM periods，SOREMPs)，定义为 REM 在睡眠开始后 20 分钟内出现。SOREMPs 常伴有入睡幻觉或睡眠麻痹。整夜 PSG 表现为睡眠Ⅰ期数量增加，正常睡眠相紊乱，伴频繁觉醒。

多导睡眠潜伏期试验 (multiple sleep latency test，MSLT) 能客观地测定过度嗜睡，多数患者能表明存有 SOREMPs。少于 10 分钟的睡眠潜伏期，典型是低于 5 分钟，以及出现 2 个或更多的 SOREMPs，见于大多数患者。

为正确地解释 PSG 发现，PSG 记录必须按下列情况完成：

1. 患者必须至少 15 天不服用影响睡眠的药物（特别是 REM）。

2. 睡眠觉醒时间表 (sleepwake schedule) 必须至少 7 天时间的标准化。

3. 夜间 PSG 必须在记录 MSLT 的前一夜完成，旨在排除有和发作性睡病类似诊断表现的其他睡眠疾病，诸如周期性肢体运动疾病和中枢性睡眠呼吸暂停综合征。因为这些疾病也发生在发作性睡病患者，这会使得诊断发作性睡病发生困难。

（二）其他化验室检查

1. EEG 常规白天 EEG 特征是持续嗜睡，患者可能知道或否认。睁眼能产生弥散性 alpha 活动，称作“反常 alpha 反应”(paradoxical alpha response)

2. HLA 分型（HLA typing） ①HLADR2 和 DQ1 阳性；②HLA 的 DQB1*0602 阳性。

3. 下丘脑素（hypocretin）或称（orexin-A and-B） 脑脊液中的水平下降。

（三）诊断标准

1. 发作性睡病的诊断标准（表 13-1）

表 13-1 发作性睡病的诊断标准

A. 患者主诉过度嗜睡或突然肌肉无力
B. 几乎是每天皆出现的反复白天打盹或瞌睡发作，持续至少 3 个月
C. 在伴随强烈的情绪激动时，双侧维持姿势的肌肉张力突然丧失（猝倒症）
D. 伴随症状：
(1) 睡眠麻痹
(2) 入睡前幻觉
(3) 自动行为
(4) 夜眠分裂成段落
E. 多导睡眠记录图表明 1 个或更多以下项目：
(1) 睡眠潜伏期少于 10 分钟
(2) REM 睡眠潜伏期少于 20 分钟
(3) MSLT 显示平均睡眠潜伏期少于 5 分钟
(4) 2 个或更多的睡眠开始 REM 期
F. HLA 分型显示为 DQB1*0602 或 DR2 阳性
G. 药物和精神疾病不能解释症状
H. 其他睡眠疾病（如周期性肢体运动疾病或中枢性睡眠呼吸暂停综合征）可能并存，但不是症状的主要原因
最低诊断标准（minimal criteria)：B 加 C，或 A 加 D 加 E 加 G
严重程度的诊断标准（severity criteria)：
轻度：轻度嗜睡，或罕有猝倒（少于 1 次/周）
中度：中度嗜睡，或不经常猝倒（少于每天皆有）

续表

严重：严重嗜睡，严重的猝倒发作（每天皆有）
病程的标准（duration criteria）：
急性：6个月或更少
亚急性：多于6个月，但少于12个月
慢性：12个月，或更长

2. 猝倒症的诊断标准（表13-2）

表13-2 猝倒症的诊断标准

（1）有能察觉和看到的肌张力丧失，除腿部肌肉受累外，其他肌组也受累
（2）猝倒发作超过每月1次
（3）猝倒发作持续时间常常或总是<10分钟
（4）猝倒发作时常常或总是神志清醒

（四）鉴别诊断

1. 患者只有反复性白天打盹和瞌睡，但无猝倒者需要和过度嗜睡疾患相鉴别，包括原发性睡眠过多（idiopathic hypersomnia）、亚觉醒综合征（subwakefulness syndrome）、梗阻性睡眠呼吸暂停综合征（obstructive sleep apnea syndrome）、周期性肢体运动病（periodic limb movement disorder）、睡眠不足综合征（insufficient sleep syndrome）、反复性睡眠过多症（recurrent hypersomnia）等。若伴有猝倒症的发作性睡病患者表现有其他睡眠疾病，如睡眠呼吸暂停综合征或周期性肢体运动病，并不能排除发作性睡病的诊断。

2. 自发性睡眠过多可借鉴无REM相关的临床表现，如猝倒、睡眠麻痹、入睡前幻觉和MSLT检查发现2个或更多REM期，初步予以鉴别。

3. 最困难的鉴别诊断是HLA-DR2阳性，在正确作MSLT检查时发现有2个或更多SOREMPs的白天嗜睡患者。这些患者有入睡前幻觉和睡眠麻痹，虽然缺少猝倒症也常被诊断为"发作性睡病"。以各种名称如自发性睡眠过多（essential hypersomnia）、原发性睡眠过多、不明确的发作性睡病和不典型发作性睡病等来分类这些患者，这些患者可能是在发作性睡病的发展阶段。

4. 需鉴别的其他疾病　有时出现鉴别困难的有低血糖、甲状腺功能低下、癫痫、颅内占位病变、肌萎缩性肌强直、Prader-Willi综合征、慢性酒精中毒、神游状态（fugue states）、癔症和药物戒断（特别是中枢神经兴奋剂）。这些疾病都可导致孤立的嗜睡。

5. 猝倒症的鉴别　需要与低血压、TIA、猝倒发作（drop attacks）、无动性癫痫发作、肌肉疾病、前庭疾病、精神或心理疾病和睡眠麻痹相鉴别。某些对发作性睡病有所了解的患者，可能将非猝倒性肌无力误诊为猝倒症。对三环抗抑郁药的反应可能有助于一些患者的诊断。必须注意诈病（malingering）患者，因其试图误导医生以获得中枢神经兴奋剂，用作其他目的。

【治疗方案及原则】

1. 发作性睡病系终身疾患，故需长期支持治疗。非药物和药物治疗同样重要：非药物治疗帮助患者建立规律睡眠，推荐安排短暂的白天瞌睡等睡眠卫生措施。在生活和工作中注意因不能克制的嗜睡发生意外事故，如避免驾驶机动车等。

2. 白天嗜睡的药物处理　药物治疗目的是减轻症状，以期减少其对工作和生活功能的干扰（表 13-3）。

表 13-3　白天嗜睡的药物

药物	日总量（mg）	日次数
右旋苯丙胺（dexamfetamine）	10～60	2～4
盐酸哌甲酯（methylphenidate）	20～60	2
莫达非尼（modafinil）	200～400	1～2

注：1. 晚间常规应用神经兴奋药物是不妥当的，因其可干扰夜间睡眠，按个人的需要调节剂量和服药时间，常有帮助；

2. 其他还有　匹莫林（pemoline），作用较弱，偶有肝损害；

3. 国内只有盐酸哌甲酯（利太林）可利用；

4. 上述传统中枢神经兴奋剂能改善白天嗜睡，但只对 65%～85%的患者有效，且都具有类交感神经作用的不良反应，如头痛、易激惹、神经质、厌食、失眠、胃肠道反应、运动过多障碍和心悸等，特别是都具有高度药物依赖和成瘾倾向，故应限制其临床应用；

5. 莫达非尼（modafinil）是最近已开发出的新肾上腺素能受体激动剂，作为觉醒促进剂，与传统兴奋剂不同，它不改变多巴胺和去甲肾上腺素的释放，能减少白天嗜睡和睡眠发作，但对总睡眠时间、睡眠的有效性及 REM 睡眠等睡眠参数无不利影响，病人耐受好

3. 猝倒症的药物处理　抗抑郁药物能减少猝倒的发作，因能抑制 REM 睡眠。氯丙米嗪（chlorimipramine）使用最广泛，常用剂量为 30～150mg/d（75mg/d）。

氟西汀（fluoxetine）和其他选择性 5-羟色胺抑制剂（selective serotonin reuptake inhibitors，SSRI）也有效果。去甲肾上腺素和 SSEI 艾拉法辛或博乐辛（venlafaxine）合用有效。

